Impressum

Bibliografische Information der Deutschen Nationalbibliothek
Die Deutsche Nationalbibliothek verzeichnet diese Publikation in der Deutschen Nationalbibliografie; detaillierte Daten sind im Internet abrufbar über: https://www.dnb.de/

Akupressur: Soforthilfe-Behandlung von körperlichen Schmerzen, akuten und chronischen körperlichen Beschwerden von TCM-Meisterin OMA LING (Originalausgabe)

1. Auflage Juni 2023
Ein Imprint der C. Klein & J. Helbig GbR
Hortensienstraße 26, 40474 Düsseldorf

Autorinnen: Yihong Wu, Jingling Song
Illustrationen: © Xuanhui Ai
Cover-Illustrationen © Xuanhui Ai
Cover-Gestaltung: © Christopher Klein
Gestaltung von KLHE-Verlag
ISBN: 978-3-98538-110-4

Weitere Informationen zum Verlag: www.klhe.de
Weiterführende kostenlose Hilfe auf: http://www.klhe.de/helper/bonus-2/

Inhaltsverzeichnis

Inhalts-verzeichnis

04 Atmungssystem

05 Verdauungssystem

06 Hormonsystem

Inhalts-verzeichnis

Einleitung - Bevor es losgeht...

Das Thema Gesundheit bewegt die Menschheit, seitdem es Krankheiten gibt – seit Anbeginn der Zeit. Gesundheit bedeutet aber nicht nur die Abwesenheit von Krankheit, sondern bezieht sich auch auf körperliches und geistiges Wohlbefinden. Nur, wenn Körper, Geist und Seele gesund und im Einklang sind, sind wir wahrlich gesund und können unser gesamtes Potenzial ausschöpfen.

Im 20. Jahrhundert hat sich die medizinische Wissenschaft, insbesondere die westliche Medizin, rasant weiterentwickelt. Forschungen werden immer komplexer, gehen tiefer ins Detail und verlagern sich vom Arztzimmer zum Labor. Das 21. Jahrhundert ist zur Ära der Stammzellen geworden – eine Ära, in der Stammzellen zur Behandlung schwerer Krankheiten wie Parkinson verwendet, mit ferngesteuerten Robotern präziseste Operationen durchgeführt werden, und minimalinvasive Operationen und Organtransplantationen möglich geworden sind. Auch die Untersuchungs- und Diagnostikmethoden werden immer intelligenter. Das wissenschaftliche Fundament und die fortschrittliche Natur der westlichen Medizin hat sie verdientermaßen zur Mainstream-Medizin der Welt gemacht. Allerdings ist die westliche Medizin in einigen Bereichen auch limitiert. Die Ursachen mancher Krankheiten sind beispielsweise bis heute nicht geklärt. Das erschwert die frühzeitige Prävention und macht eine vollständige Heilung nahezu unmöglich. Genau hier kann die Traditionelle Chinesische

Einleitung - Bevor es losgeht...

Medizin (TCM) mit ihrer 5.000-jährigen Geschichte zusätzliche Unterstützung bieten.

Die Traditionelle Chinesische Medizin wurde als medizinisches Theoriesystem auf Grundlage theoretischen Wissens der alten chinesischen Kultur hinsichtlich der Bekämpfung von Krankheiten entwickelt. Das berühmteste Werk der chinesischen Medizin ist das Huangdi Neijing (Kanon des Gelben Kaisers über Innere Medizin). Es hat vor tausenden Jahren bereits TCM-Behandlungsmethoden aufgezeichnet, die üblicherweise Akupunktur, Akupressur, Tuina, Massage, Schröpfen, Qigong, chinesische Kräutermedizin und Ernährungstherapie umfassen. Diese einzigartigen Behandlungsmethoden können die westliche Medizin bei der Heilung und Linderung vieler kniffligen Krankheiten unterstützen.

Die Theorie der TCM ist breit und tiefgründig. Daher ist es für die meisten Anfänger schwierig, einen praktischen Einstieg zu schaffen. Um TCM zu verstehen, bieten die sogenannten Meridiane und Akupunkturpunkte einen guten Ausgangspunkt, da sie an unserem eigenen Körper für uns greif- bzw. berührbar sind. Selbst wenn man bisher keinerlei Erfahrungen mit der Akupunktur gemacht hat, kann man mittels der Massage von Akupunkturpunkten (auch Akupressur genannt) Krankheiten bekämpfen und sich gesund halten. Wird in diesem Buch von "Massage" von Akupunkturpunkten gesprochen, ist in der Regel eine Mischung aus "drücken" und "kreisen" gemeint, wobei das Drücken wichtiger ist als das Kreisen. Ganz exakt ausgedrückt handelt es sich um ein "drückendes Kreisen" oder "kreisendes Drücken", wobei bei der Akupressur, wie der Name schon verrät, per Definition das kräftige "Drücken der Akupunkturpunkte" bis zum Schmerzpunkt im Vordergrund steht.

Die Meridiane

Den menschlichen Körper durchziehen vierzehn Meridiane. Diese sind:

1. Lungen-Meridian
2. Herz-Meridian
3. Perikard-Meridian
4. Nieren-Meridian
5. Leber-Meridian
6. Milz-Pankreas-Meridian
7. Dünndarm-Meridian
8. Dickdarm-Meridian
9. Drei-Erwärmer-Meridian
10. Gallenblasen-Meridian
11. Magen-Meridian
12. Blasen-Meridian
13. Renmai-Meridian
14. Dumai-Meridian

Meridiane verbinden alle inneren Organe und Gliedmaßen des Körpers miteinander und sind nach den mit ihnen verbundenen Organen benannt. Man kann sie sich wie ein umfangreiches Verkehrsnetz vorstellen. In diesem Netz können die zahlreichen Akupunkturpunkte auf jedem Meridian als Haltestellen betrachtet werden. Um zu einem bestimmten Ziel zu gelangen, muss man zunächst die zutreffende Verkehrsroute mit den entsprechenden Haltestellen finden und in den richtigen Bus/Zug einsteigen. Führen verschiedene Routen zum Ziel, können wir die

Einleitung - Bevor es losgeht...

schnellste wählen, oder die, deren Haltenstellen leichter zu finden und zu erreichen sind. Das heißt in der TCM-Praxis, dass alle Krankheiten des Körpers auf den Meridianbahnen gefunden werden können. Nehmen wir zur Veranschaulichung die Magenkrankheit. Der Magenmeridian hat 45 Akupunkturpunkt-Paare. Alle können dabei helfen, die Magenkrankheit zu bekämpfen, wir nutzen daher die Akupunkturpunkte, die leichter zu finden sind und besser wirken. Insgesamt gibt es mehr als 400 Akupunkturpunkte entlang der 14 Meridiane. Die müssen wir uns aber zum Glück nicht alle merken. Es genügt, die wichtigsten zu kennen.

In der Traditionellen Chinesischen Medizin geht man davon aus, dass alle Krankheiten durch Blockaden in einem oder mehreren der 14 Meridiane verursacht werden. Die Wirkung der Meridianheilung besteht folglich darin, die Meridiane zu stimulieren, um die autonomen Nerven in Ordnung zu bringen und die Blockaden zu lösen. Ist das Kreislaufsystem in unserem Körper gestört, gerät das autonome Nervengleichgewicht durcheinander, was wiederum den Energiefluß stört und Krankheiten verursacht. Das heißt, sobald ein inneres Organ negativ beeinträchtigt ist, sind die Blutgefäße, die dieses Organ innervieren, angespannt. An der Hautoberfläche entstehen Druckschmerzen. Diese Reaktion wird auch als "viszeraler Hautreflex" bezeichnet. An der

Einleitung - Bevor es losgeht...

Stelle, an der der Hautreflex auftritt, verlaufen die Meridiane. Durch die Stimulation der Meridiane kann das Gleichgewicht der autonomen Nerven wiederhergestellt und abnormale viszerale Reaktionen überwunden werden. Dies ist das therapeutische Prinzip und der Zweck der Meridiantherapie.

Obwohl viele Menschen zwar ein wenig über die chinesische Medizin wissen und die wunderbare heilende Wirkung der TCM auch bewundern, können sie wegen der Komplexität und Vielzahl der Akupunkturpunkte mit TCM trotzdem nichts anfangen. Außerdem ist die TCM für viele Menschen schwer anzunehmen, weil Ängste vor Akupunktur und Aderlass bestehen, oder die TCM als Suppenmedizin diskreditiert wird. In diesen beiden Büchern folgen wir jedoch dem Prinzip des DIY in der traditionellen chinesischen Medizin. Das heißt, wir konzentrieren uns auf die wichtigsten Akupunkturpunkte und reduzieren die verschiedenen komplizierten Behandlungsmethoden auf die Akupressurbehandlung einiger sehr effektiver Akupunkturpunkte. Das macht die TCM praktikabel und für jeden jederzeit zu Hause anwendbar. Wir helfen Dir, mit einfachsten Methoden und auf direktem Weg mit verschiedenen Alltagskrankheiten umzugehen, Schmerzen zu lindern und Dich selbst gesund zu halten. Diese beiden Bücher sollen ein Nachschlagewerk sein, das jeder verstehen und anwenden kann. Mit leicht verständlichen Beschreibungen und Illustrationen bringen wir Dir bei, wie Du mit den Fingern (oder klei-

Einleitung - Bevor es losgeht...

nen Gegenständen des Alltags), anstelle von Nadeln, Akupunkturpunkte an Deinem Körper finden und behandeln kannst. Ob Reise- bzw. Seekrankheit während der Kreuzfahrt, plötzliche Bauchschmerzen mitten in der Nacht, Knieschmerzen beim Gipfelbestieg, oder ganz plötzlich auftretende Gesundheitsprobleme. Dieses Buch liefert Dir für die meist verbreiteten Krankheiten unserer Zeit passende Methoden, um das Problem mit ein paar Handbewegungen zu lindern.

Kennt man das Prinzip der TCM zur Behandlung von Krankheiten, fällt es nicht schwer, zu verstehen, dass unser Körper noch immer die beste Apotheke ist, die mit den Akupunkturpunkten die passende Medizin liefert. Akupunkturpunkte zu massieren, kann Krankheiten vorbeugen und bekämpfen. Hierfür benötigst Du weder spezielle Instrumente noch eine besondere Umgebung. Die in diesem Buch vorgestellten Methoden der TCM sind leicht zu erlernen und können ungeahnte Heilungswirkung erzielen.

Noch ein paar wichtige Dinge:

Die Universalpunkte

Im menschlichen Körper findet man mehr als 400 Akupunkturpunkte. In diesen beiden Büchern haben wir die wichtigsten und effektivsten ausgesucht (das sind einige dutzende). Wenn Du trotzdem das Gefühl hast, dass es viel zu viele sind und Du nicht weißt, womit Du beginnen sollst, macht das nichts!

Einleitung - Bevor es losgeht...

Wir nennen Dir hier ein paar häufig verwendete Akupunkturpunkte, die wir als "Universalpunkte" bezeichnen, da sie gegen viele Krankheiten Wirkung zeigen. Wenn Du Dir nur diese Punkte einprägst und anwendest, bist Du bereits auf einem guten Weg, Dich gesund zu halten. Universalpunkte wirst Du bei vielen Symptomen immer wieder sehen, da sie an verschiedenen Stellen relevant sind. Man kann sich Universalpunkte wie die Hauptfiguren einer TV-Serie vorstellen, die in den meisten Episoden wiederholt erscheinen, während andere weniger wichtige Akteure seltener auftauchen. Daher solltest Du Dir diese wichtigsten Akupunkturpunkte zuerst einprägen. Kannst Du dann im Laufe der Zeit noch einige weitere dazulernen, solltest Du in der Lage sein, Dir bei fast allen Symptomen helfen zu können. Wir zeigen Dir diese Universalpunkte gleich im Anschluss an diese Einleitung. Bitte nimm Dir etwas Zeit und schau sie Dir genau an.

Akupunkturpunkte auf dem Rücken

Es gibt einige wichtige Akupunkturpunkte am Rücken (entlang der Wirbelsäule auf beiden Seiten), die für die Behandlung etlicher Erkrankungen im Buch erwähnt werden. Sollten die Punkte für Dich schwer erreichbar sein, bitte andere Personen in Deinem Umfeld um Hilfe bei der Behandlung. Du kannst Dich ersatzweise auf eine Faszienrolle legen und die genannten Punkte durch das Hin- und Herrollen stimulieren. Mach Dir dabei nicht zu viele

Einleitung - Bevor es losgeht...

Gedanken, ob Du die Punkte ganz genau triffst. Ergänzend kannst Du Dich regelmäßig am Rücken sonnen. Der Sonnenschein hilft in der TCM dabei, die Immunabwehr des Körpers zu verbessern.

Hast Du an einer speziellen Stelle am Rücken Schmerzen, solltest Du das unbedingt als Warnsignal des Körpers ernst nehmen, dass eventuell etwas mit einem Organ nicht stimmt. Bestimme daher zunächst den betroffenen Meridian, indem Du Dich auf den Rücken legst und mit einem Tennisball versuchst, den Schmerzpunkt zu lokalisieren und anschließend mit Deinem Eigengewicht zu massieren. Handelt es sich beim Schmerzpunkt um einen Magen-relevanten Punkt, ist es wahrscheinlich, dass Dein Problem vom Magen herrührt. Nutze diese Hinweise, um die zugrundeliegende Ursache herauszufinden und das Problem bestenfalls langfristig zu beseitigen.

Akupunkturpunkte an den Füßen

Viele wirkungsvolle Akupunkturpunkte befinden sich an den Füßen, speziell der Fußsohle. Wenn es Dir jedoch unangenehm ist, Dich ständig mit Deinen Füßen zu beschäftigen, kannst Du Übungen mit einem Fußbad ersetzen. Täglich vor dem Schlafengehen ein warmes Fußbad zu nehmen, hilft laut TCM, Herz-Kreislauf- , sowie Blutgefäßerkrankungen und sogar Krebs vorzubeugen. Medizinische Badezusätze sind nicht erforderlich und können sogar kontraproduktiv sein, wenn Substanzen enthalten

Einleitung - Bevor es losgeht...

sind, die Dein Körper nicht verträgt. Darüber hinaus sollten Diabetiker Fußbäder meiden, da die Füße temperaturunempfindlich sind und somit die Gefahr von Verbrühungen besteht. Hast Du an einem bestimmten Punkt an den Füßen Schmerzen, ist das der Hinweis, dass sich im Körper eine dem Punkt entsprechende Krankheit verbirgt. In der TCM gilt der Leitspruch: Massiere diesen Punkt jeden Tag, bis die Krankheit verschwunden ist.

Akupressur nicht ausüben, wenn..

Akupressur kann normalerweise vollkommen unbedenklich in einer bequemen Haltung praktiziert werden, aber Achtung: sie sollte nicht bei leerem Magen, und auch nicht bei Frakturen, Hautschäden, Osteoporose und für Frauen während der Menstruation und in der Schwangerschaft (Stellen, die bei Schwangeren nicht massiert werden dürfen: Kopf, Bauch, Schultern, Nacken, Hegu-Punkt, Sanyin-Punkt, Quepen-Punkt, Kunlun-Punkt) ausgeübt werden! Außerdem sollte sie nicht von Personen mit Gelenktuberkulose, Knochentumoren und schweren chronischen Krankheiten genutzt werden. Außerdem gilt, dass auf beiden Seiten des Halses – dort, wo das Pulsieren der Arterien zu fühlen ist – immer nur leicht geklopft, niemals aber stark massiert werden darf.

Einleitung - Bevor es losgeht...

Akupressur hat keine nachgewiesenen Nebenwirkungen

Die Akupressur ist eine rein physikalische und völlig natürliche Therapie. Die Werkzeuge, die dafür in diesem Buch verwendet werden sind: Finger, Fingergelenke, Handflächen, leere Fäuste, Ellbogengelenke, Fersen und kleine Gebrauchsgegenstände aus dem Alltag, wie zum Beispiel Zahnstocherbündel, Haarfön, Kompressenbeutel, Zahnbürste, Walnuss, Holzkamm, Haarbürste, Kugelschreiber, Golfball, Tennisball und Faszienrolle.

Die Massage sollte ohne Salbe, Öl oder chemische Zusätze durchgeführt werden. Wir stellen in diesem Buch auch häufig verwendete Lebensmittel oder Pflanzen für diätetische Behandlungen vor, die entweder leicht selbst zu finden sind, oder alternativ im Internet gekauft werden können, und frei von Nebenwirkungen sind.

Bin ich am richtigen Punkt?

Dieses Buch verwendet Fingerbreiten als Maß für die Lokalisierung der richtigen Akupunkturpunkte. Ob vier Fingerbreiten, zwei Fingerbreiten oder drei Daumenbreiten, gemeint sind immer Deine eigenen Finger. Nutze für die Lokalisierung des Punkts die Beschreibung aus dem Buch und taste anschließend in der beschriebenen Region so lange links und rechts, rauf und runter, bis Du einen Punkt findest, der eindeutige Druckschmerzen auslöst. Den richtigen Punkt zu ertasten, ist das Allerwichtigste für die Therapie, sonst wirkt die Behandlung nicht. Beispiel: Bei Kopfschmerzen muss es an einer bestimmten Stelle des Fengchi-Punktes wehtun. Du drückst so lange in der Nähe des Fengchi-Punktes, bis Du Deinen Schmerzpunkt gefunden hast. Die Behandlung dieses Punktes kann Deine Kopfschmerzen wirkungsvoll lindern. Anfangs kann es etwas schwierig sein, die richtigen Akupunkturpunkte zu finden, aber mit der Zeit lernst Du und beherrschst Du das. Wer schöne Rosen pflücken will, darf keine Angst vor den Dornen haben.

Wie wirkt Akupressur am besten?

In diesem Buch findest Du 37 "Rezepte" für die Behandlung unterschiedlicher Erkrankungen, die aus einfachsten, jederzeit und überall anwendbaren Methoden bestehen. Wenn Du sie ernst nimmst und dauerhaft übst, wirst Du sie schnell beherrschen. Als wichtige Grundlage gilt zu beachten, die Kraft anhaltend und gleichmäßig anzuwenden und so zu dosieren, dass eindeutige Druckschmerzen spürbar sind. Das Massagetempo sollte bei 60-80 Mal pro Minute liegen, und jede Übung sollte, falls nicht anders beschrieben, möglichst täglich zwei Mal (morgens und abends) wiederholt werden.

Einleitung - Bevor es losgeht...

Grundvoraussetzung für eine gute Akupressur-Wirkung

Die Wirkung der Akupunktur setzt einen gesunden Lebensstil voraus. Rauchen, Alkoholkonsum, schlechte Ernährung, langes Aufbleiben und schlechte psychische Verfassung beeinträchtigen die Behandlungswirkung.
Außerdem hilft der Glaube, dass Akupressur positive Energie erzeugen und Krankheiten heilen kann, ganz wesentlich bei der Behandlung.

Warum kann ein Akupunkturpunkt mehrere Krankheiten vorbeugen/heilen?

Erinnern wir uns an den Vergleich der Meridianbahnen mit einem öffentlichen Verkehrsnetz. Meistens gibt es verschiedene Wege von A nach B. Beispiel: Der Magenmeridian beginnt im Gesicht, führt durch Brust und Bauch, Oberschenkel, Waden und Füße, bis zur Endstation im Magen. Es gibt 45 Akupunkturpunkt-Paare auf dem Magenmeridian. Sie sind links und rechts im Körper symmetrisch angeordnet. Jeder dieser Akupunkturpunkte erreicht den Magen und kann Magenkrankheiten heilen. Wir suchen uns für die Behandlung die bequemsten und wirksamsten aus. Die Akupunkturpunkte auf dem Magenmeridian sind aber nicht nur mit dem Magen (als Endstation) verbunden, son-dern auch hilfreich für alle anderen Organe, durch die der Magenmeridian führt. Beispiel: der Akupunkturpunkt des Magenmeridians Zusanli befindet sich am Unterschenkel, ist leicht zu finden und bequem zu

Einleitung - Bevor es losgeht...

behandeln. Ihn können wir nutzen, um sowohl Magenkrankheiten zu behandeln, als auch Probleme im Bereich der Nase, des Knies und des Unterschenkels zu beseitigen, da der Magenmeridian durch die Nase, das Knie und den Unterschenkel führt. In unserem Bild des Verkehrsnetzes: viele Wege führen zum Hauptbahnhof. Vom Hauptbahnhof aus, kann man wiederum weitere Orte erreichen. Daher sind die Punkte auf dem Magenmeridian auch für weitere Organe nützlich. Das macht den Zusanli zu einem der wichtigsten Akupunkturpunkte.

Warum gibt es viele Akupunkturpunkte für eine Krankheit?

Die Akupunkturpunkte auf dem Magenmeridian können Magenkrankheiten heilen. Allerdings gibt es auch andere Meridiane, die durch den Magen führen. Die Akupunkturpunkte auf diesen Meridianen können somit ebenfalls Magenkrankheiten heilen. Es mag vielleicht nur eine Direktverbindung zum Hauptbahnhof geben, was aber nicht heißt, dass nicht noch weitere Verbindungen mit einem Umstieg der Linie zum Hauptbahnhof führen. Deshalb haben wir in der TCM oft mehr als eine Option.

Muss ich alle Methoden durchführen, um eine Krankheit zu heilen?

Die zwei Bücher stellen zu jeder der genannten Krankheiten im Menüstil eine Reihe an Lösungsvorschlägen zur Auswahl. Probiere sie einfach alle aus und finde

Einleitung - Bevor es losgeht...

heraus, was am besten zu Dir passt und was am einfachsten für Dich umzusetzen ist. Du kannst eine, mehrere oder alle Übungen machen. Hier gibt es keine eindeutigen Regeln, sondern Dein Gefühl sollte Dir den Weg zeigen.

Zusammenfassung

Wir bestaunen das Wunder des Schöpfers und die Selbst-losigkeit der Natur, die es uns ermöglicht, ganz ohne Me-dikamente und Ausrüstungen Krankheiten vorzu-beugen und zu heilen. In der modernen Welt, bei unserem immer schneller werdenden Lebens-rhytmus, sind unser Körper und Geist permanenter Anspannung und Dauerstress ausgesetzt. Deshalb sehnen sich so viele Menschen danach, sich mit möglichst einfachen Methoden gesund und fit zu halten. Dieses Buchist frei von den obskuren und mysteriösen Theorien der chinesischen Medizin und bietet Gesundheitsmethoden, die zugänglich sind, ohne dabei Nebenwirkungen befürchten zu müssen.

Unsere Autorin, Oma Ling, kommt aus China. Aufge-wachsen in einer durch westliche Medizin geprägten Familie, hat sie sich nach ihrem Studium jahrzehntelang mit TCM befasst und durch eigene Forschung und Praxis Erfah-rungen gesammelt. Neben ihrer eignen TCM-Praxis hat Oma Ling auch zahlreiche Heilungsmethoden und Kräu-terrezepturen aus dem Volk gesammelt. Als TCM-Meisterin konnte Oma Ling viele Patienten von ihren hart-näckigen Beschwerden befrei-en. In diesen beiden Büchern

Einleitung - Bevor es losgeht...

teilt Oma Ling ihr Wissen und ihre Erfahrung mit uns. Ein ideales Nachschlagewerk, das in einfacher Sprache ein reiches Wissen über die TCM vermittelt.

Es soll auch darauf hingewiesen werden, dass Inhalt und Methoden dieser beiden Bücher hauptsäch-lich eine Rolle bei der Prävention von Krankheiten und der Rehabilitation nach Krankheiten spielen, und somit eine Bahandlungshilfe darstellen und nicht allein zur Heilung aller Krankheiten herangezogen werden können. Bei komplexen, akuten und schwierigen Erkrankungen sollte man zur weiteren Diagnose und Behandlung möglichst zeitnah ins Krankenhaus gehen, oder einen Facharzt aufsuchen, um frühzeitig auch eine Therapie nach den Lehren der westlichen Medizin zu beginnen...

Viel Spaß beim Lesen, und: bleib gesund!

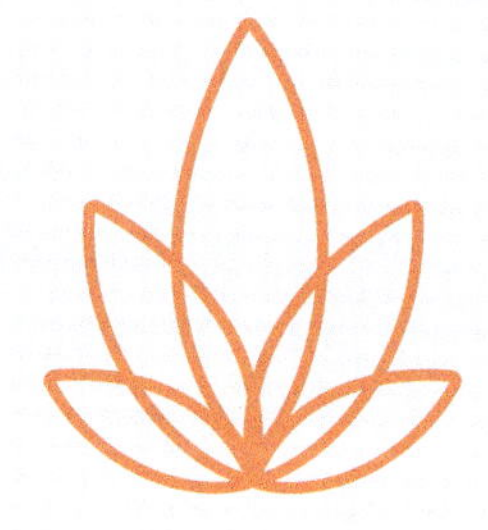

Universalpunkt 1 : Zusanli – Der Schlüssel zur Gesundheit

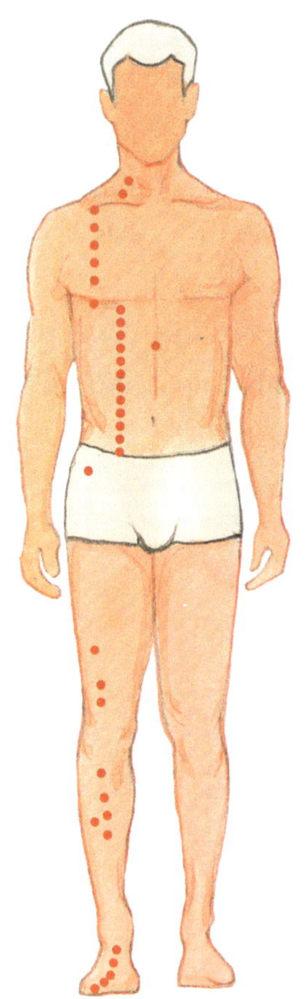

Der Zusanli liegt auf dem Magenmeridian.

Der Magenmeridian verläuft an der Vorderseite des Körpers, von der Unterkante der Augen bis zu den Zehen, durch den ganzen Körper. Der Magenmeridian hat insgesamt 90 Punkte (je 45 auf der linken und rechten Seite). Mit zwei Hauptlinien und vier Sublinien ist er der meistverzweigte Meridian im menschlichen Körper, und hat somit einen extrem breiten Behandlungsbereich, wie Erkrankungen des Verdauungssystems, des Nervensystems, der Atemwege, des Kreislaufsystems, Erkrankungen im Bereich Hals, Kopf, Mund, Zähne, Nase sowie Erkrankungen aller Bereiche, durch die der Meridian verläuft.

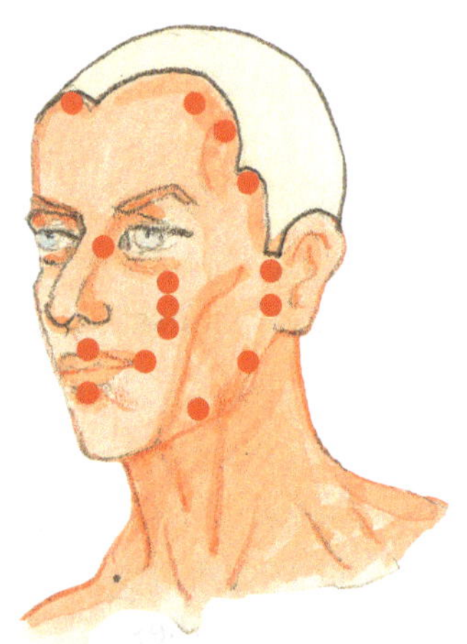

Der Zusanli-Punkt ist einer der wichtigsten Akupunkturpunkte des Magenmeridians. Er ist stark fühlbar und leicht zu finden. Als Magenmeridianpunkt hat er auf natürliche Weise die Wirkung, Milz und Magen zu regulieren, Immunität zu verbessern, Blut und Qi aufzufüllen und Meridiane zu beleben. Das Stimulieren des Zusanli kann Magenkrankheiten, Bauchschmerzen, Durchfall und alle chronischen Krankheiten behandeln, allergische Erkrankungen lindern und auch die Alterung des menschlichen Körpers verzögern. Häufiges Stimulieren bekämpft Beschwerden und beugt Krankheiten vor.

Der Punkt befindet sich vier Querfinger unterhalb der Kniescheibe, außen, in der Vertiefung zwischen dem Schienbein und dem Wadenbein. Drücke diesen Punkt an jedem Bein für 1-3 Minuten und wiederhole diese Übung mehrmals pro Tag. Zur Verstärkung kann auch statt des Fingers ein Massagestab benutzt werden.

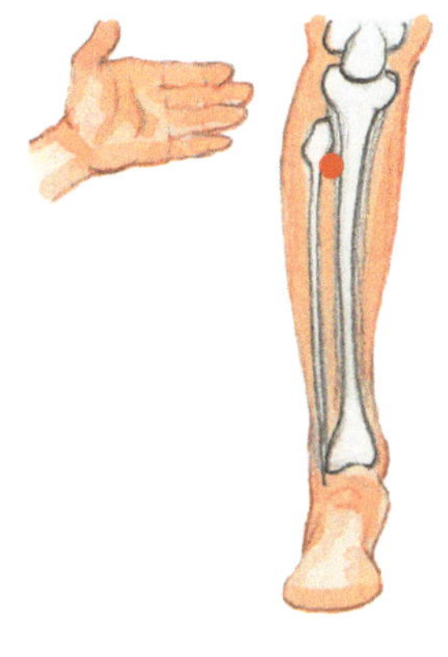

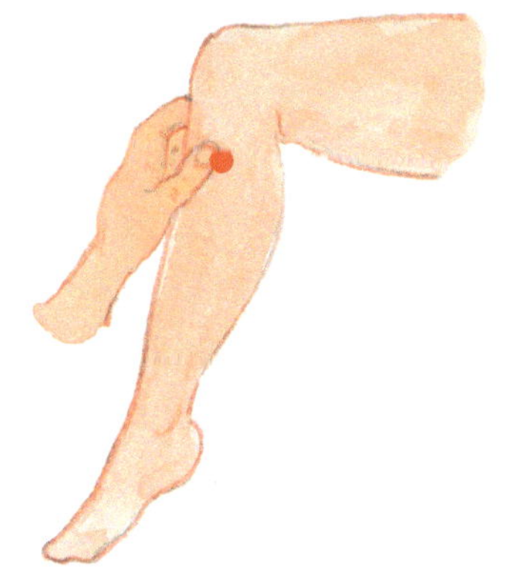

Universalpunkt 2: Hegu – Der Schmerzlinderer

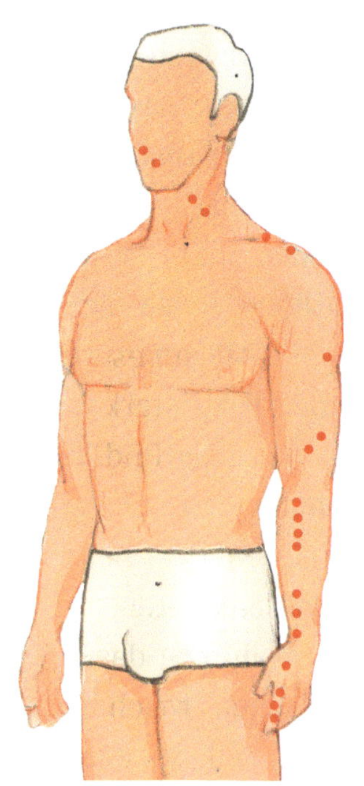

Der Hegu befindet sich auf dem Dickdarmmeridian.

Der Dickdarmmeridian beginnt am Zeigefinger, verläuft durch die oberen Gliedmaßen, die Vorderseite der Schultern, den Hals, die unteren Zähne bis zur Seite der Nase und steigt zum Dickdarm ab. Der Dickdarmmeridian beeinflusst hauptsächlich Infektionen in den oberen Atemwegen (wie Erkältung, Fieber, Husten, Kopfschmerzen), Kopf- und Gesichtserkrankungen (wie Gesichtslähmung, Schilddrüsenvergrößerung, Tinnitus, Sinusitis), Dickdarmerkrankungen (wie Verstopfung). Der Dickdarmmeridian ist auch wichtig für die Ausscheidung von Körpergiften, die Förderung des Stoffwechsels, die Verbesserung der Haut usw.

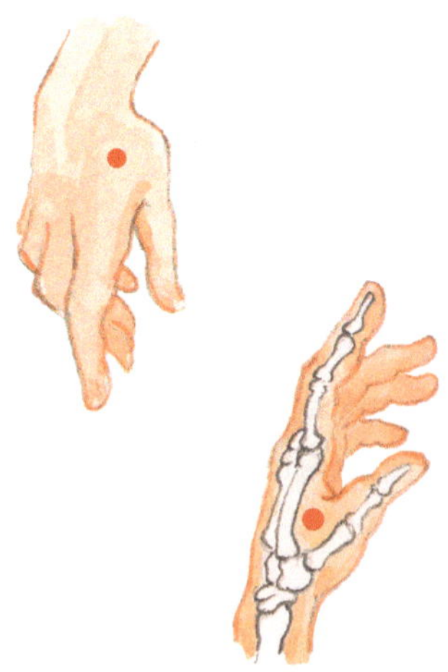

Der Hegu ist einer der wichtigsten Akupunkturpunkte entlang des Dickdarmmeridians, der die Funktion hat, Schmerzen zu lindern, Fieber zu senken, Stoffwechsel zu fördern und Körpergifte zu beseitigen. Der Punkt ist stark fühlbar, einfach zu finden, wirkt schmerzlindernd und ist daher das körpereigene "Schmerzmittel". Fast alle Schmerzen können durch das Drücken des Hegu rasch gelindert werden. 70% der Immunzellen des Körpers werden im Darm produziert. Das Stimulieren des Punktes kann somit die körpereigenen Immunzellen aktivieren und uns vor Krankheiten zu schützen, aber auch für Erste Hilfe nützlich sein: Wenn jemand aufgrund eines Hitzschlags, Schlaganfalls, Kollapses oder aus anderen Gründen ohnmächtig geworden ist, kommt die Person durch das feste Drücken des Hegu gewöhnlich wieder zu Bewusstsein.

Gedrückt werden sollte für 2-3 Minuten, am besten mit einem Fingernagel. Aber auch Menschen ohne Beschwerden können den Hegu täglich behandeln, um gesund zu bleiben.

Der Hegu befindet sich zwischen dem 1. und 2. Mittelhandknochen. Drücke den Muskel unter dem 2. Mittelhandknochen gegen den Mittelhandknochen. Behandle den Punkt an jeder Hand 1-3 Minuten lang und wiederhole dies mehrmals pro Tag.

Achtung: Diese Methode bei Schwangerschaft nicht anwenden!

Universalpunkt 3: Guanyuan – Der Lebensverlängerer

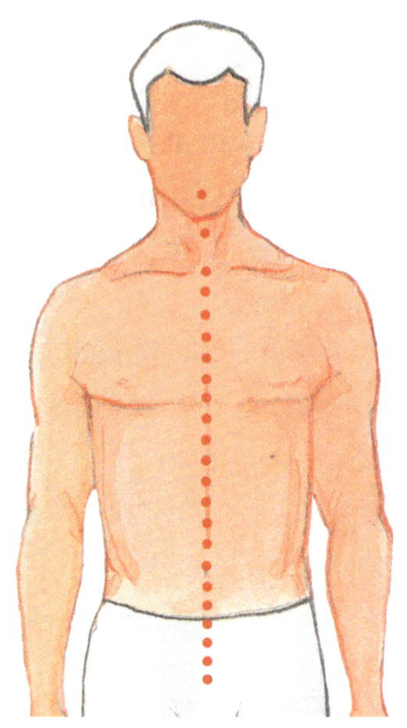

Der Guanyuan befindet sich auf dem Renmai-Meridian.

Der Renmai-Meridian entspringt im Perineum des Unterbauchs, verläuft nach oben durch Bauch, Brust, Gesicht und Kopf, erreicht den Hals, wickelt sich um die Lippen und tritt in die Augenhöhle ein. Auf dem Renmai befinden sich insgesamt 24 Akupunkturpunkte, die hauptsächlich für lokale Erkrankungen der Brust, des Bauches und der Kopfoberfläche verantwortlich sind. Typische Behandlungsmöglichkeiten über den Renmai sind Leistenbruch, Ausfluss oder Lipome im Bauchbereich.

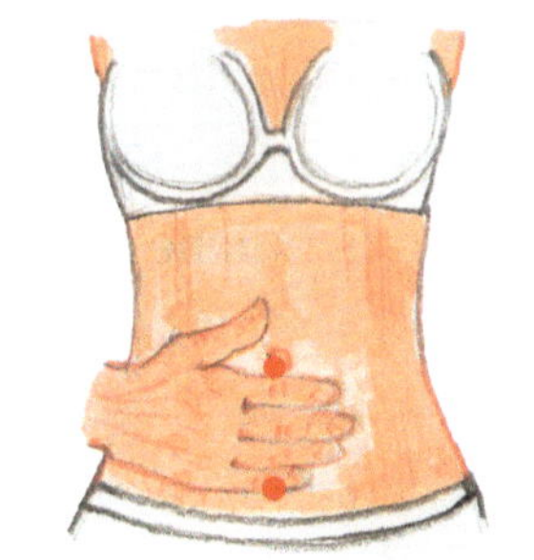

Der Guanyuan ist ein wichtiger Akupunkturpunkt, der auch als Lebensverlängerer bekannt ist. TCM ist der Ansicht, dass ein schwacher Körper auf den Mangel an Vitalität zurückzuführen ist und die Vitalität des Körpers im Guanyuan verborgen ist. Eine langfristige Stimulation des Guanyuans kann folglich das Leben verlängern. Mit zunehmendem Alter nimmt die Vitalität des Körpers ab, und es können Symptome wie Rückenschmerzen, Müdigkeit, Kälteunverträglichkeit und häufiges nächtliches Wasserlassen auftreten. Die Stimulation des Guanyuan kann die Energie auffüllen, Kälte vertreiben, oben genannte Symptome lindern und auch Nierenfunktionsstörungen, Verstopfung, Schwellungen, Anämie und verschiedene chronische Krankheiten behandeln.

Der Guanyuan liegt vier Querfinger unterhalb des Bauchnabels. Reibe die Hände warm, lege sie übereinander auf den Punkt, und massiere sanft mindestens 120 Mal, bis der Körper warm geworden ist. Auch Moxibustion kann am Guanyuan durchgeführt werden. Beim Massieren des Guanyuan muss der Bauch mit bewegt werden, denn unter der Bauchdecke befindet sich der Darm, das größte Immunorgan des menschlichen Körpers.

Universalpunkt 4: Quchi – Der Blutdrucksenker

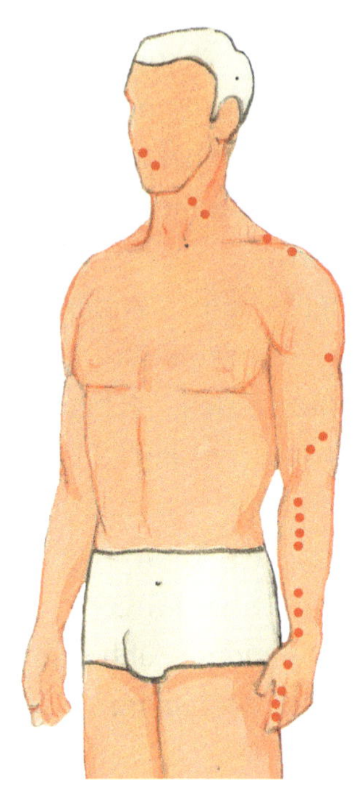

Der Quchi befindet sich auf dem Dickdarmmeridian.

Der Dickdarmmeridian beginnt am Zeigefinger, verläuft durch die oberen Gliedmaßen, die Vorderseite der Schultern, den Hals, die unteren Zähne bis zur Seite der Nase und steigt zum Dickdarm ab. Der Dickdarmmeridian beeinflusst hauptsächlich Infektionen in den oberen Atemwegen (wie Erkältung, Fieber, Husten, Kopfschmerzen), Kopf- und Gesichtserkrankungen (wie Gesichtslähmung, Schilddrüsenvergrößerung, Tinnitus, Sinusitis), sowie Dickdarmerkrankungen (wie Verstopfung). Der Dickdarmmeridian ist auch für die Ausscheidung von Körpergiften, die Förderung des Stoffwechsels und die Verbesserung der Haut wichtig.

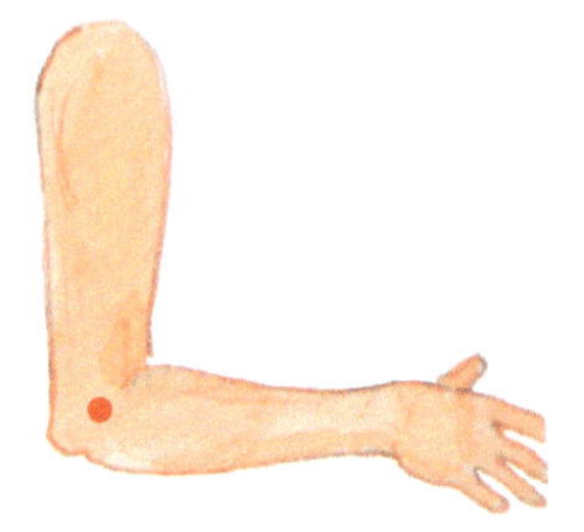

Der Quchi ist ein guter Behandlungspunkt für Magen-Darm-Erkrankungen. Alle Krankheiten entlang des Dickdarmverlaufs können mit Hilfe des Quchi-Punktes behandelt werden. Er kann ebenfalls zur Behandlung von Schlaganfall, Bluthochdruck, hohem Fieber, Erkältung, Grippe und Hautkrankheiten herangezogen werden. Quchi befindet sich im Ellbogen und eignet sich auch gut zur Behandlung beim Versagen der oberen Gliedmaßen, Armschwellungen und -schmerzen. Der Quchi ist ein magischer Akupunkturpunkt mit einer breiten Palette an Wirkungen. Insbesondere bei älteren Menschen hat die Quchi-Stimulation eine signifikante blutdrucksenkende Wirkung (dies soll aber blutdrucksenkende Medikamente nicht ersetzen!). Darüber hinaus wirkt ein starkes Drücken des Quchi fiebersenkend. Anhaltendes unerklärlich hohes Fieber kann Lungenentzündung, Hirnhautentzündung, Herzmuskelentzündung und andere Krankheiten verursachen. Den Quchi zu stimulieren, senkt Fieber ohne Nebenwirkungen.

Aufrecht sitzend, den Ellbogen um 90 Grad gebeugt, findest Du den Quchi in der Vertiefung zwischen Ober- und Unterarm. Drücke mit Zeige- und Mittelfinger kreisend, oder mit dem Daumen punktuell, auf den Punkt, so, dass Du Schmerzen fühlst (ca. 1 cm tief), jedes Mal 1-3 Minuten und 1-3 Mal täglich.

Universalpunkt 5: Neiguan – Der Herzretter

Der Neiguan befindet sich auf dem Perikardmeridian.

Das Herz ist das wichtigste Organ des Körpers. Es ist das Kraftorgan, das Blut transportiert und die Lebensaktivitäten aufrechterhält. Das Herz koordiniert sämtliche physiologische Aktivitäten der inneren Organe, aller Meridiane, der Körpergestalt und der fünf Sinne, und kontrolliert die Aktivitäten des Geistes, des Bewusstseins, des Denkens und der Emotionen. TCM glaubt, dass das Herz die primäre Funktion innerhalb der inneren Organen einnimmt. Wenn das Herz Läsionen aufweist, werden auch die physiologischen Funktionen anderer Organe negativ beeinträchtigt. Der Perikardmeridian entspringt im oberen Teil des vorderen Brustkorbs, verteilt sich dann auf die Arme und Hände, und endet im Mittelfinger. Der Perikardmeridian hat 18 Akupunkturpunkte (9 auf jeder Seite), von denen jeder einen Schatz von unermesslichem Wert darstellt und ein körpereigenes Allheilmittel ist. Die wichtigsten Krankheiten, die durch Perikardmeridiane vorgebeugt oder behandelt werden können, sind: Herzkrankheiten, Engegefühl in der Brust, Übelkeit, Erbrechen, Depressionen, Hitzschlag, Schock, Krämpfe bei Kindern, Magenschmerzen, Blähungen, sowie Gelenkmuskelschmerzen entlang des Meridians.

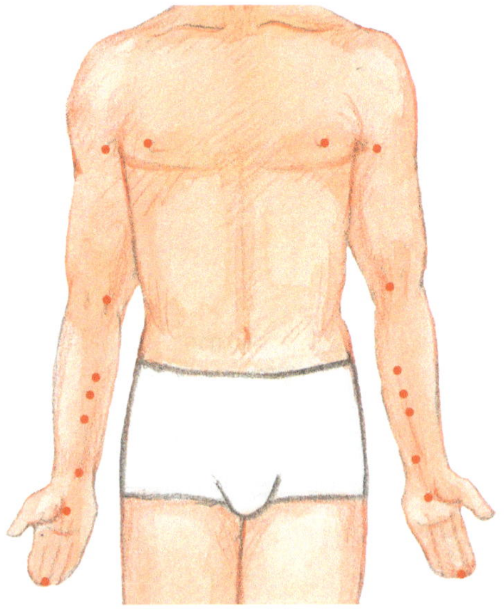

Der Neiguan ist ein wichtiger Akupunkturpunkt des Perikardmeridians, der leicht zu finden und stark fühlbar ist. Das Drücken des Neiguan kann die Durchblutung des Herzens regulieren und bei regelmäßiger Anwendung Angina pectoris, Herzrhythmusstörungen, Bluthochdruck, Asthma, Brustschmerzen, Magenschmerzen und andere Krankheiten verhindern und behandeln, die autonome Nervenfunktion verbessern, sowie Übelkeit und Erbrechen lindern, die durch Magen-Darm-Erkrankungen verursacht werden. Der Neiguan kann Qi und Blut wieder auffüllen. Menschen, die Schönheit lieben, sollten den Neiguan ebenfalls oft stimulieren.

Der Neiguan befindet sich auf der Handinnenseite am Handgelenk, drei Finger unterhalb der Handwurzel, zwischen den beiden Sehnensträngen. Ertaste den Schmerzpunkt, indem Du mit dem Daumen der anderen Hand in der Gegend drückst. Akupressiere den Neiguan an jedem Arm mehrmals pro Tag für jeweils 1-3 Minuten.

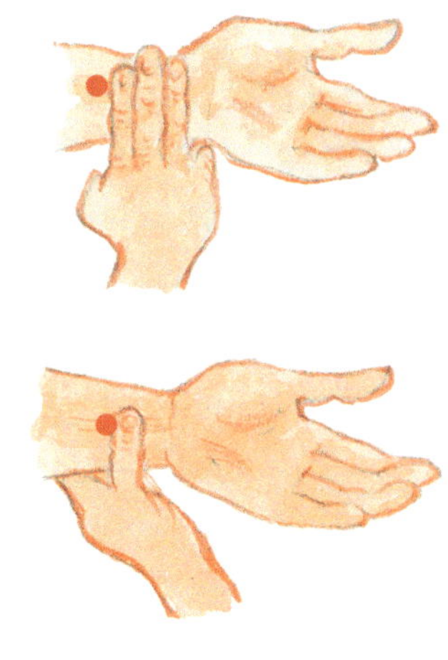

Universalpunkt 6: Dazhui – Der Fiebersenker

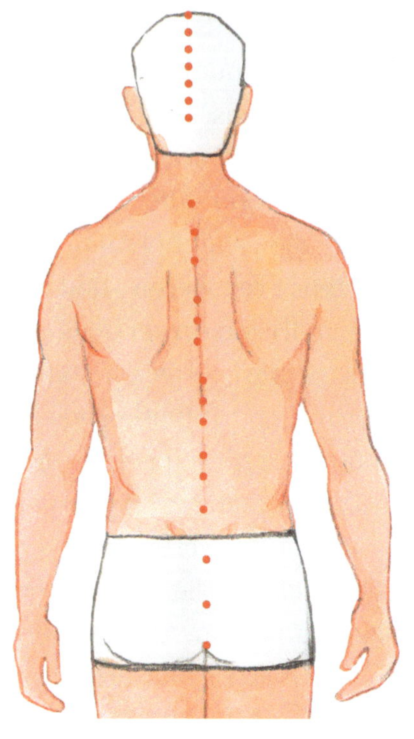

Der Dazhui befindet sich auf dem Dumai-Meridian.

Der Dumai entspringt im Unterbauch, verläuft am Rücken entlang der Wirbelsäule, steigt zum Kopf ins Gehirn auf, erreicht den Scheitelpunkt und steigt an der Stirn bis zur Nasensäule ab. Zu den physiologischen Funktionen des Dumai-Meridians gehören: Regulierung des Yang-Qi und des Blutes sowie die Kontrolle der funktionellen Aktivitäten des Gehirns, des Marks und der Nieren. Die Behandlung von Akupunkturpunkten am Dumai kann die Gesundheitsversorgung aufrechterhalten und das Leben verlängern.

Der Dazhui ist leicht zu finden und gut spürbar. Ihn zu stimulieren, kann Blockaden in den Meridianen lösen und das Yang-Qi im Körper beleben. Gegen hohes Fieber, steifen Nacken, Halsschmerzen, Husten, Abwehrschwäche bei Kleinkindern, Asthma, Hitzschlag, Schulterschmerzen, Armlähmungen usw. kann der Dazhui behandelt werden.

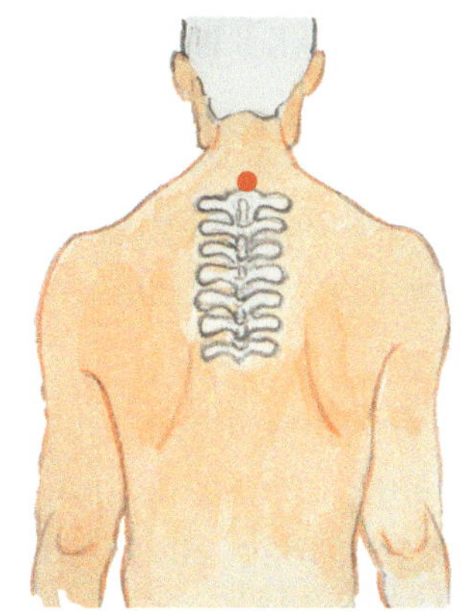

Das Stimulieren des Punktes kann Fieber senken, Entzündungen hemmen und die Abwehrkraft des Körpers stärken. Je höher das Fieber, desto spürbarer die Wirkung. Häufige Stimulation des Dazhui kann auch Erkältungen vorbeugen.

Den Dazhui findest Du im Sitzen, wenn Du Deinen Kopf senkst. Die Vertiefung unterhalb des höchsten Punkts des Nackens ist der Dazhui. Drücke einige Sekunden mit einem Finger sanft auf den Punkt und lasse langsam los. Wiederhole diese Übung 10-15 Mal, am besten mehrmals am Tag.

Bei Kleinkindern, älteren und schwachen Personen sollte die Behandlung am Dazhui möglichst sanft durchgeführt werden, um Verletzungen an der Halswirbelsäule zu vermeiden.

Universalpunkt 7: Weizhong – Der Rückenfreund

Der Weizhong befindet sich auf dem Blasenmeridian.

Der Blasenmeridian umfasst insgesamt 67 Akupunkturpunkte (auf jeder Seite) und ist damit der längste der 14 Meridiane. Er verläuft von Kopf bis Fuß, beginnend im inneren Augenwinkel, nach oben durch die Oberseite des Kopfes, dann hinunter entlang der Wirbelsäule an beiden Seiten, weiter runter an der Rückseite der Beine, hinunter bis zur Ferse und dann bis zur Außenseite des kleinen Zehs. Durch die Behandlung von Akupunkturpunkten auf dem Blasenmeridian können Kopf- und Gesichtskrankheiten, Erkrankungen der inneren Organe sowie Schmerzen und Taubheitsgefühle des unteren Rückens und der Gliedmaßen behandelt werden. Der Blasenmeridian ist der größte Entgiftungskanal des Körpers. Blockaden im Blasenmeridian zu lösen, hilft gegen Krankheiten in inneren Organen und lindert Schmerzen in Kreuz, Rücken und in den Beinen.

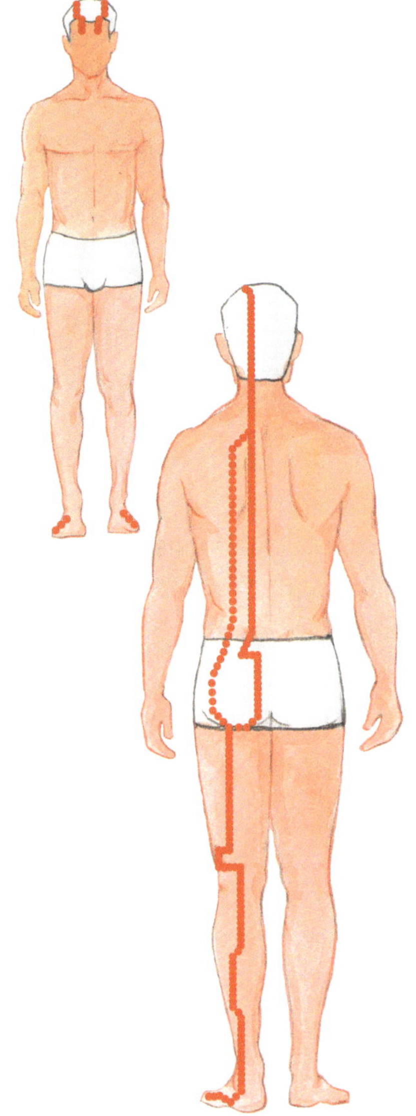

Der bequemste und effektivste Weg, Blockaden im Blasenmeridian zu lösen, ist die Stimulation des Weizhong. Der Weizhong befindet sich in der Mitte der Vertiefung der Kniekehle. Bei Krankheiten oder Schmerzen im Rücken- und Lendenbereich sind meistens harte Knoten an dieser Stelle zu fühlen. Drücke entweder mit dem Zeige- und Mittelfinger oder nur mit dem Daumen mit angemessener Kraft 10-20 Mal auf diesen Punkt, sodass es leicht schmerzt. Alternativ kannst Du mit der Faust 20-40 Mal leicht und rhythmisch auf den Punkt klopfen. Wiederhole diese Übung täglich, bis sich die Knoten lösen und die Schmerzen nachlassen.

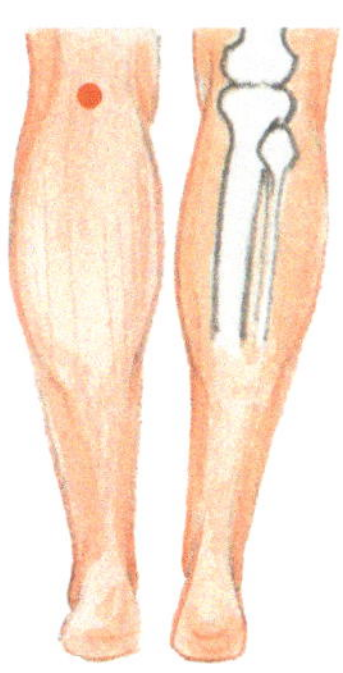

Universalpunkt 8: Sanyinjiao – Der Frauenliebling

Der Sanyinjiao befindet sich an der Stelle, wo sich die Milz-, Leber- und Nierenmeridiane kreuzen.

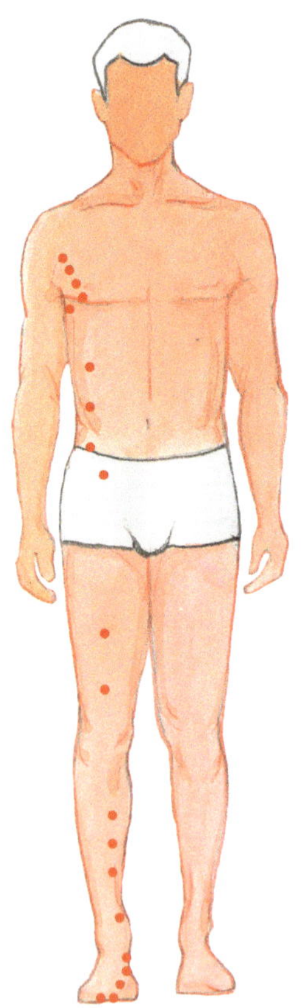

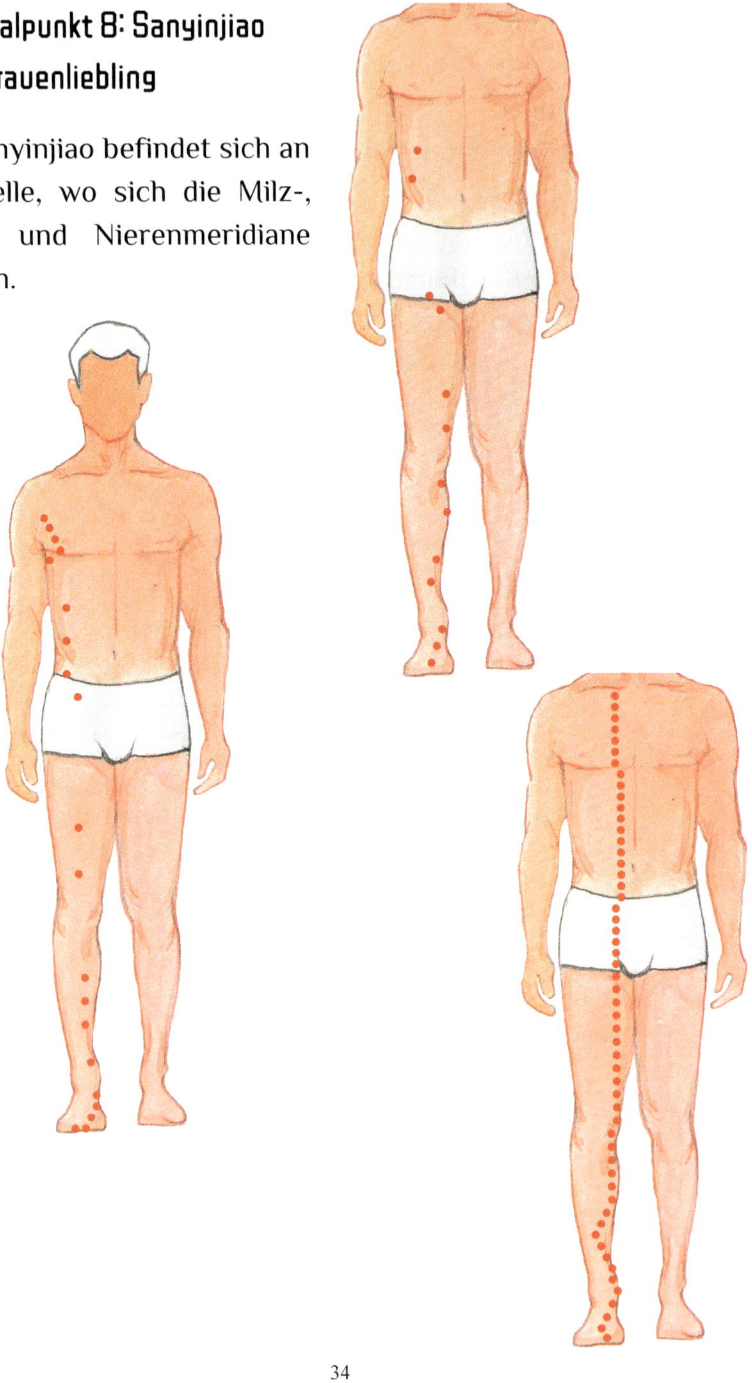

Der Punkt hat eine regulierende Wirkung auf Milz, Leber und Nieren und ist ein häufig verwendeter Akupunkturpunkt in der klinischen Praxis. Magenschmerzen, Baucherkrankungen, gynäkologische Erkrankungen, Hautkrankheiten, Erkrankungen der unteren Gliedmaßen, Ödeme, Harnwegserkrankungen usw. können mit Hilfe des Sanyinjiao-Punktes behandelt werden. Der Sanyinjiao wird dabei sehr oft für die Behandlung von gynäkologischen Erkrankungen wie Menstruationsstörungen, PMS oder dem Menopausalen Syndrom herangezogen. Das Stimulieren des Punktes kann auch die Durchblutung fördern, Muskeln straffen und dadurch den Alterungsprozess des Körpers verlangsamen. Es hilft Frauen, die Menopause zu verzögern und so länger jung zu bleiben.

Der Sanyinjiao ist auch einer der am häufigsten verwendeten Akupunkturpunkte zur Behandlung männlicher sexueller Dysfunktion. Bei Erektionsstörungen, Penisschmerzen, Schwierigkeiten beim Urinieren, Hodendominalkontraktion usw. kann es helfen, den Sanyinjiao zu behandeln.

Auf der Innenseite der Wade, vier Querfinger oberhalb des inneren Knöchels, hinter dem Schienbein, findest Du den Sanyinjiao. Drücke diesen Punkt 1-3 Minuten lang. Wiederhole dies mehrmals täglich. Es ist dabei noch wirkungsvoller, den Sanyinjiao als einen Bereich statt nur punktuell zu massieren.

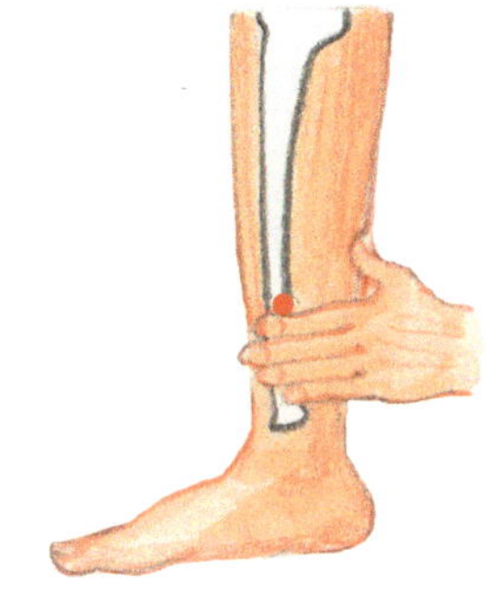

Spannungskopfschmerz

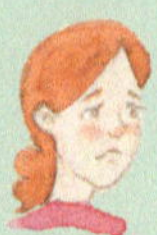

Ich habe oft Kopfschmerzen. Mein Kopf ist schwer und die Schmerzen fühlen sich drückend an, als trüge ich ein enges Band um den Kopf, das immer weiter zusammengezogen wird. Das tut nicht nur weh, sondern behindert auch sehr, weil ich dann kaum arbeiten kann. Bei Untersuchungen wurde keine Gehirnkrankheit oder Ähnliches festgestellt. Was kann ich nur tun?

Das klingt nach dem typischen Spannungskopfschmerz, der häufig durch Stress, Angstzustände oder Schlafmangel verursacht wird.

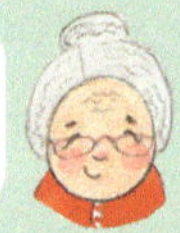

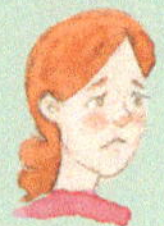

Soll ich eine Schmerztablette gegen diese Art Kopfschmerzen nehmen?

Schmerzmittel wirken zwar zu Beginn, die Wirkung lässt aber mit der Zeit nach und es entstehen häufig Nebenwirkungen. Die perfekte Lösung sind sie nicht.

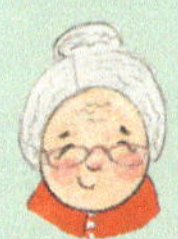

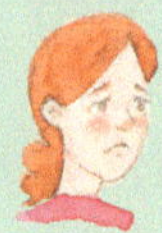

Gibt es denn eine gute TCM- Heilmethode?

Ja. Probiere mal, folgende Akupunkturpunkte zu behandeln:

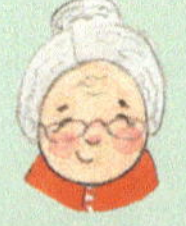

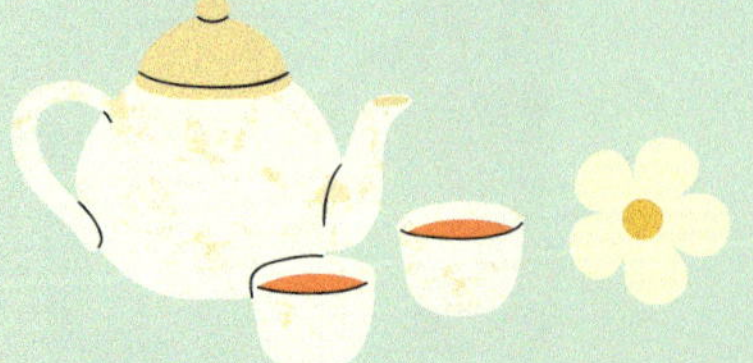

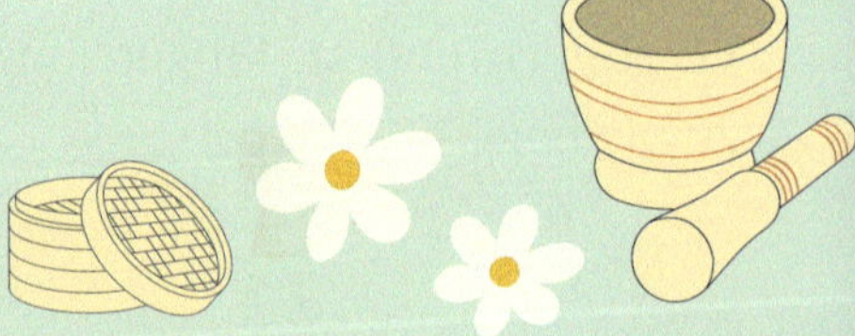

Fengchi-Punkt

Der Fengchi-Punkt befindet sich in den Vertiefungen parallel zu den Ohrläppchen. Sie sind auf beiden äußeren Seiten der großen Sehne am Hinterkopf zu ertasten. Die richtige Stelle löst leichte Druckschmerzen aus. Massiere sie für 1-2 Minuten abwechselnd sanft und kräftig nach innen in Richtung der Nasenspitze. Wiederhole den Vorgang, bis Du eine deutliche Erleichterung verspürst.

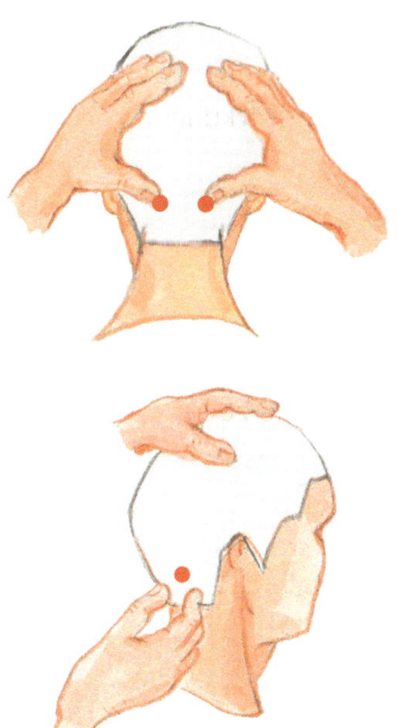

Daling-Punkt und Xin-Punkt

Diese Akupunkturpunkte findest Du mithilfe der nachfolgenden Abbildung. Für die Stimulation eignet sich ein Bündel von ca. 10 Zahnstochern, die mit einem Gummiband zusammengebunden werden können. Stimuliere nun den Daling-Punkt und den Xin-Punkt der linken Hand, indem Du das Bündel sanft hineindrückst. Lege alle 3 Sekunde eine Pause ein und wiederhole den Vorgang etwa 20 Mal.

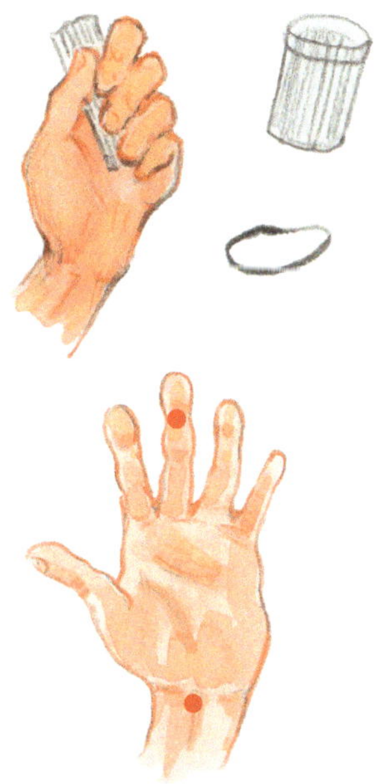

Weitere Tipps von Oma Ling

die bei Spannungskopfschmerzen helfen können:

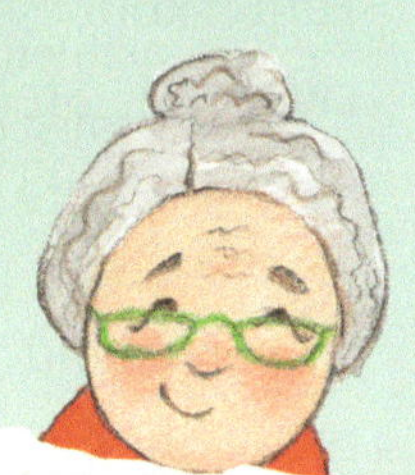

01

Ergänzend zu diesen Methoden solltest Du unbedingt versuchen Dich auszuruhen. Schließe Deine Augen und ruhe Dich für 3-5 Minuten aus. Wenn Du 10-15 Minuten Zeit findest, ist das noch besser. Erhole Dich, finde Ruhe und entspanne Deinen Geist. Die Stellung ist dabei nicht wichtig. Es soll Dir bequem sein. Meide nur Positionen, die auf die Augäpfel drücken könnten (z.B. Kopf nach vorne auf den Schreibtisch legen), um Atembeschwerden vorzubeugen.

02

Außerdem gibt es noch eine weitere Methode, die sehr einfach ist und Linderung verspricht:

Rettichsaft-Tropfen

Presse ein wenig sauber gewaschenen ungeschälten weißen Rettich zu einem Saft und fülle ihn in ein Pipettenfläschchen. Tropfe mit einer Pipette zwei oder drei Tropfen des Safts in jedes Nasenloch. Bei einseitigen Kopfschmerzen genügt das Nasenloch auf der Seite des Schmerzes.

Schlaganfall

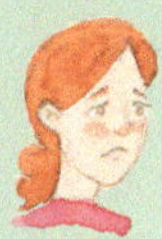

Schlaganfall ist eine bedrohliche Krankheit mit weitreichenden, manchmal sogar tödlichen Folgen. Jährlich erleiden 270.000 Menschen in Deutschland einen Schlaganfall. Neulich hat es meinen Nachbarn getroffen. Mit zunehmendem Alter habe ich immer mehr Angst, ebenfalls einen Schlaganfall zu erleiden.

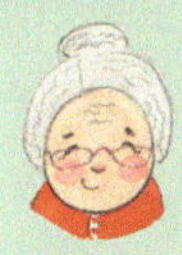

Schlaganfall ist eine Erkrankung der Blutgefäße im Gehirn. Es gibt zwei Hauptformen eines Schlaganfalls: Der sogenannte Hirninfarkt entsteht durch einen Verschluss eines Blutgefäßes. Platzt hingegen ein Gefäß, sprechen wir von einer Hirnblutung. Beide Ausprägungen sind lebensbedrohlich. Ein Schlaganfall kann überdies zum Ausfall bestimmter Fähigkeiten des Hirns führen und Folgen unterschiedlichen Grades haben. Dazu zählen unter Anderem Gesichtslähmung, Sprachstörung, oder eine Lähmung der Gliedmaßen. Die Hauptursachen für Schlaganfälle sind meist Bluthochdruck, Arterienverkalkung, oder zu brüchige Wände der Blutgefäße. Sobald derartige Ausfallerscheinungen auftreten, sollte umgehend der Notarzt benachrichtig werden.

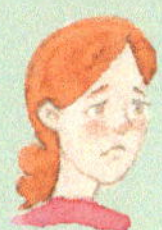

Gibt es in der TCM Möglichkeiten, einen Schlaganfall zu verhindern?

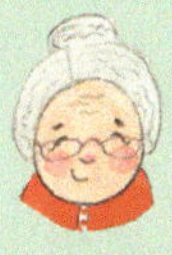

Folgende TCM-Methoden haben sich bei der Schlaganfall-prävention und Rehabilitation nach einem Schlaganfall als wirkungsvoll erwiesen:

Hegu-Punkt

Der Hegu befindet sich zwischen dem 1. Und 2. Mittelhandknochen. Drücke den Muskel unter dem 2. Mittelhandknochen gegen den Mittelhandknochen. Behandle den Punkt an jeder Hand ca. 2 Minuten lang und wiederhole dies mehrmals pro Tag.

Achtung: Bei Schwangerschaft diese Methode nicht anwenden!

Taichong-Punkt

Der Taichong befindet sich in der Lücke zwischen dem großen und zweiten Zeh. Drücke und Reibe mit dem Daumen oder Zeigefinger von unten nach oben entlang dieser Aussparung. Der Druckschmerz sollte deutlich spürbar sein. Mach das an jedem Fuß 2 Minuten, und wiederhole die Übung 1-3 Mal täglich.

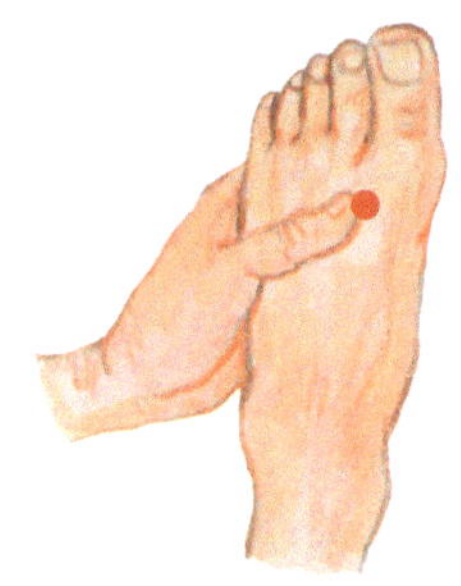

Hegu und Taichong sind die wichtigsten Punkte, um einen etwaigen Schlaganfall zu verhindern. Diese zwei Punkte nachhaltig zu akupressieren, kann einen drohenden Schlaganfall präventiv vorbeugen.

Neiguan-Höhle

Der Neiguan befindet sich auf der Handinnenseite am Handgelenk, drei Finger unterhalb der Handwurzel, zwischen den beiden Sehnensträngen. Drücke diesen Punkt an jeder Hand mit einem Finger 2 Minuten lang, und wiederhole dies 1-3 Mal täglich.

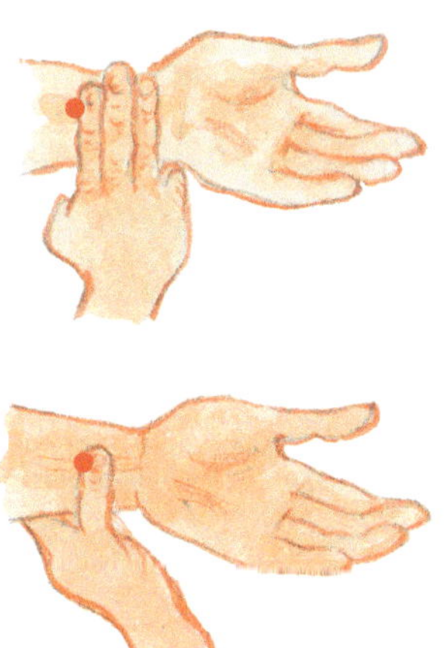

Quchi-Punkt

Sitze aufrecht und beuge den Ellenbogen um 90 Grad. In der Vertiefung am äußeren Ende der Falte zwischen Ober- und Unterarm findest Du den Quchi. Drücke den Punkt mit Zeige- und Mittelfinger kreisend, oder nur mit dem Daumen, punktuell, etwa 2 Minuten lang. Wende dabei so viel Kraft an, dass Du eine Tiefe von 1 cm erreichst. Wiederhole das 1-3 Mal täglich

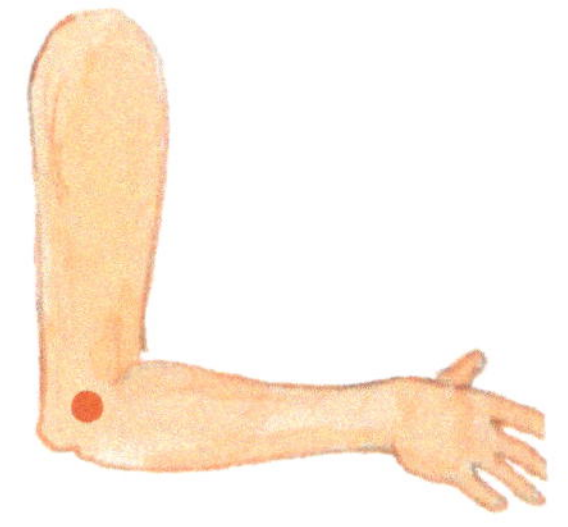

Zusanli-Punkt

Der Zusanli befindet sich vier Querfinger unterhalb der Kniescheibe, außen, in der Vertiefung zwischen dem Schienbein und dem Wadenbein. Drücke diesen Punkt an jedem Bein für zwei Minuten, und beweg dabei den Muskel am Schienbein mit und wiederhole diese Übung 1-3 Mal pro Tag.

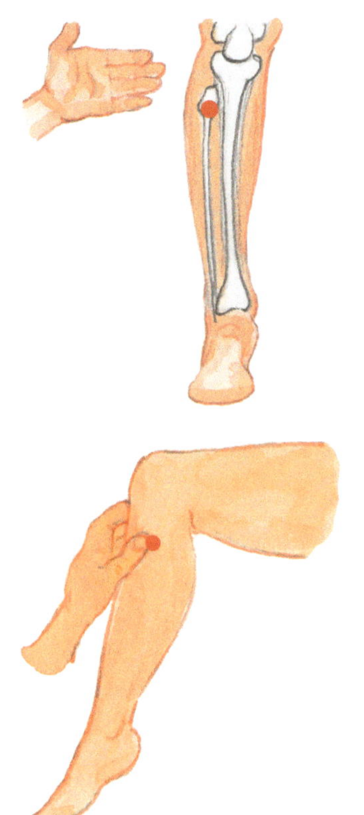

Yanglingquan-Punkt

Der Yanglingquan befindet sich auf der Außenseite der Waden, in einer Vertiefung leicht vorderhalb des Wadenbeinkopfs. Drücke mit dem Daumen den Yanglingquan auf beiden Seiten für ca. 2 Minuten. Wiederhole die Übung 1-3 Mal täglich.

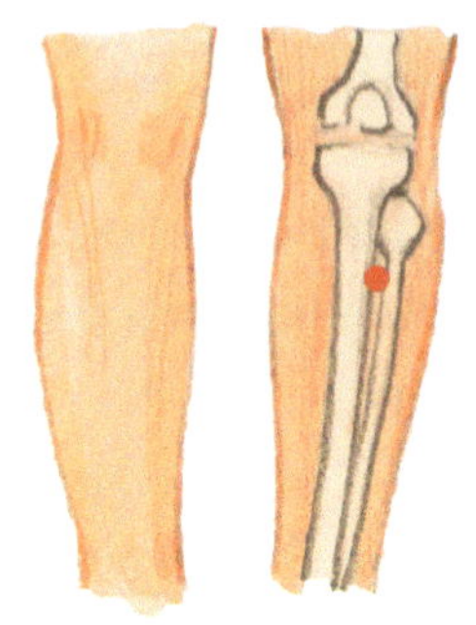

Shenguan-Punkt

Der Yinlingquan-Punkt befindet sich an der Innenseite der Wade, unterhalb des Knies in der Vertiefung neben dem Schienbein. Um den Shenguan-Punkt zu lokalisieren, gehst Du vom Yinlingquan zwei Fingerbreite nach unten. Akupressiere den Shenguan 2 Minuten lang unter deutlichem Druckschmerz. Wiederhole diese Übung 1-3 Mal pro Tag.

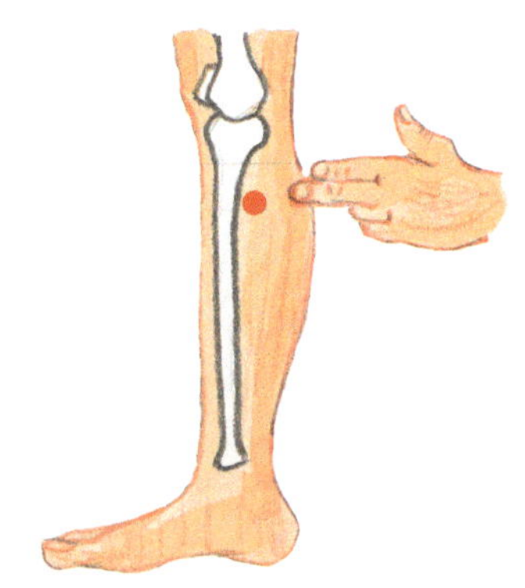

Venen im Mittelfinger

Die Venen im Mittelfinger-Wurzelbereich (insbesondere der linken Hand) können uns Hinweise auf mögliche Arteriosklerose des Gehirns liefern. Verfärbt sich auf der linken Seite des Mittelfingers (näher zum Daumen gelegen) der linken Hand eine Vene blau und wird gut sichtbar, kann das ein Zeichen für Arteriosklerose auf der linken Hirnseite sein (es müssten auf der linken Seite des Kopfes entsprechend Beschwerden auftauchen). Dasselbe gilt für die rechte Seite. Sind auf beiden Seiten des Mittelfingers blau verfärbte Venen zu sehen, bedeutet dies möglicherweise, dass die Arteriosklerose des Gehirns schon sehr fortgeschritten ist. Um Dich vor einem Schlaganfall zu schützen, hilft es, den Bereich, an dem die verfärbte Vene zu sehen ist, mit einer TCM-Kratzplatte (oder einfach dem Rand eines Kamms) sanft zu kratzen.

Aderlass-Erste Hilfe bei Schlaganfall

Bei plötzlich auftretender einseitiger Körperlähmung, Gesichtslähmung oder Sprachstörung ist von einem Schlaganfall auszugehen. Bevor der Notarzt eintrifft, kann einem Patienten mit der auch im Westen schon seit Jahrhunderten bekannten Methode „Aderlass " unmittelbar geholfen werden. Während der Durchführung darf der Patient nicht bewegt werden, um ein Platzen von Mikrogefäßen zu verhindern. Vorgehensweise: Steche mit einer sterilisierten Nadel ganz leicht in die Fingerkuppen aller zehn Finger der betroffenen Person und drücke je Finger einen Tropfen Blut aus. Sollte die betroffene Person auch einen schiefen Mund aufweisen, kannst Du zusätzlich in beide Ohrläppchen stechen und je einen Tropfen Blut ausdrücken. Dann sollte der Mund rasch wieder normal werden. Aderlass-Erste Hilfe kann nicht nur das Leben des Patienten retten, sondern auch schwerwiegende Folgeerscheinungen verringern oder diese sogar gänzlich reduzieren.

Genesung nach einem Schlaganfall

Bei einem Schlaganfall sind die ersten 6-8 Stunden nach dem Auftreten erster Symptome die entscheidende Zeitdauer für eine Behandlung. Wird dem Patienten rechtzeitig geholfen, können neurologische Defizite und Komplikationen verhindert oder vermindert werden. Akupunktur kann die Genesung nach einem Schlaganfall überdies beschleunigen. Sollte kein Akupunkteur zur Stelle sein, kann man sich zu Hause auch mit oben genannten Methoden zur Akupressur selbst helfen, um die Funktion beeinträchtigter Organe und Gliedmaße wiederherzustellen.

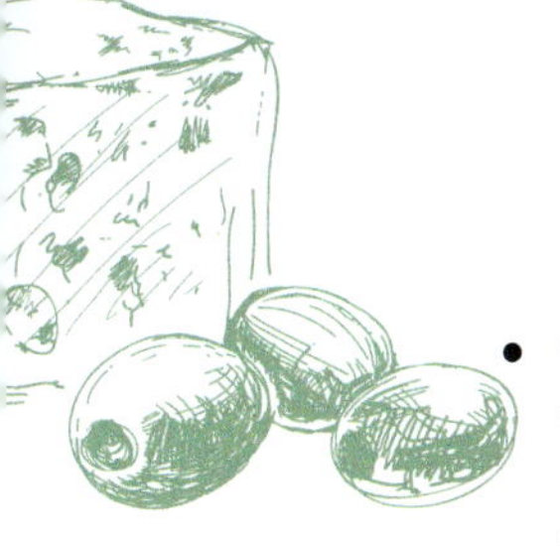

DIÄTETISCHE VORSCHLÄGE:

- Grüne Paprika: ist reich an Vitamin C und Capsaicin. Diese Stoffe sind für ihre Wirkung bekannt, Arteriosklerose und Thrombose vorbeugen zu können. Menschen, die regelmäßig grüne Paprika essen, leiden seltener an einer Hirnthrombose.
- Folsäure: Die Nahrungsergänzung mit 5 mg Folsäure pro Tag kann Arteriosklerose wirksam verhindern. Diese Menge findet man in 500 Gramm grünem Blattgemüse, 400 ml Sojamilch, oder einem Glas Orangensaft.
- Grapefruit-Diät: 4 Grapefruits waschen, in 4-8 Stücke je Grapefruit schneiden, die Stücke in 1800ml Weißwein einlegen und verschlossen an einem kühlen Ort aufbewahren. Nach 3 Monaten kannst Du den Wein abseihen und in eine neue Flasche abfüllen. Von diesem Getränk täglich ein Glas zu trinken, kann Schlaganfall wirkungsvoll vorzubeugen.
- Fichtennadel-Tee: die Fichte enthält Flavonoide, starke Antioxidantien, die das Herz stärken, die Durchblutung fördern und Arteriosklerose und Thrombose verhindern können. Das Trinken von Fichtennadeltee hilft dem Körper, sich nach einem Schlaganfall zu erholen. Hierfür einfach eine Handvoll Fichtennadeln in 600ml Wasser geben und einmal aufkochen. Anschließend 10 Minuten ziehen lassen und täglich mindestens eine Tasse davon trinken. Alternativ kann Fichtennadeltee direkt in der Apotheke gekauft werden.

Weitere Tipps von Oma Ling

die bei der Vorbeugung und Genesung von Schlaganfällen helfen können:

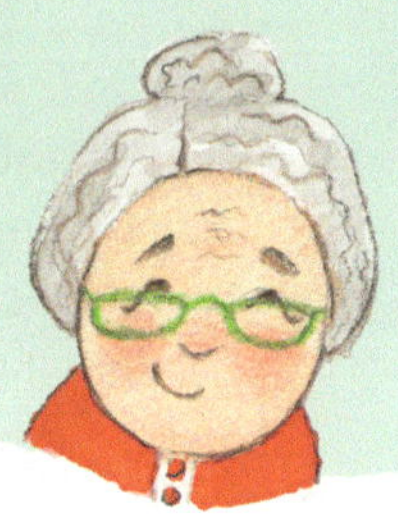

01

Leichtes und fettarmes Essen hilft bei der Vorbeugung und Genesung von Schlaganfällen.

02

Menschen mit Herz- und Hirngefäß-Problemen oder Bluthochdruck sind anfälliger für Schlaganfälle. Starke Anstrengungen, die im Alltag nicht selten durch eine Verstopfung des Stuhlgangs hervorgerufen werden, können Schlaganfälle verursachen. Die Ernährung mit ausreichend Gemüse und Obst hilft, Verstopfungen zu vermeiden (die Banane ist stuhlauflockernd, die Grapefruit hat sogar abführende Wirkung).

03

Bewegungsmangel kann rasch zu einem erneuten Schlaganfall führen. Daher ist bei der Rehabilitation wichtig, die betroffenen Körperteile zu bewegen, um die Muskeln zu stärken und die Funktionalität wiederherzustellen.

04

Nach einem Schlaganfall ist es sehr wichtig, den Rat des Arztes zur Medikamenteneinnahme genau zu befolgen, um Blutzucker, Blutdruck und Thrombolyse zu kontrollieren, und so einen erneuten Schlaganfall zu verhindern.

Herzerkrankungen

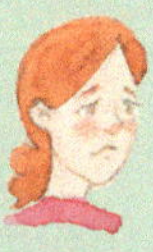

Ein guter Freund von mir hat mir erzählt, dass er immer, wenn er überangestrengt oder aufgeregt ist, unter Nervosität, Angst und Schlaflosigkeit leidet. Er glaubt, er könnte herzkrank sein und hat große Angst. Kann ich ihm irgendwelche TCM-Methoden empfehlen?

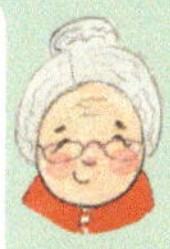

Das Herz ist eines der wichtigsten Organe im menschlichen Körper. Ob es sich um eine Herzerkrankung handelt, muss durch umfangreiche ärztliche Untersuchungen festgestellt werden. Herzerkrankungen umfassen u.a. folgende Ausprägungen: koronare Herzkrankheit, rheumatische Herzkrankheit, genetische Herzfehler, hypertensive (durch Bluthochdruck hervorgerufene) Herzkrankheit, Kardiomyopathie (Herzmuskelerkrankung), Cor pulmonale (Lungenherz), Herztumor und Aneurysma. Unabhängig von der Art der Herzerkrankung ist eine Heilung häufig schwierig, und der Behandlungsprozess oft langwierig. TCM kann eine kardiologische Behandlung nicht ersetzen, kann aber die Prävention und Behandlung von Herzerkrankungen durchaus unterstützen. Hier sind einige häufige Herzerkrankungen und deren typische Symptome:

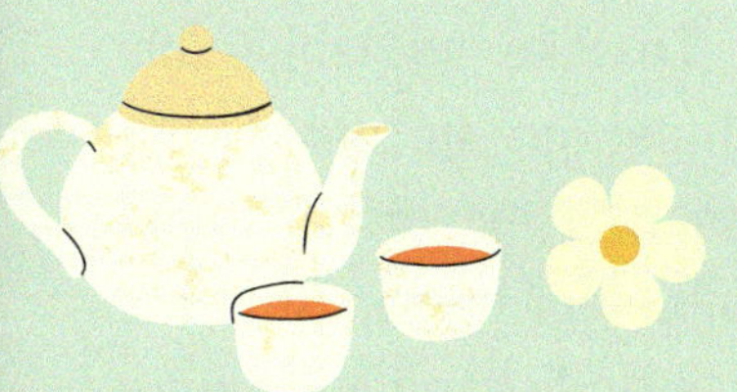

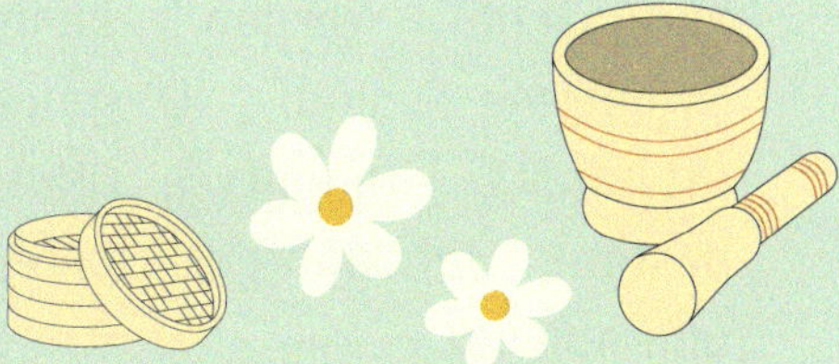

Arrhythmie

Der Herzschlag ist zu langsam, zu schnell, oder unregelmäßig. Kann von Schwindel, Engegefühl in der Brust, Übelkeit begleitet sein.

Koronare Herzkrankheit

Die von der WHO genannte ischämische Herzkrankheit bezieht sich auf Herzerkrankungen, die durch die Ischämie und Hypoxie des Myokards aufgrund koronarer Arteriosklerose (Verkalkung der Gefäße) verursacht werden. Symptome sind Angina (Engegefühl), Myokardinfarkt, Arrhythmie und Herzinsuffizienz.

Rheumatische Herzkrankheit

Hierbei handelt es sich um eine chronische Herzklappenschädigung, die durch Rheuma verursacht werden kann. Symptome sind: Dyspnoe (Atemnot), Hämoptyse (Bluthusten), Herzklopfen, Husten und Angina.

Alle Arten von Herzerkrankungen können durch Behandeln von folgenden Akupunkturpunkten zusätzlich behandelt und unterstützt, manchmal sogar präventiv verhindert werden:

Neiguan-Punkt

Der Neiguan befindet sich auf der Handinnenseite am Handgelenk, drei Finger unterhalb der Handwurzel, zwischen den beiden Sehnensträngen.

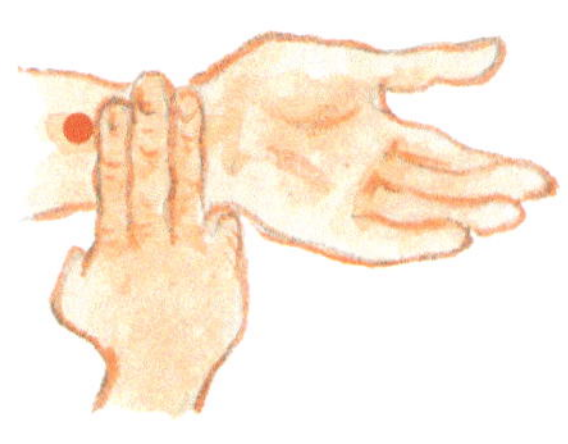

Drücke bei Angina pectoris mit den Daumen abwechselnd auf den Neiguan an beiden Handgelenken und fühle, wie der Druckschmerz zur Brust strahlt. Drücke so lange, bis die Schmerzen in der Brust nachlassen (in der Regel innerhalb einer halben Stunde). Diese Methode kann auch zur

Behandlung von Arrhythmien und rheumatischen Herzerkrankungen angewendet werden.

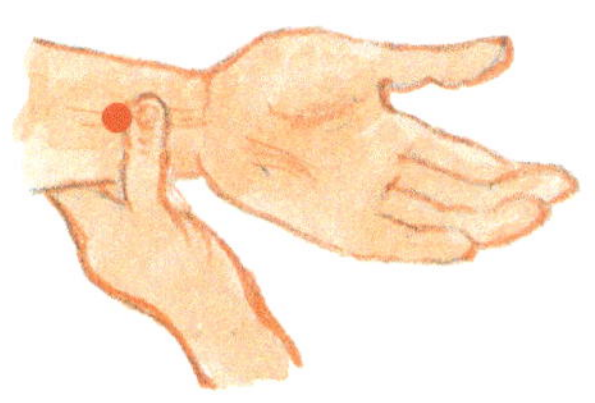

Shenmen-Punkt

Der Shenmen befindet sich auf Höhe der Handwurzel, auf der Handinnenseite des Handgelenks, in der Verlängerung zwischen kleinem und Ringfinger, neben der Sehne des kleinen Fingers. Drücke den Punkt für drei Sekunden und mache dann eine kurze Pause. Wiederhole diese Übung 100 Mal oder mehr.

Jueyinshu-Punkt und Xinshu-Punkt

Beide Punkte befinden sich auf dem Rücken. Der Jueyinshu befindet sich zwischen dem 4. und 5. Brustwirbel, links und rechts an der Wirbelsäule, je 4 Querfinger voneinander entfernt. Der Xinshu befindet sich zwischen dem 5. und 6. Brustwirbel, links und rechts an der Wirbelsäule, je 4 Querfinger voneinander entfernt. Drücke mit den Daumen gleichzeitig sanft auf den Jueyinshu und Xinshu, 100-200 Mal. Drücke nicht zu fest, und wiederhole die Übung täglich. Solltest Du die Punkte nicht selbst erreichen, bitte jemanden um Hilfe.

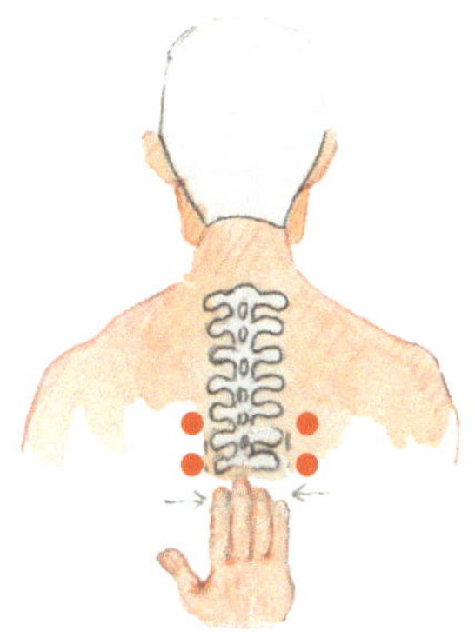

Zhongchong-Punkt

Der Zhongchong ist ein sogenannter Notfall-Akupunkturpunkt. Er befindet sich in der Mitte an der Mittelfingerspitze. Das feste Drücken des Zhongchong-Punktes an der linken Hand (noch bevor der Notarzt zur Stelle ist), kann in Notfällen, Schlaganfällen, Bewusstlosigkeit und Herzschmerzen entgegenwirken und sogar Leben retten. In Notfällen muss der Punkt an der linken Hand kräftig, für die normale Behandlung lediglich moderat gedrückt werden (3 Minuten, 2 Mal am Tag).

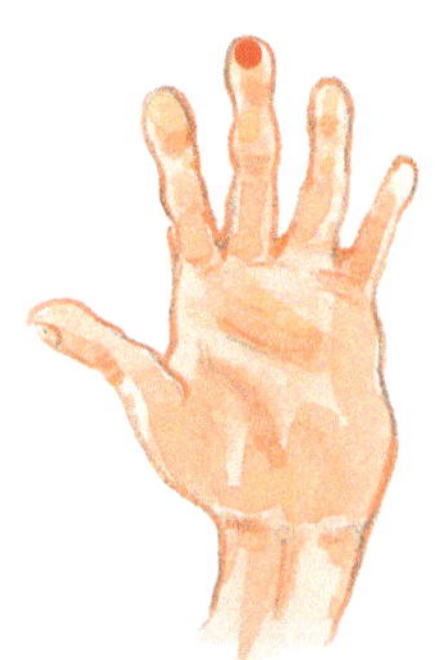

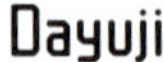

Dayuji

Der Dayuji ist der Teil der Handinnenfläche (zwischen dem Daumen und der Handwurzel), der bei ausgestreckter Hand deutlich hervorsteht. Kneife den Dayuji im Notfall ganz fest mit Daumen und Zeigefinger der anderen Hand, um Herzschmerzen zu lindern.

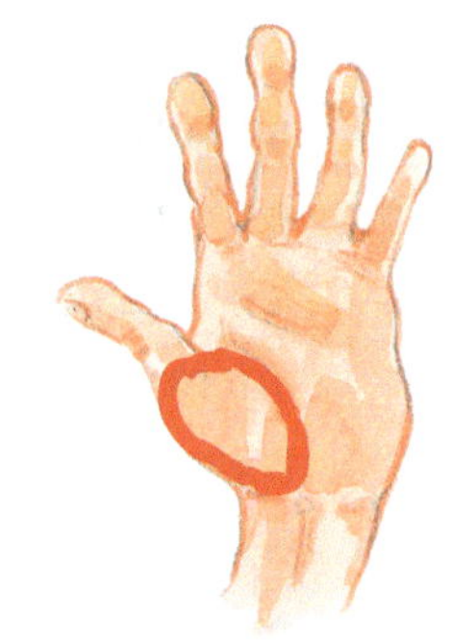

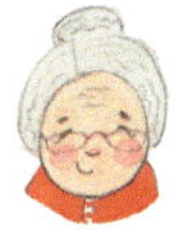

Oma Lings Notfall-Tipps:

Panikattacke, plötzliche Kurzatmigkeit & akute Angina pectoris

- Den Shenmen-Punkt der linken Hand für eine Minute zu drücken, kann Kurzatmigkeit lindern.
- Mit der Daumen- und Zeigefingerspitze den Dayuji mehrmals kräftig zwicken, kann akute Angina pectoris wirkungsvoll lindern.
- Den Zhongchong-Punkt der linken Hand mit der Mittelfingerspitze drücken, kann Herzschmerzen innerhalb einer Minute lindern.

Erste Hilfe zur Vermeidung von plötzlichem Tod durch Herzerkrankungen

Herzstillstand ist die direkte Ursache für plötzlichen Herztod. Die Großhirnrinde kann Hypoxie nur 4 Minuten überstehen. Nach 10 Minuten ist die Person hirntot, noch bevor der Krankenwagen eintrifft. Ziehe daher bei einem Herzstillstand sofort die Socken des Patienten aus und steche mit einer desinfizierten Nadel sanft in die Spitzen jedes der zehn Zehen. Drücke anschließend einen Tropfen Blut aus jedem Zeh heraus. Mit dieser Methode sollte der Patient rasch wieder zu sich kommen.

Weitere Tipps von Oma Ling

zur Prävention und unterstützenden Behandlung von Herzerkrankungen:

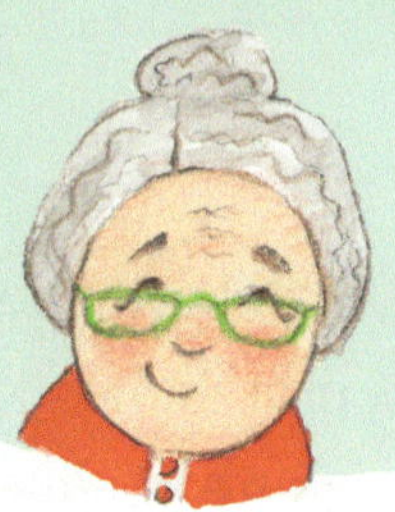

01

Ein Glas warmes Wasser am Morgen zu trinken, kann das Blut verdünnen, die Blutviskosität reduzieren, die Durchblutung fördern und Angina pectoris und Myokardinfarkt verhindern.

02

Gurkentee: Gurkenpflanzen können als gute diätetische Ergänzung zur Behandlung von Herzerkrankungen verwendet werden. Dafür sollten Blätter, Stängel und Wurzeln von Gurken getrocknet und zerkleinert werden. Für den Tee sollten 5-12 Gramm des Gurkenmaterials mit kochendem Wasser aufgegossen werden. Lasse den Tee einige Minuten ziehen und trinke ihn am besten 3-5 Mal am Tag. Zu Beginn der Therapie sollte der Tee leichter sein (kürzer ziehen), nach einer Eingewöhnungsphase dann zunehmend stärker. Je nach Alter und körperlicher Verfassung der Person, sollte die Stärke des Tees variieren. Je stärker die zu behandelnden Symptome, umso stärker der Tee (im Rahmen des Erträglichen!) und umgekehrt.

03

Menschen mit Herzerkrankungen sollten Ballaststoffe zu sich nehmen und Vitamine supplementieren. Außerdem ist eine kalorienarme, fettarme, cholesterinarme und salzarme Ernährung zu empfehlen. Auf Zigaretten, Alkohol und scharfe Gewürze sollte gänzlich verzichtet werden.

Sonnenstich/Hitzschlag

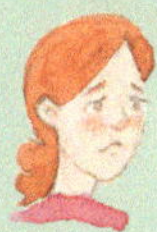

Letzten Sommer im Badeurlaub am Meer erlitt mein Sohn plötzlich einen Hitzschlag und brach am Wasser zusammen. Er konnte sich nicht aufrichten, klagte über Kopfschmerzen, Engegefühl in der Brust, Übelkeit und musste mit dem Rettungswagen ins Krankenhaus gebracht werden. Erst am nächsten Tag wurde er entlassen. Es wird gesagt, dass Menschen, die einmal einen Hitzschlag erlitten haben, anfälliger dafür sind, erneut einen zu erleiden. Ist das so? Wir sind verunsichert und wissen nicht, ob wir diesen Sommer wieder ans Meer fahren dürfen. Was, wenn so etwas noch einmal passiert? Was verursacht einen Hitzschlag?

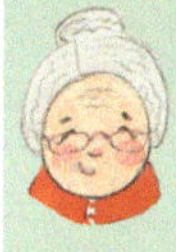

Sind Kopf und Nacken der Sonne ausgesetzt, kommt es leicht zu einem Sonnenstich (Kopfschmerzen, Schwindel, Übelkeit etc.). Bleiben die Symptome nicht nur im Kopfbereich, sondern ist der ganze Körper betroffen, sprechen wir von einem Hitzschlag (hohes Fieber, Hautrötung, niedriger Blutdruck, Bewusstlosigkeit etc.). Äußere Ursachen für einen Sonnenstich bzw. Hitzschlag sind hohe Temperatur und hohe Luftfeuchtigkeit. Wärme, die sich im Körper staut, führt dazu, dass das Körpertemperatur-Regulationszentrum außer Kontrolle gerät. Innere Ursachen sind schlechte Körperkondition und schwache Anpassungsfähigkeit an die Umwelt. Übergewicht ist oft auch ein Faktor. Tatsächlich ist es so, dass Menschen, die einmal einen Hitzschlag erlitten haben, stärker gefährdet sind.

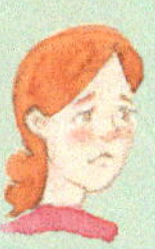

Kann ein Sonnenstich/Hitzschlag verhindert werden?

Sonnenstich/Hitzschlag

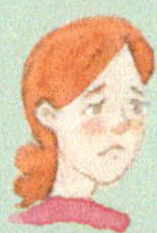

Ja, indem man bei starker Sonne und hoher Temperatur möglichst nicht aus dem Haus geht, sich im Freien entsprechend schützt (Kopfbedeckung, Sonnencreme, atmungsaktive Kleidung etc.), den Aufenthalt im Freien bei starker Hitze verkürzt und nach Möglichkeit im Schatten bleibt. Und besonders wichtig ist es, stets Wasser mit sich zu führen und es in kleinen Mengen und oft zu trinken.

Wenn es wieder passiert und kein Krankenhaus in der Nähe ist, kann man mit TCM-Methoden Erste Hilfe leisten?

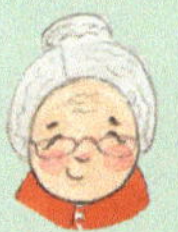

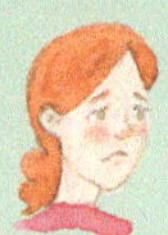

Erleidet jemand einen Hitzschlag, ist es wichtig, die Person rasch an einen kühlen Ort mit frischer Luft zu bringen, den Körper freizumachen, den Kopf zur Seite zu drehen (um das Einatmen von Erbrochenem zu verhindern), Kopf und Körper mit einem feuchten Tuch zu kühlen, und die Person mit Wasser oder Elektrolytgetränken zu versorgen. Folgende Akupunkturpunkte können dann behandelt werden (ist die Person noch bei Bewusstsein, kann sie die Akupressur auch selbst durchführen), bevor der Rettungswagen eintrifft:

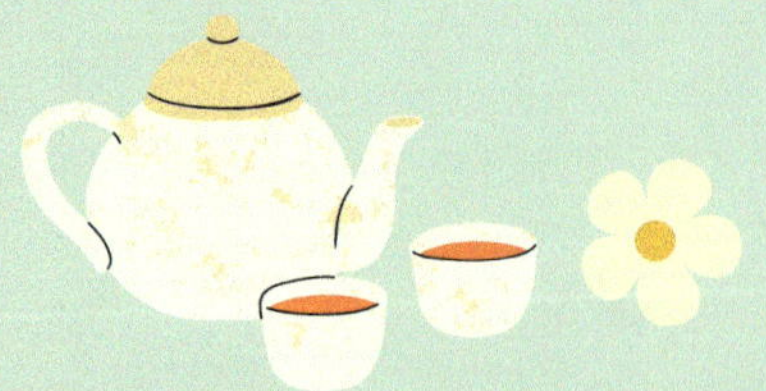

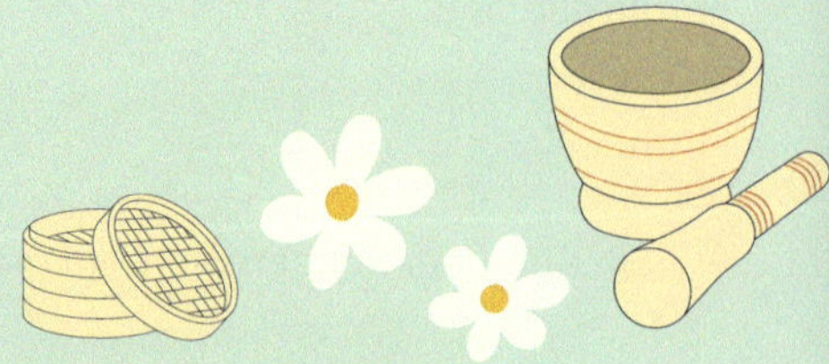

Mittelpunkt der Fußsohle

Den Mittelpunkt der Fußsohle zu behandeln, wirkt sehr effektiv gegen Bewusstlosigkeit. Mit dem Zeigefingergelenk oder einem Massagestab den Punkt fest druckmassieren. In der Regel kommt der Patient nach etwa 1 Minute wieder zu sich.

Renzhong-Punkt

Der Renzhong befindet sich genau in der Mitte zwischen der Oberlippe und der Nase. Den Punkt mit dem Daumennagel mit angemessener Kraft kneifen. In der Regel kommt der Patient nach etwa 1 Minute zu sich.

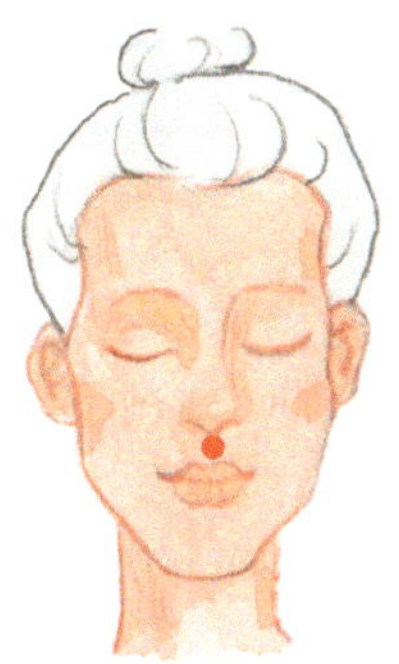

Hegu-Punkt

Der Hegu befindet sich zwischen dem 1. und 2. Mittelhandknochen. Drücke den Muskel unter dem 2. Mittelhandknochen gegen den Mittelhandknochen.

Im Notfall den Hegu fest drücken oder mit dem Fingernagel kneifen. In der Regel kommt der Patient nach etwa 2-3 Minuten zu sich.

Achtung: Bei Schwangeren diese Methode nicht anwenden!

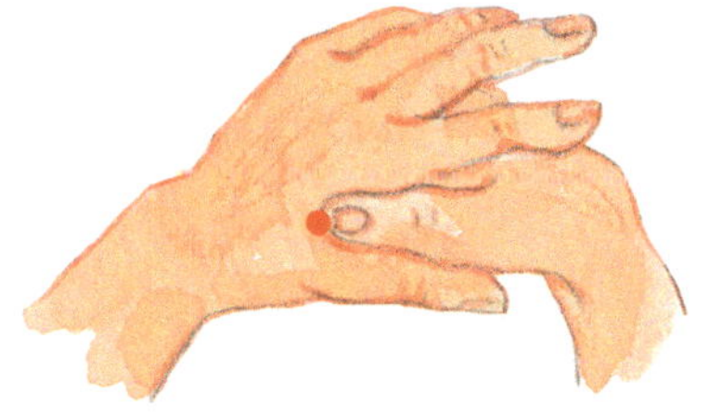

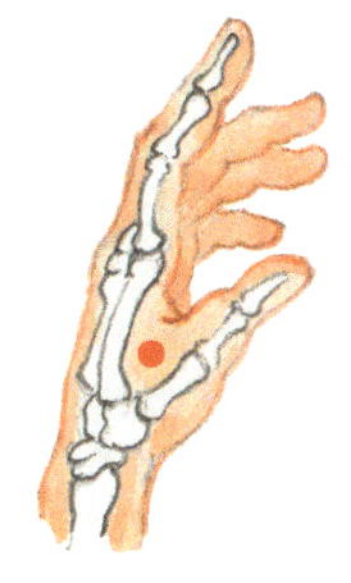

Taiyang-Punkt

Der Taiyang-Punkt befindet sich zwischen dem äußeren Augenwinkel und dem äußeren Beginn der Augenbraue, in der Vertiefung etwa eine Fingerbreite Richtung Hinterkopf. Im Notfall den Taiyang an beiden Seiten mit Zeigefingern oder den Handwurzeln sanft druckmassieren. Das lindert Kopfschmerzen und Schwindelgefühle, und wirkt schon nach 2-3 Minuten.

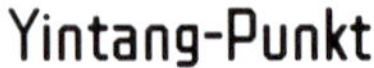

Yintang-Punkt

Der Yintang befindet sich zwischen den beiden Augenbrauen. Im Notfall den Punkt mit Zeige- oder Mittelfinger druckmassieren. Das lindert Kopfschmerzen und Schwindelgefühle, und wirkt schon nach 2-3 Minuten.

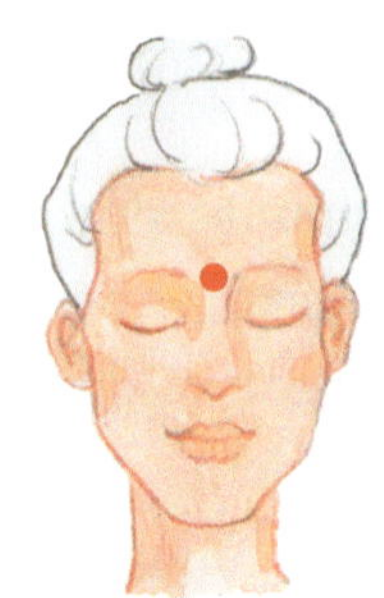

Neiguan-Punkt

Der Neiguan befindet sich auf der Handinnenseite des Handgelenks, drei Fingerbreit von der Handwurzel entfernt, in der Aussparung der beiden Sehnen. Im Notfall den Punkt druckmassieren. Das lindert Kopfschmerzen, Schwindel, Übelkeit und Erbrechen schon nach 2-3 Minuten.

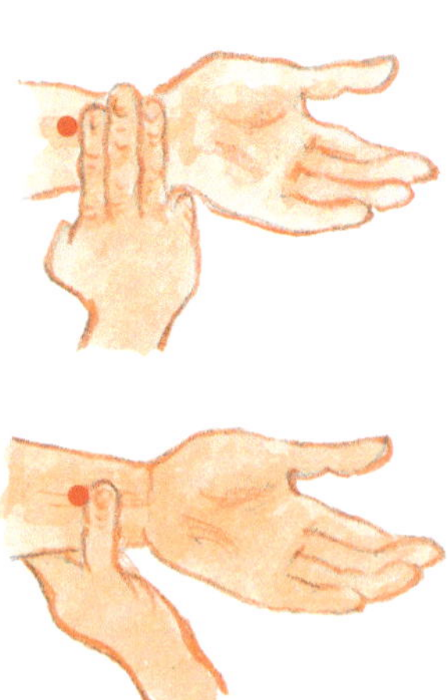

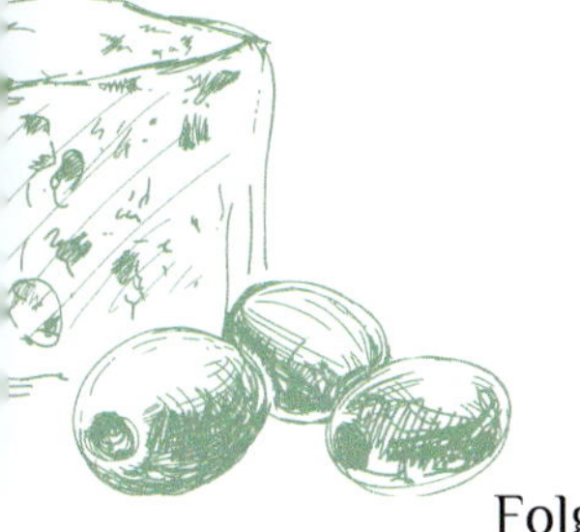

DIÄTETISCHE VORSCHLÄGE:

Folgende Lebensmittel helfen, Sonnenstich oder Hitzschlag vorzubeugen oder Symptome zu lindern:

- Wassermelone (sehr saftig, reich an Glukose, Fruktose usw., um den Energiebedarf des Körpers zu decken)

- Bananen (kalorienarm und reich an Eiweiß, Vitamin A und C, Ballaststoffen usw.)

- Gurke (reich an freien Aminosäuren, Carotin, Vitamin B2, Vitamin C, Kalzium, Phosphor, Eisen und anderen Mineralien, wirkt kühlend und entgiftend, hat auch die Wirkung, Blutdruck und Cholesterin zu senken)

- Chinakohl (reich an Rohfasern, stimuliert Magen-Darm-Aktivitäten und wirkt entgiftend)

- Bittermelone (kühlend und entgiftend)

- Birnen (kühlend)

Weitere Tipps von Oma Ling

um Sonnenstich und Hitzschlag vorzubeugen:

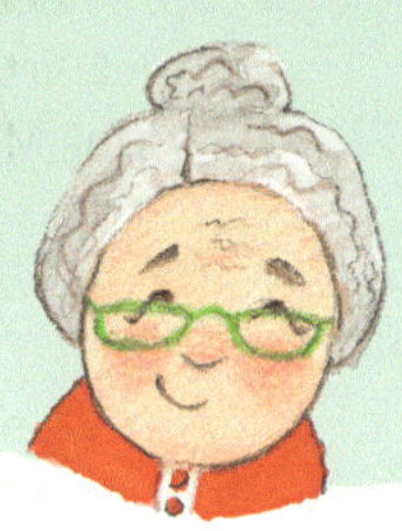

01

Wähle Sportarten, die zu Dir passen, verbessere Schritt für Schritt Deine Körperkondition. Ist die Immunität gestärkt, verbessert sich die regulatorische Fähigkeit des Körpers.

02

Pflege gute Lebensgewohnheiten. Dazu zählen eine ausgewogene Ernährung, ein richtiger Schlafrhythmus, ausreichende Erholung und eine optimistische Lebenseinstellung.

03

Achte im Sommer auf Sonnenschutz, meide direkte Sonne.

04

Zu viel Schwitzen kann Elektrolytstörungen im Körper verursachen, also trinke im Sommer bei Bedarf leichtes Salzwasser und Elektrolytgetränke.

Morbus-Menière (Schwindelanfall)

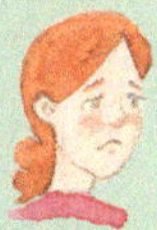

Eine Freundin von mir leidet an Morbus-Menière, auch Schwindelanfälle genannt. Bislang sind die Ursachen nicht geklärt, deshalb kann sie auch nicht behandelt werden. Alle paar Monate hat sie plötzlich Schwindel, begleitet von Tinnitus. Sobald sie ihre Augen öffnet, dreht sich die ganze Welt. Schließt sie die Augen, fühlt sie sich so, als würde sie selbst sich drehen. Sie kann sich nicht bewegen. Jede kleinste Bewegung macht den Schwindel nur noch schlimmer. Ein Anfall dauert zwischen 20 Minuten und einer Stunde. Es ist auch schonmal passiert, dass sie zu Boden gefallen ist. Das ist gefährlich, wenn gerade niemand in der Nähe ist. Gibt es TCM-Methoden, die ihr in Notfällen helfen können?

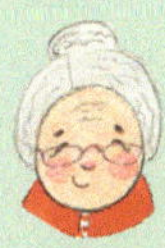

Folgende Akupressur-Methoden können in Notfällen die Symptome rasch lindern oder stoppen. Die permanente Behandlung an den genannten Akupunkturpunkten und Reflexzonen kann Anfällen längerfristig vorbeugen:

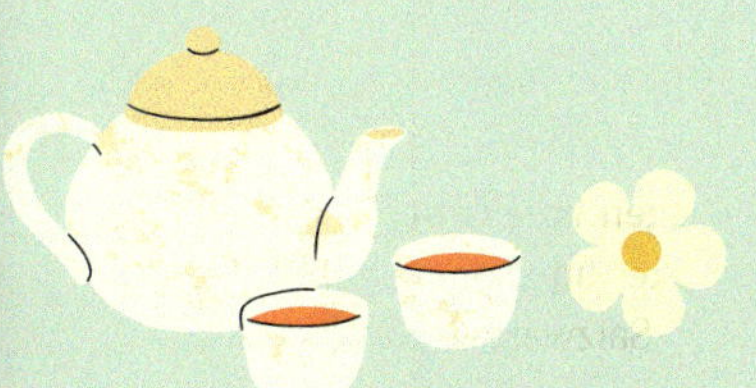

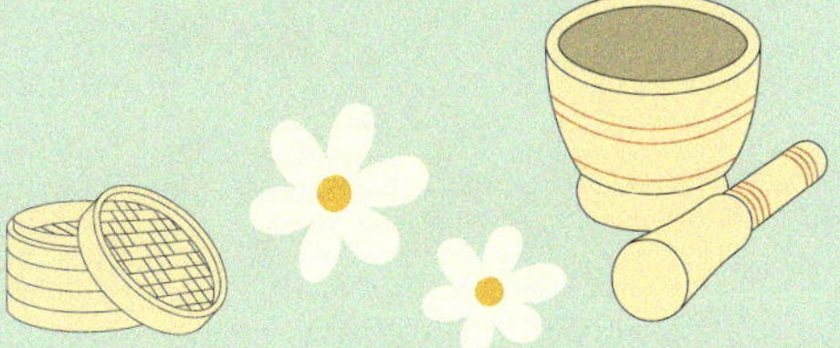

Fengchi-Punkt

Der Fengchi-Punkt befindet sich in den Vertiefungen parallel zu den Ohrläppchen. Sie sind auf beiden äußeren Seiten der großen Sehne am Hinterkopf zu ertasten. Die richtige Stelle löst leichte Druckschmerzen aus. Akupressiere sie für 1-3 Minuten abwechselnd sanft und kräftig nach innen in Richtung der Nasenspitze. Wiederhole den Vorgang 1-3 Mal täglich.

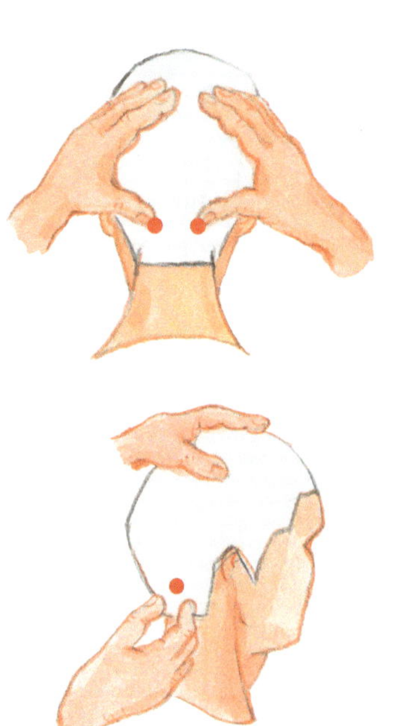

Baihui-Punkt

Der Baihui ist leicht zu finden. Er ist in der Vertiefung am Schnittpunkt der Mittellinie des Kopfes und der Verbindung zwischen den Spitzen der beiden Ohren zu finden. Drücke abwechselnd sanft und fest auf den Punkt, und klopfe den Bereich anschließend leicht mit einer leeren Faust, jeweils 3 Minuten lang, und wiederhole den Vorgang mehrmals täglich.

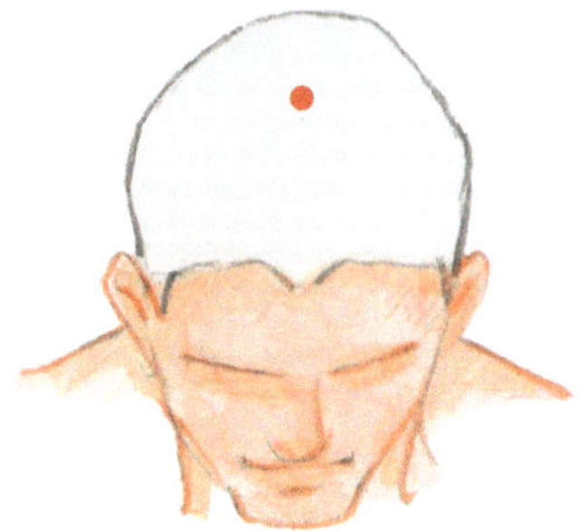

Taiyang-Punkt

Der Taiyang-Punkt befindet sich zwischen dem äußeren Augenwinkel und dem äußeren Beginn der Augenbraue, in der Vertiefung etwa eine Fingerbreite Richtung Hinterkopf. Drücke mit Deinen Zeigefingern oder den Handwurzeln an beiden Seiten sanft auf den Punkt, bis ein Schmerzgefühl entsteht. Behandle jede Seite 1 Minute lang und wiederhole den Vorgang 10-15 Mal. Mache diese Übung mehrmals täglich

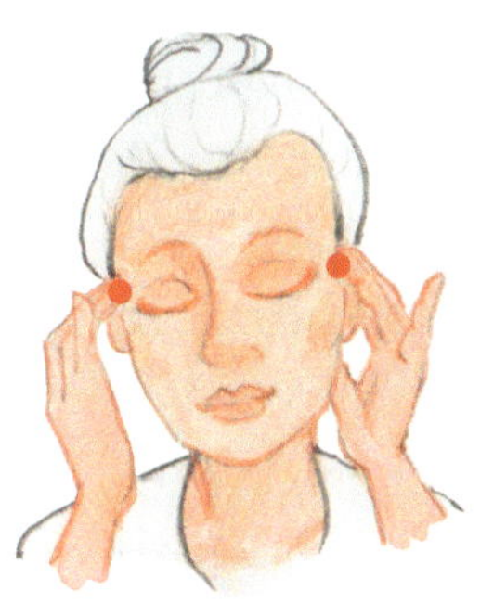

Hegu-Punkt

Der Hegu befindet sich zwischen dem 1. und 2. Mittelhandknochen. Drücke den Muskel unter dem 2. Mittelhandknochen gegen den Mittelhandknochen. Behandle den Punkt an jeder Hand 1-3 Minuten lang und wiederhole dies 1-3 Mal pro Tag.

Achtung: Bei Schwangerschaft diese Methode nicht anwenden!

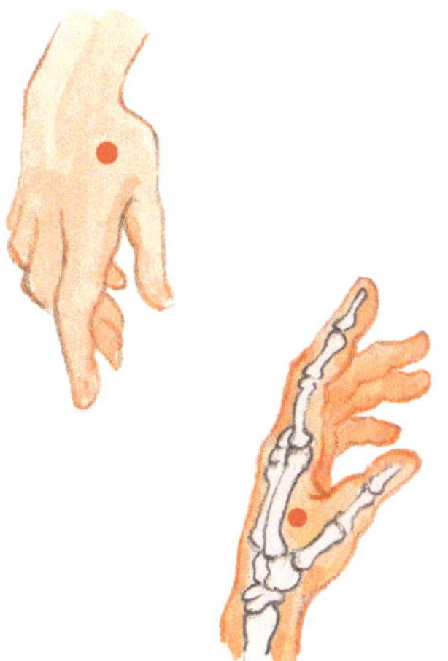

Neiguan-Punkt

Der Neiguan befindet sich auf der Handinnenseite am Handgelenk, drei Finger unterhalb der Handwurzel, zwischen den beiden Sehnensträngen. Drücke den Punkt an jedem Arm 1-3 pro Tag für jeweils 1-3 Minuten.

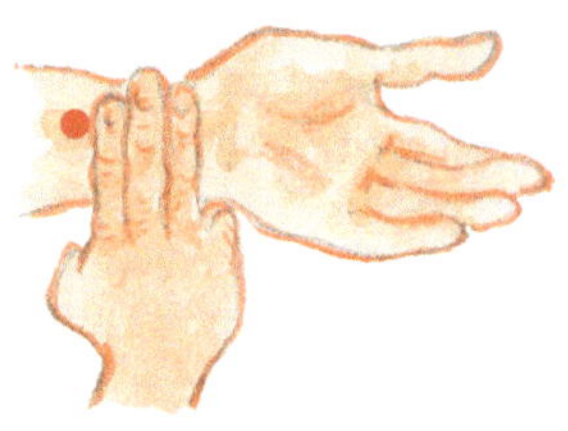

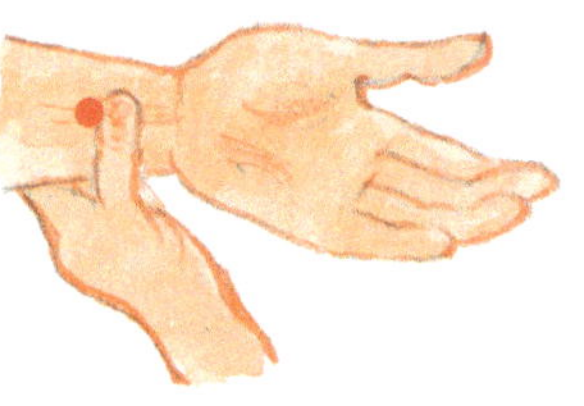

Yintang-Punkt

Yintang befindet sich zwischen den beiden Augenbrauen. Drücke auf den Punkt, bis ein eindeutiger Druckschmerz zu fühlen ist. Wiederhole diese Übung 3-5 Mal täglich, mit je 50 Mal festem Drücken.

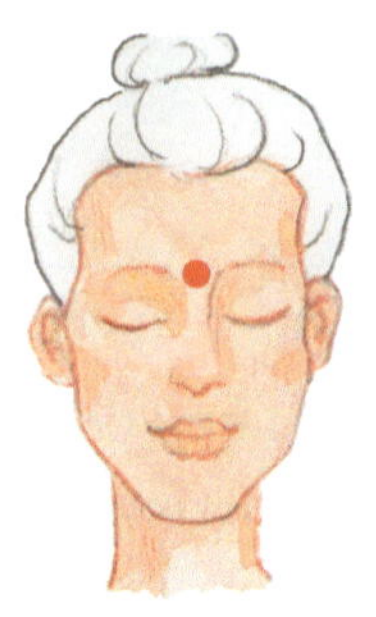

Innenohr-Labyrinth-Reflexzone am Fuß

Diese Reflexzone befindet sich im vorderen Bereich des Spaltes zwischen den vierten und fünften Mittelfußknochen und endet bei den vierten und fünften Metatarsophalangealgelenken. Fixiere den Bereich mit dem Daumen und übe mit der Seitenkante des Zeigefingers entlang der Knochennaht in Richtung Zehenspitze Druck aus. Wiederhole diese Übung mehrmals täglich jeweils 1 Minute lang.

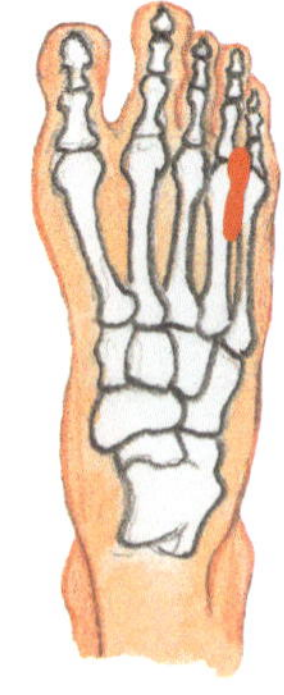

Alle oben genannten Akupunkturpunkte müssen vor jeder Druckmassage durch Ertasten genau lokalisiert werden. Nur wenn eindeutige Druckschmerzen spürbar sind, bist Du am richtigen Punkt. Eine wirkungsvolle Behandlung sollte Körper und Geist sofort entspannen.

Alle Übungen sind auch in liegender Position möglich. Bei dauerhafter Behandlung besteht eine realistische Chance auf vollständige Heilung.

Weitere Tipps von Oma Ling

um Morbus-Menière (Schwindelanfällen) vorzubeugen:

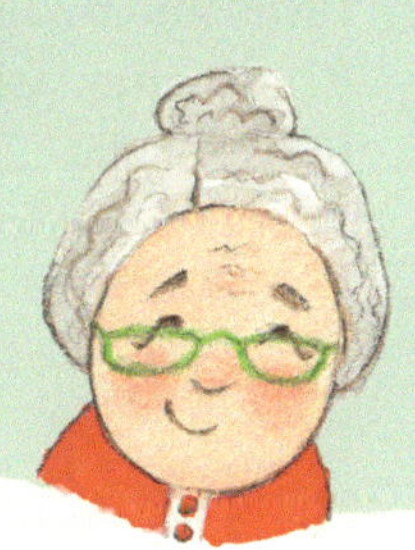

01

Wenn die Anfälle trotz der Behandlung immer wieder kommen, sollte man sich gründlich untersuchen lassen, ob Herz-Kreislauf-Erkrankungen oder Ohrenerkrankungen bestehen, oder gar ein Hirntumor vorliegt, der ggfs. operiert werden muss.

02

Achte auf salzarme Ernährung, sowie ausreichend Schlaf und Bewegung. Überwache den Blutdruck, kontrolliere Deine Emotionen und vermeide Zigaretten, Alkohol, starken Tee und Kaffee.

Hohes Fieber

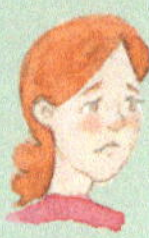

Mein Kind hatte vor ein paar Tagen nachts plötzlich hohes Fieber und wurde mit dem Notarzt ins Krankenhaus gebracht. Das Fieber ist inzwischen weg, aber die Ursache ist ungeklärt. Wenn so etwas wieder passiert, kann ich mit TCM-Methoden Fieber senken?

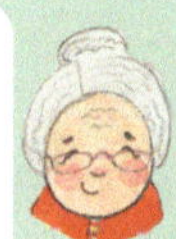

Anhaltendes hohes Fieber könnte eine Lungenentzündung, Hirnhautentzündung, Herzmuskelentzündung und andere Krankheiten verursachen. Daher ist es wichtig, die Ursache zu finden und symptomatisch zu behandeln. Mit folgenden Akupressur-Methoden kann man das Fieber jedoch im Notfall rasch senken:

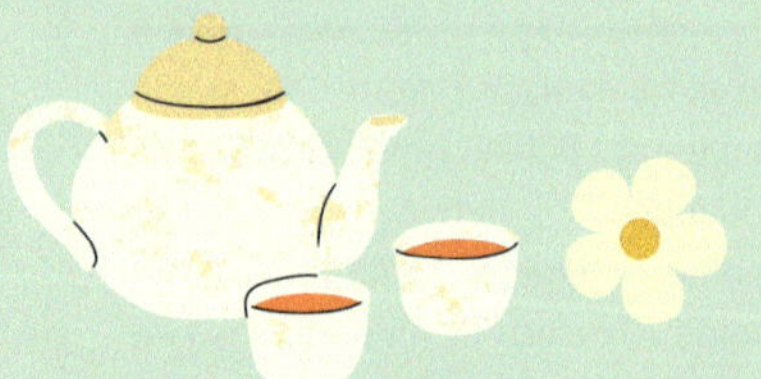

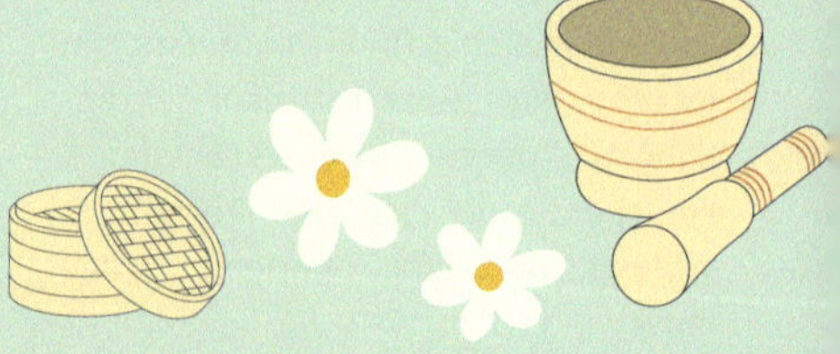

Dazhui-Punkt

Den Dazhui findest Du im Sitzen, wenn Du Deinen Kopf senkst. Die Vertiefung unterhalb des höchsten Punkts des Nackens ist der Dazhui. Drücke einige Sekunden mit einem Finger sanft auf den Punkt und lasse langsam los. Wiederhole diese Übung 10-15 Mal, am besten mehrmals am Tag. Das Stimulieren des Dazhui kann Fieber senken, Entzündungen hemmen und die Abwehrkraft des Körpers stärken. Je höher das Fieber, desto spürbarer die Wirkung.

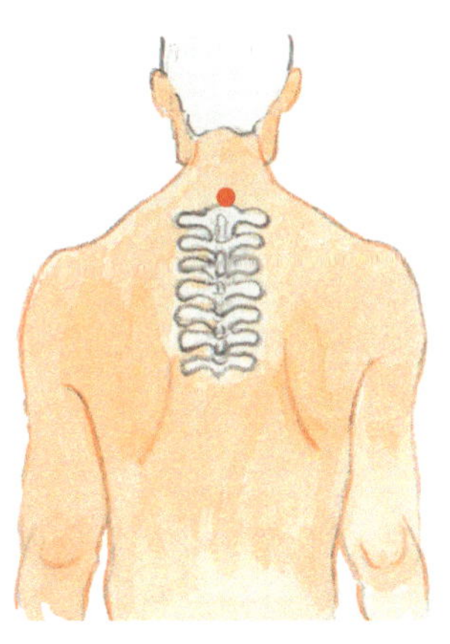

Hegu-Punkt

Der Hegu befindet sich zwischen dem 1. und 2. Mittelhandknochen. Drücke den Muskel unter dem 2. Mittelhandknochen gegen den Mittelhandknochen. Behandle den Punkt an jeder Hand 1-3 Minuten lang und wiederhole dies 1-3 Mal pro Tag. Das Stimulieren des Hegu hilft, Fieber schnell zu senken.

Achtung: Bei Schwangerschaft diese Methode nicht anwenden!

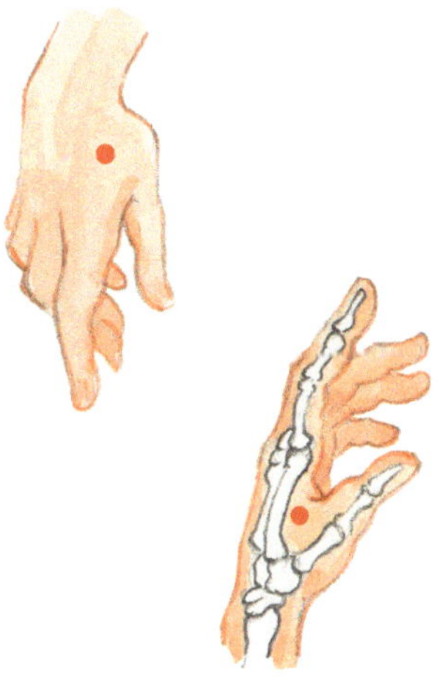

Quchi-Punkt

Sitze aufrecht und beuge den Ellenbogen um 90 Grad. In der Vertiefung am äußeren Ende der Falte zwischen Ober- und Unterarm findest Du den Quchi. Massiere den Punkt mit Zeige- und Mittelfinger kreisend, oder nur mit dem Daumen, punktuell, für etwa 3 Minuten. Wiederhole das 1-3 Mal täglich. Wende so viel Kraft an, dass Du eine Tiefe von 1 cm erreichst. Diese Methode hat eine gute fiebersenkende Wirkung.

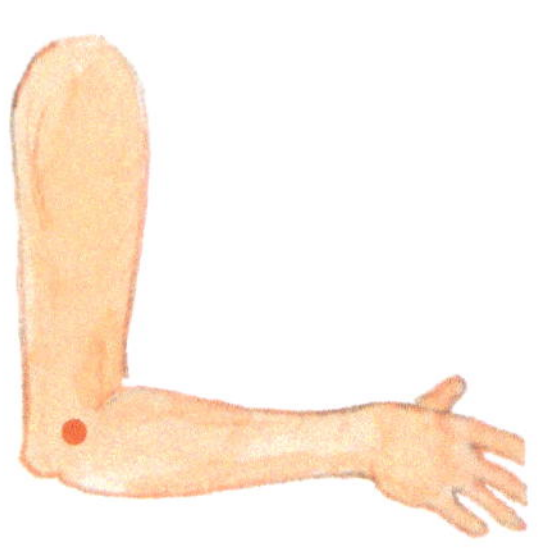

Ohrläppchen

Bei hohem Fieber die Ohrläppchen warm und rot reiben, dann fest mit den Fingern zusammendrücken. So sollte das Fieber schnell gesenkt werden. Wenn ein Akupunkteur in der Nähe ist und am Ohrläppchen Aderlass durchführen kann (mit einer sterilisierten Akupunkturnadel dreimal in die Ohrläppchen einstechen und ein paar Tropfen Blut auspressen), wird das Fieber noch schneller nachlassen.

Weitere Tipps von Oma Ling

die bei hohem Fieber helfen können:

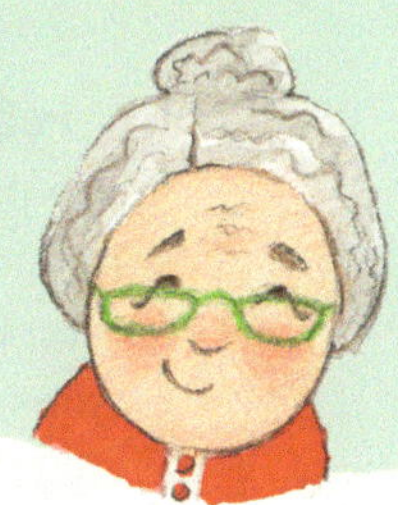

01

Bei hohem Fieber sollte man mehr Wasser trinken, um die Temperatur zu senken. Aber es ist nicht ratsam, starken Tee, kalte Getränke, Honigwasser und Getränke mit zu hohem Zuckergehalt zu trinken. Getränke mit zu viel Zucker können die Körperkalorien erhöhen und Fiebersymptome verschlimmern.

02

Beim Fieber sollte auf den Konsum von Eiern verzichtet werden. Eier gehören zu den proteinreichen Lebensmitteln. Protein erhöht den Grundumsatz des Körpers und die Thermogenese nimmt zu, was für eine Fiebersenkung kontraproduktiv wäre.

03

Die Dattel hat eine hervorragende fiebersenkende Wirkung. Zur Fiebersenkung nimmt man 10 Gramm Dattel-Fleisch, fügt 500 ml Wasser hinzu und kocht die Zutaten bis zur halben Menge zu einer Suppe und trinkt sie, verteilt auf drei Mal, täglich.

04

Zur Fiebersenkung nimmt man 6 Gramm getrockneten Löwenzahn (die Menge für 1 Tag), fügt 500 ml Wasser hinzu, kocht den Tee bis zur halben Menge ein und trinkt ihn anschließend.

Rhinitis (Nasenschleimhautentzündung)

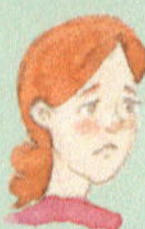

Ich habe mich erkältet. Anfangs hatte ich einen wässrigen Schnupfen und die Nase war verstopft. Dann wurde es immer schlimmer. Jetzt habe ich dicken gelben Schleim, Kopfschmerzen und fühle mich überhaupt nicht wohl. Ist meine Nasenschleimhaut entzündet?

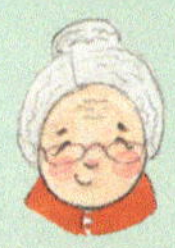

Das hört sich an nach akuter Rhinitis (Nasenschleimhautentzündung). Wenn man nichts tut, könnte es sich zur chronischen Rhinitis entwickeln. Häufige Symptome von chronischer Rhinitis sind: laufende, verstopfte Nase, Riechstörungen, oft begleitet von Kopfschmerzen oder Schwindel, verminderte Arbeitseffizienz, Gedächtnisverlust und Konzentrationsschwierigkeiten.

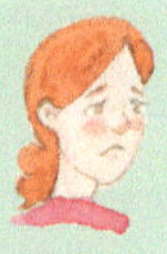

Was kann ich mit TCM tun?

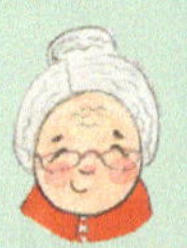

Folgende Akupunkturpunkte können zur Linderung der Symptome massiert werden:

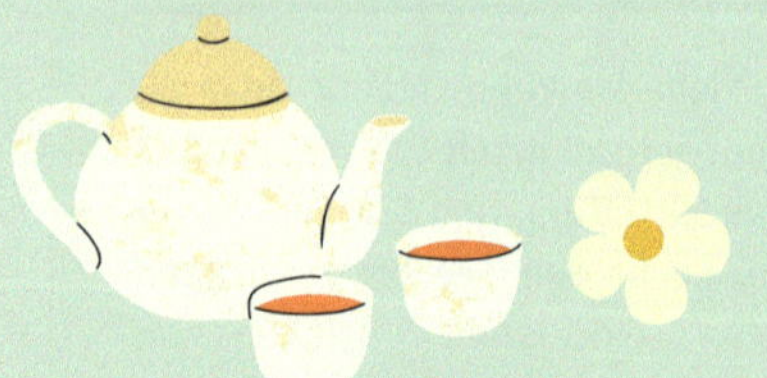

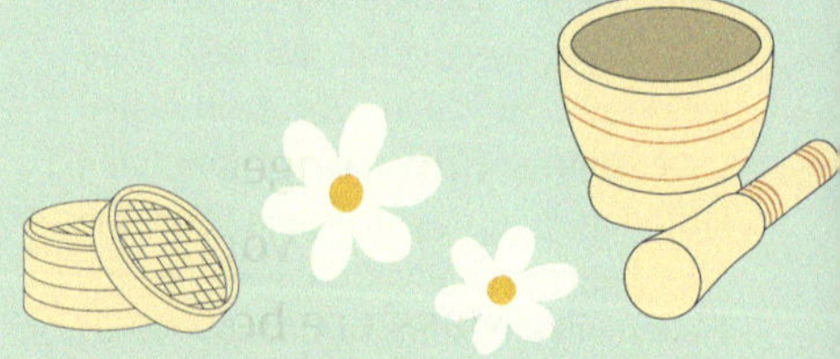

Yingxiang-Punkt

Die beiden Punkte in der Vertiefung neben den Nasenflügeln heißen Yingxiang. Gegen eine verstopfte Nase kann es helfen, mit den Zeigefingern fest auf die beiden Punkte zu drücken. Das wirkt bereits nach 30 Sekunden. Wiederhole den Vorgang 3-5 Mal täglich.

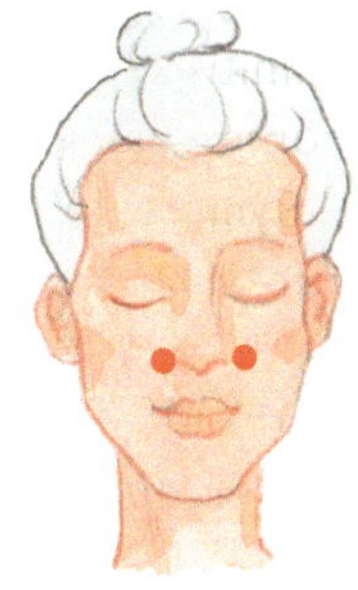

Feishu-Punkt

Der Feishu befindet sich auf dem Rücken, auf Höhe der dritten Vertiefung unterhalb des Dazhui (zwischen 3. und 4. Brustwirbel). Beide Feishu-Punkte sind symmetrisch an den Seiten der Wirbelsäule zu ertasten und ungefähr vier Fingerbreiten voneinander entfernt. Massiere beide Feishu-Punkte gleichzeitig für 2 Minuten und wiederhole das 3-5 Mal täglich. Das lindert Rhinitis und stärkt die Lungenfunktion.

Weizhong-Punkt

Der Weizhong befindet sich in der Mitte der Vertiefung hinter dem Knie. Bei verstopfter Nase kannst Du Dir mit dem Weizhong-Punkt sofort helfen. Leg Dich dafür auf die Seite, mit der Seite der verstopften Nase nach oben, beuge das obere Bein und drücke den Weizhong-Punkt. Drücke stark genug, um den Druckschmerz zu spüren, nur dann ist sicher, dass Du die richtigen Punkte gefunden hast. Nach ca. 1 Minute sollte die Nase wieder offen sein. Damit die Wirkung anhält, mach am besten direkt mit dem Pangguangshu-Punkt weiter.

handlung kann die Symptome der Rhinitis deutlich lindern.

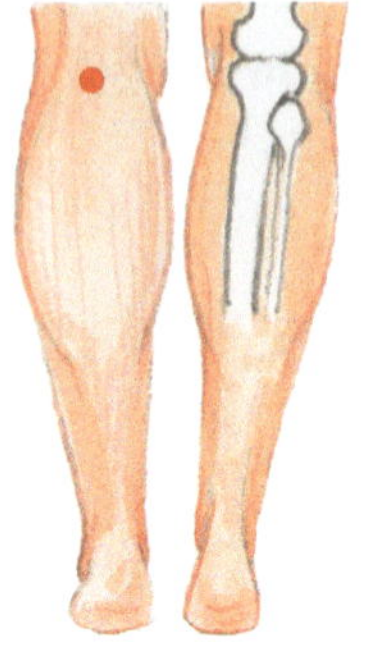

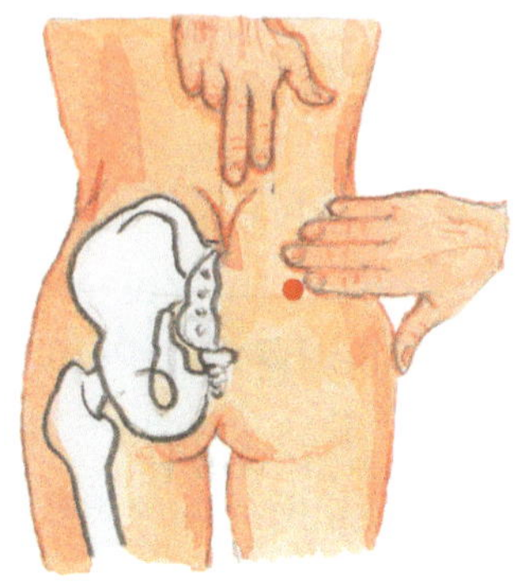

Pangguangshu-Punkt

Der Pangguangshu befindet sich auf beiden Seiten des Gesäßes, etwa vier Querfinger unterhalb der Verbindungslinie der Hüftknochen. Beide Pangguangshu-Punkte sind symmetrisch und vier Fingerbreiten voneinander entfernt. Drücke mit dem Handrücken auf diese Punkte. Jede Seite ca. 1-3 Minuten. Wende so viel Kraft an, dass Du den Druckschmerz verspürst. Fühle dabei, wie die verstopfe Nase langsam frei wird. Diese Methode ist wirksam und nachhaltig. Eine tägliche Be-

Punkt auf der Mitte der Stirn

Setze Dich auf einen Stuhl, das Gesicht Richtung Decke gerichtet. Balle die Hand zu einer leeren Faust und klopfe je Durchgang 15 Mal sanft auf die Mitte Deiner Stirn. Presse mit den Fingern anschließend die beiden Seiten der Nase von unten nach oben. Diese Methode ist sehr einfach und kann bei dauerhafter Anwendung Nasenschleim lösen.

Weitere Tipps von Oma Ling

die bei Rhinitis (Nasenschleimhautentzündung) helfen können:

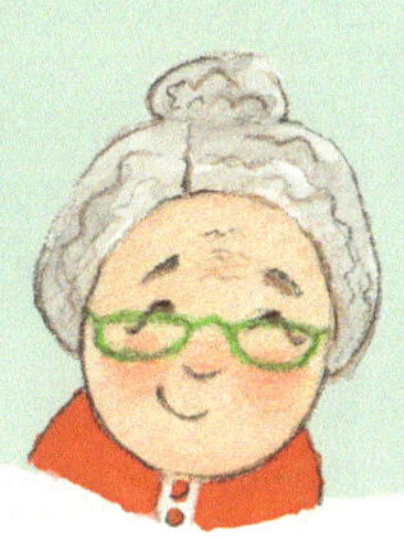

01

2g Speisesalz in 100 ml Wasser zum Kochen bringen, abkühlen und mit einem Wattebausch in die Nasenhöhle tropfen. Dabei die Seiten der Nase sanft mit den Fingern drücken, sodass die Nasenschleimhaut die Kochsalzlösung vollständig absorbiert. Wiederhole das 2 bis 3 Mal pro Tag.

02

Essig bis zur Verdampfung erhitzen und den Essignebel inhalieren. Anwendung 2-3 Mal täglich.

03

Ein Handtuch in heißes Wasser legen, auswringen und 5-6 Mal am Tag auf die Nase legen. Das hilft chronische Rhinitis zu bekämpfen.

04

In seltenen Fällen von chronischer hypertropher Rhinitis mit vergrößerten Nasenmuscheln und schiefer Nasenscheidewand, kann eine Operation in Betracht gezogen werden, wenn die konservative Behandlung nicht wirkt.

Nasenbluten

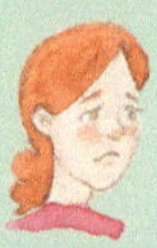

Mein Kind neigt zum Nasenbluten. Schon von klein an läuft plötzlich und ohne Vorwarnung Blut aus der Nase. Was kann die Ursache sein?

Häufige Ursachen für Nasenbluten sind:

1. Beschädigte Kapillaren in der Nase durch häufiges Nasenbohren,
2. Beschädigte Schleimhaut der Nasenhöhle durch zu trockene Raumluft,
3. Geschwüre in der Nasenhöhle aufgrund chronischer Rhinitis (Nasenschleimhautentzündung),
4. Abnormale Gerinnungsfunktion oder hämatologische Störungen, wie z.B. eine niedrige Anzahl von Blutplättchen.

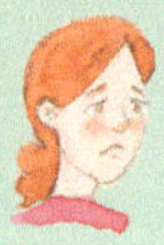

Ich mache mir große Sorgen. Kann TCM was dagegen tun?

Wenn das Kind plötzlich Nasenbluten hat, befeuchte schnell ein Stoff- oder Taschentuch mit kaltem Wasser und drücke es auf die Nasenflügel des Kindes. Bei normaler Funktion der Blutgerinnung sollte das Nasenbluten nach 5-10 Minuten langsam aufhören.

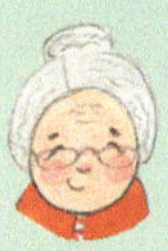

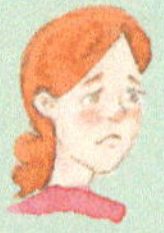

Gibt es Methoden, das Nasenbluten schneller zu stoppen?

Ja, Folgendes kann helfen:

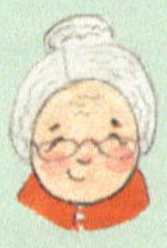

Yongquan-Punkt

Drücke mit dem Daumen etwa eine Minute lang fest auf den Yongquan-Punkt. Dieser befindet sich zentral an der Fußsohle des Kindes. Du kannst auch abwechselnd an beiden Füßen je eine halbe Minute drücken, wenn das Kind sehr sensibel auf den Druckschmerz reagiert. Das Nasenbluten sollte rasch aufhören.

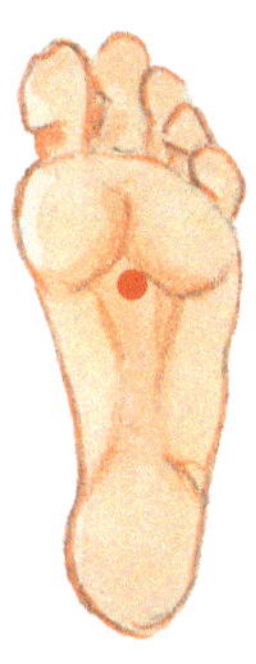

Vertiefungen links und recht der Achillessehne

Wenn die eben beschriebene Methode nicht wirkt, drücke mit Daumen und Zeigefinger ganz fest auf die beiden Vertiefungen links und rechts der Achillessehne des Kindes. Halte den Druck für etwa 1 Minute, und wechsele dann zum anderen Fuß. Das sollte das Nasenbluten schnell stoppen.

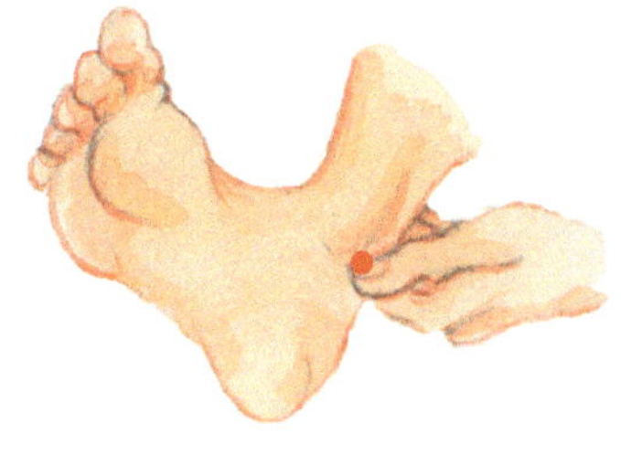

Nasenbluten

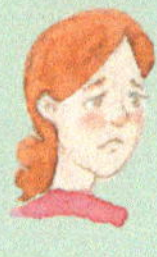

Mein Kind erträgt keinen Druckschmerz. Gibt es auch eine sanfte Methode?

Ja! Puste mit dem Mund in das Ohr des Kindes, das dem blutenden Nasenloch gegenüberliegt. Du musst dabei nicht viel Kraft anwenden. Es reicht, wenn es spürbar ist. Diese Technik sollte das Nasenbluten rasch stoppen.

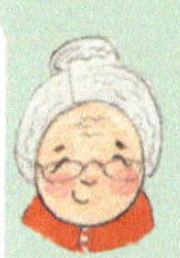

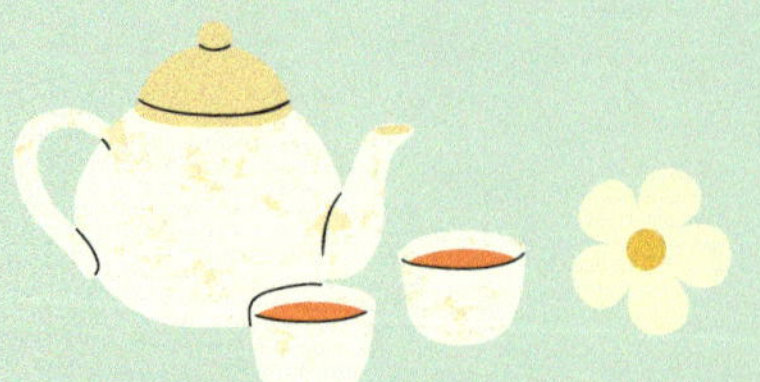

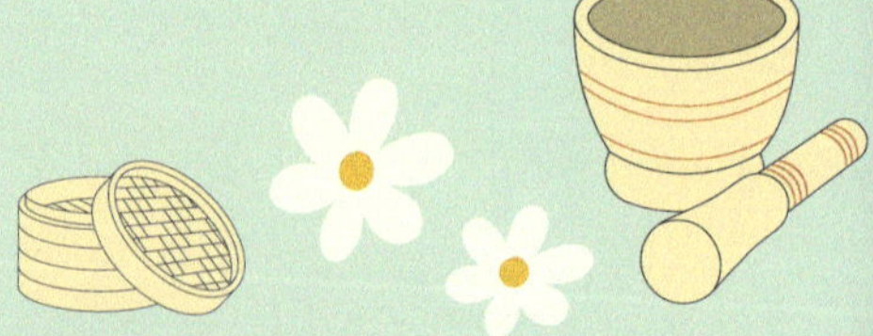

Weitere Tipps von Oma Ling

die dabei helfen können, Nasenbluten vorzubeugen:

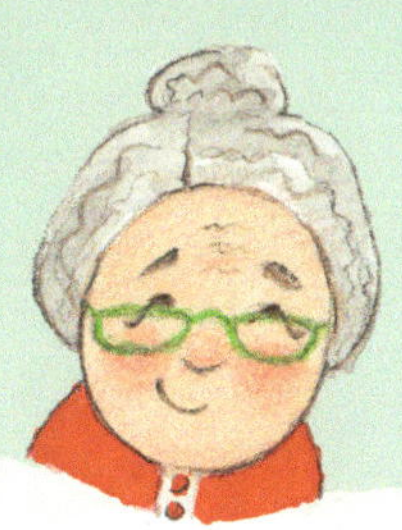

01

Menschen, die zum Nasenbluten neigen, sollen darauf achten, über den Tag verteilt viel Wasser zu trinken.

02

Gebratenes und frittiertes Essen sollte vermieden werden.

03

Hänge ein nasses Handtuch in den Raum, um die Luft zu befeuchten.

04

Schmiere die Nasenwände mit Fett oder Vaseline ein, um trockene und rissige Blutgefäße in der Nase wieder geschmeidiger zu machen.

05

Kontrolliere regelmäßig Deinen Blutdruck und achte auf Ruhepausen.

06

Außerdem solltest Du nicht vergessen, eine Blutuntersuchung und einen Gerinnungsfunktionstest machen zu lassen, um etwaige hämatologische Erkrankungen auszuschließen.

Zahnschmerzen

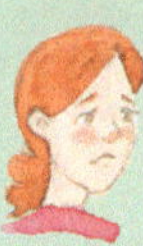

Ich habe häufig mit Zahnschmerzen zu kämpfen. Manchmal ist das halbe Gesicht angeschwollen. Die Schmerzen sind manchmal sogar so stark, dass ich weder essen noch schlafen kann. Mittlerweile helfen auch Schmerzmittel nicht mehr. Ich habe zudem große Angst vor dem Zahnarzt. Gibt es TCM-Methoden, mit denen ich die Schmerzen stillen kann?

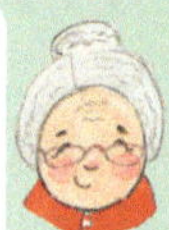

Es gibt viele Ursachen für Zahnschmerzen. Wenn notwendig (z.B., wenn ein Zahn gezogen werden muss, oder wenn eine Wurzelbehandlung notwendig ist), kommt man nicht umhin, zum Zahnarzt zu gehen und die Ursache vom Profi beseitigen zu lassen. Ich zeige Dir aber gerne einige Akupressur-Methoden, mit denen Du die Schmerzen lindern kannst.

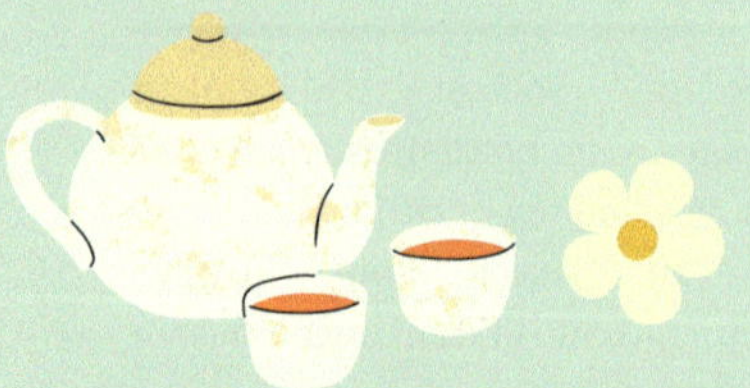

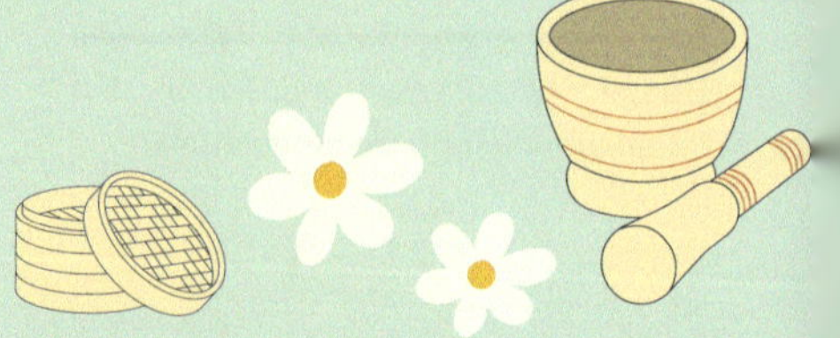

Xiaguan-Punkt

Der Xiaguan befindet sich vorderhalb des Ohrs, in der Vertiefung zwischen dem Wangenknochen und dem Unterkiefer. Du findest den Punkt leichter, wenn Du den Mund schließt und leicht auf die Zähne beißt. Drücke mit beiden Mittelfingern gleichzeitig sanft auf den linken und rechten Xiaguan und reibe die Punkte sanft (es genügt, wenn Du auf der Hautoberfläche bleibst). Es sollte dabei ein leichter Druckschmerz spürbar sein. Akupressiere den Xiaguan 1-3 Minuten lang und Du solltest deutliche Besserung spüren. Xiaguan ist in der Nähe des Schläfennervs. Diese Methode wirkt daher besonders gut gegen Zahnschmerzen.

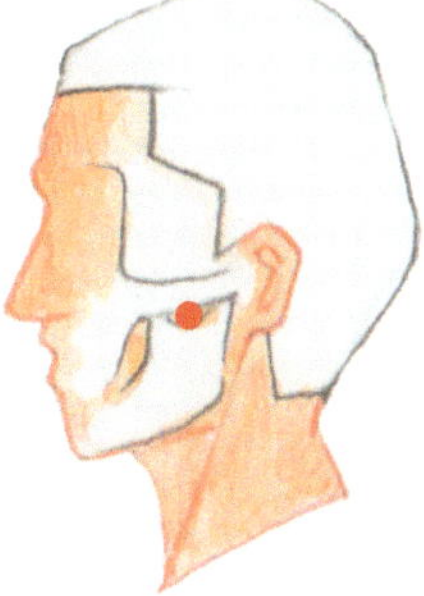

Hegu-Punkt

Der Hegu befindet sich zwischen dem 1. und 2. Mittelhandknochen. Drücke den Muskel unter dem 2. Mittelhandknochen gegen den Mittelhandknochen. Behandle den Punkt an jeder Hand ca. 2 Minuten lang und wiederhole dies 3-5 Mal pro Tag. Das kann die Stimmung verbessern und schlechte Laune beseitigen.

Hegu ist ein wichtiger Akupunkturpunkt bei Zahnschmerzen. Bei Zahnschmerzen auf der linken Seite stimuliert man die rechte Hand, und umgekehrt. Auch eine Überempfindlichkeit der Zähne (Schmerzgefühle bei kaltem, heißem, saurem, süßem oder hartem Essen) kann mit dieser Methode behandelt werden.

Achtung: Bei Schwangerschaft diese Methode nicht anwenden!

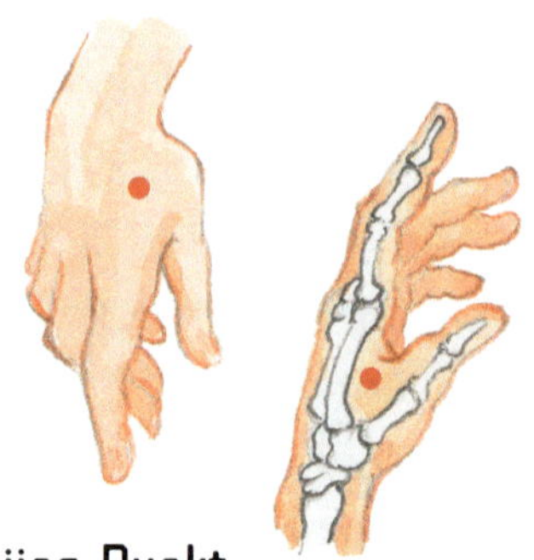

Jianjing-Punkt

Der Jianjing befindet sich etwa in der Mitte der Schulter- und Nackenlinie in einer Vertiefung. Drücke den rechten Jianjing mit den Fingern der linken Hand, und den linken Jianjing mit den Fingern der rechten Hand. Zahnschmerzen können rasch gelindert werden, indem man fest auf den Jianjing drückt. Die Wirkung kann verstärkt werden, wenn man diese Methode mit der Akupressur des Hegu-Punktes kombiniert.

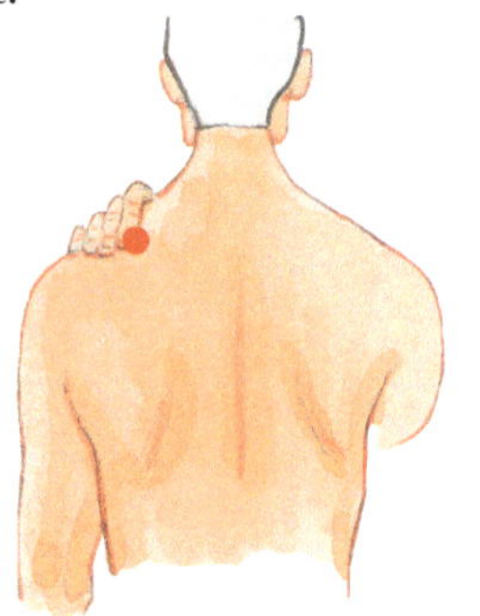

Zahnschmerz-Punkt

Der Zahnschmerz-Punkt befindet sich auf der Handinnenfläche, zwischen dem 3. und 4. Fingergrundgelenk. Achte darauf, die Hand auf derselben Seite der Zahnschmerzen zu behandeln. Wenn beide Seiten betroffen sind, dann behandelt man beide Hände. Kneife mit dem Daumennagel den Schmerzpunkt 1-3 Mal täglich für etwa 1 Minute. Zahnschmerzen aller Art und auch Zahnfleischrötungen und Schwellungen können so gelindert werden.

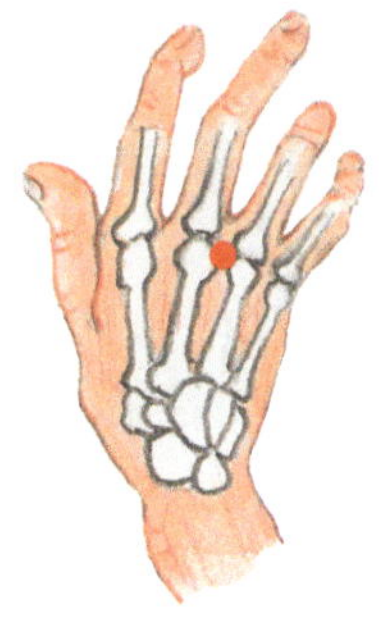

Zahnschmerzpunkt am Daumen

Dieser Punkt befindet sich in der Vertiefung des langen Daumenstreckers, am Ende des ersten Mittelhand-knochens. Finde den Schmerz-punkt und drücke ihn ganz fest 1-3 Minuten lang. Das sollte die Zahnschmerzen schnell lindern. Wende diese Methode erneut an, wenn die Schmer-zen wieder auftreten. Auf Dauer kann diese Übung auch zur allgemeinen Besserung beitragen.

Ober- und Unterkiefer-reflexzonen am Fuß

Beide Reflexzonen befinden sich auf der Oberseite des großen Zehs, oberhalb und unterhalb des Zehengelenks. Der obere Querstreifen (näher an der Zehenspitze) korres-pondiert mit dem Oberkiefer, der untere mit dem Unterkiefer. Akupressiere mit dem Daumen (oder gebeugtem Zeigefinger einer Hand, während Du mit der anderen Hand den Fuß festhältst) beide Bereiche, von innen nach außen, 1-3 Minuten lang. Konzentriere Dich dabei besonders auf die Stellen, die schmerzen. Wiederhole diese Übung mehrmals täglich. Auf Dauer können mithilfe dieser Methode auch Zahnbakterien, Zahnfleischentzündungen und Mundschleimhautentzündun-gen bekämpft werden.

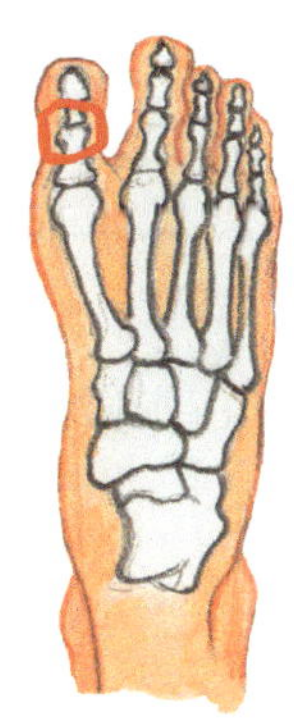

Weitere Tipps von Oma Ling

die bei Zahnschmerzen helfen können:

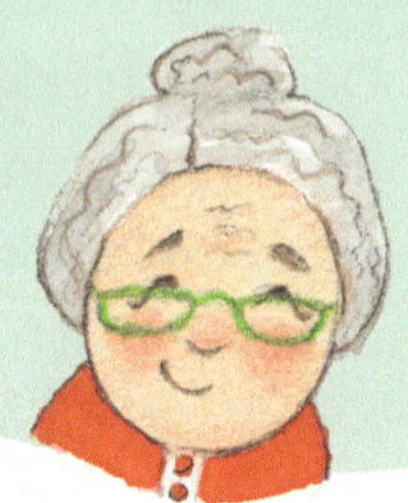

01

Einen weißen Rettich waschen und zu Saft pressen. In der Seitenlage 3-4 Tropfen in das Ohr auf der Seite der Zahnschmerzen tropfen, 5 Minuten wirken und wieder ausfließen lassen. Wiederhole das 3 Mal, dann sollten die Zahnschmerzen nachlassen.

02

Einen Wattebausch mit 75 Vol. % Desinfektionsalkohol auf den Zahnschmerzbereich drücken und für eine Weile fest draufbeißen. Das sollte die Zahnschmerzen rasch lindern.

03

Bei allergischen Zähnen hilft es, 3 Mal täglich Walnüsse zu essen und diese möglichst langsam zu kauen. Je länger die Kauzeit, desto besser die Wirkung. Nach 7 Tagen sollte eine deutliche Besserung zu spüren sein.

04

Gute Mundhygiene ist wichtig. Dazu gehören Zähneputzen morgens und abends, sowie Mundspülungen nach jeder Mahlzeit. Vor dem Schlafengehen sollte auf den Verzehr von Süßigkeiten und mehligen Lebensmitteln wie Keksen verzichtet werden. Hartes, saures, zu kaltes und zu heißes Essen sollte gemieden werden.

Mundgeschwüre

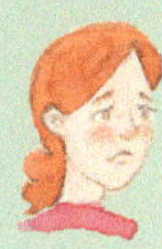

Ich hatte schon als Kind mit Mundgeschwüren zu kämpfen. Heute treten sie immer noch oft auf, in schweren Fällen gehen sie sogar mit Schwindel, Übelkeit, Fieber und geschwollenen Lymphknoten einher. Das bereitet mir Probleme beim Essen, Schlucken und Sprechen. Das nervt nicht nur, sondern schränkt auch meine Lebensqualität ein. Was ist die Ursache?

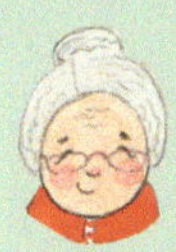

Fast die Hälfte aller Fälle von Mundgeschwüren sind genetisch bedingt.. Menschen mit schwachem Immunsystem sind anfälliger für Krankheitserreger, die Geschwüre verursachen. Mundgeschwüre stehen in engem Zusammenhang mit Magengeschwüren, Zwölffingerdarmgeschwüren, chronischer Darmentzündung, Gastrointestinaler Erkrankungen, sowie Leber- und Gallenerkrankungen.

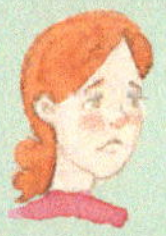

Kann man mit der TCM Mundgeschwüren vorbeugen, oder sogar ein Wiederauftreten verhindern?

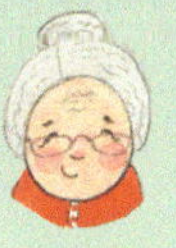

Ja, indem man folgende Akupunkturpunkte regelmäßig akupressiert:

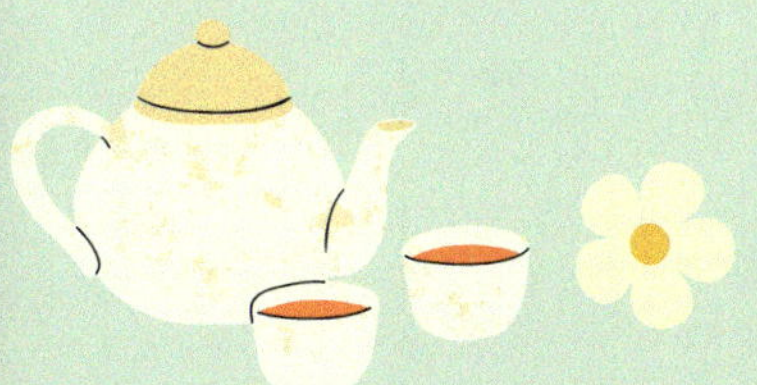

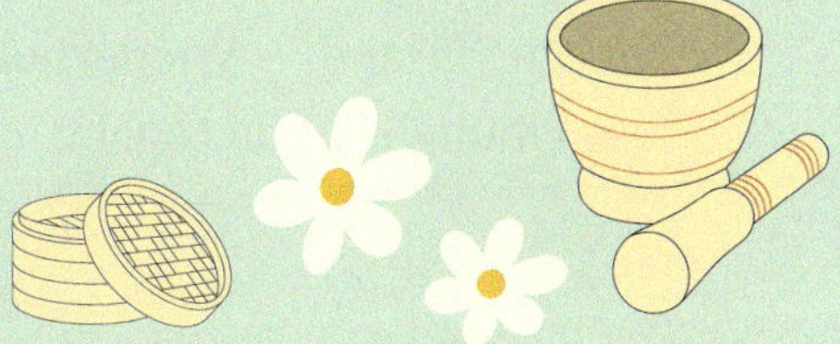

Laogong-Punkt

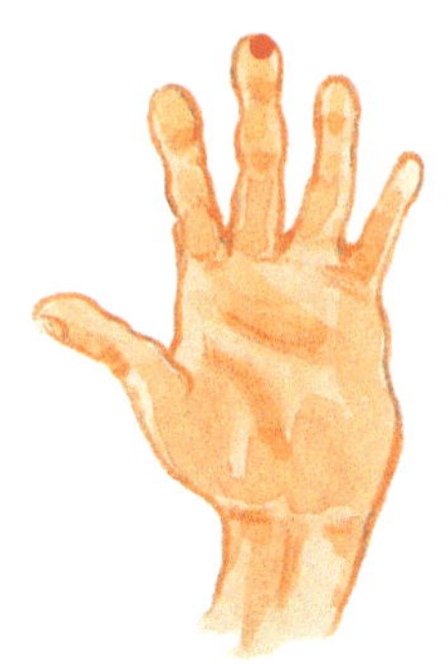

Balle die Hand zu einer Faust. Die Stelle, auf die die Mittelfingerspitze zeigt, ist der Laogong-Punkt. Akupressiere diesen Punkt 1-3 Minuten lang mit dem Daumen der jeweils anderen Hand. Wiederhole diese Übung 1-3 Mal täglich.

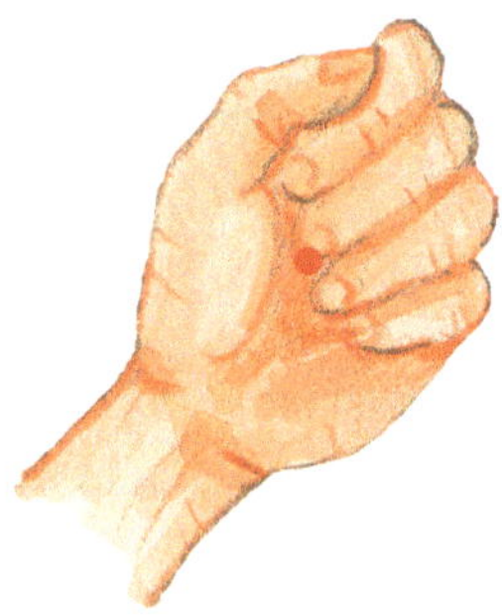

Zhongchong-Punkt

Der Zhongchong befindet sich in der Mitte an der Mittelfingerspitze. Akupressiere diesen Punkt mit mäßigem Krafteinsatz 1-3 Minuten lang mit dem Daumen der jeweils anderen Hand. Wiederhole diese Übung 1-3 Mal täglich.

Xingjian-Punkt

Der Xingjian befindet sich auf dem Fußrücken. Dort, wo sich der große und der zweite Zeh trennen. Akupressiere diesen Punkt abwechselnd an beiden Füßen für jeweils 1-3 Minuten mit dem Daumen. Wende dabei so viel Kraft an, dass du einen Druckschmerz verspürst. Wiederhole diese Übung 1-3 Mal täglich.

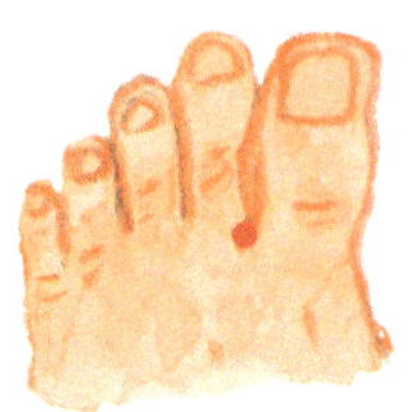

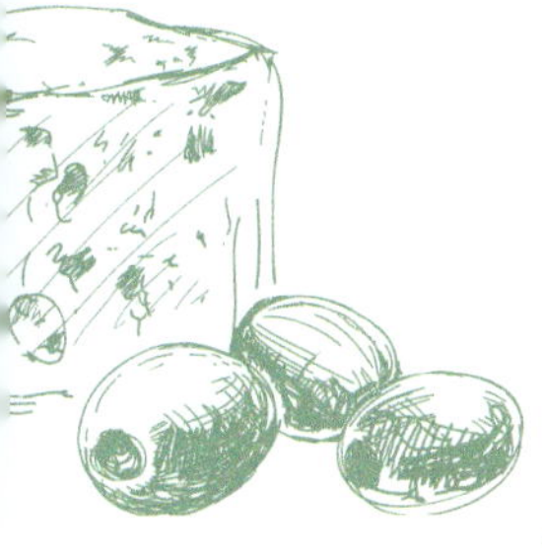

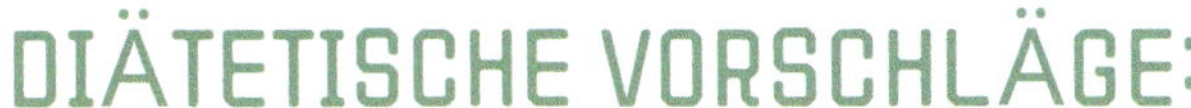

DIÄTETISCHE VORSCHLÄGE:

- 2 rohe weiße Rettiche und eine frische Lotuswurzel waschen und mit einem Entsafter pressen. Den Saft 3 Mal täglich ca. eine Minute lang gurgeln. Nach 4 Tagen sollte das Mundgeschwür schon deutlich gelindert sein.

- Frische Milch kann die Heilung von Mundgeschwüren beschleunigen.

- Bei Fieberbläschen können einige Scheiben Ingwer in den Mund genommen und zerkaut, oder Ingwersaft direkt auf die Bläschen aufgetragen werden. Die antiseptische Wirkung des Ingwers unterstützt den Körper dabei, Mundgeschwüre zu heilen.

- 50g frische Thujen in etwa einem Liter Wasser zum Kochen bringen. Einige Minuten kochen, abkühlen lassen, abseihen und den daraus gewonnen Tee einige Tage nach und nach trinken.

- 2-3 Mal täglich etwas Vitamin C-Pulver (Ascorbinsäure) auf die betroffene Stelle auftragen. Das lindert Schmerzen und unterstützt die Heilung. Nach 2-3 Tagen sollte das Mundgeschwür verheilt sein.

Weitere Tipps von Oma Ling

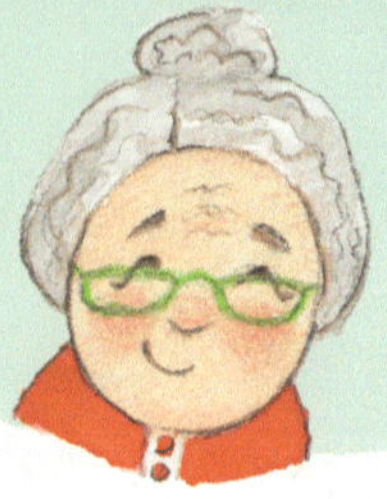

01

Sinkt die Immunabwehr, ist man anfällig für Mundgeschwüre. Daher sollte man auf die Aufnahme wichtiger Mineralstoffe und Vitamine achten. Diese findet man z.B. in Obst und Gemüse. Auch Tier-Innereien, Eier und Bohnen sind aufgrund des hohen Vitamin B Gehalts wichtig für ein gesundes Immunsystem.

02

Negative Emotionen durch mentalen Stress (wie Reizbarkeit, Angst und Nervosität) und schlechte Schlafqualität können schnell zu verminderter Immunfunktion führen und erhöhen das Risiko für Virusinfektionen und Mundgeschwüre.

03

Das Sinken des Östrogenspiegels bei Frauen kann die Entstehung von Mundgeschwüren begünstigen. Dagegen helfen Lebensmittel wie Sojabohnen und Zwiebeln, da diese natürliches Östrogen enthalten und die Produktion weiblicher Hormone im Körper fördern.

04

Mechanische Verletzungen im Mund durch zu heißes Essen, Fehlbeißen oder das Tragen einer Zahnspange können die Mundschleimhaut schädigen und Mundgeschwüre verursachen.

05

Herpetische Stomatitis (Mundfäule), meistens in Verbindung mit Fieber und anderen erkältungsähnlichen Symptomen, trifft bei Kindern unter 6 Jahren besonders häufig auf und ist selbstheilend. Sie verheilt in der Regel nach 7-14 Tagen und hinterlässt keine Narben.

06

Große, tiefe und langdauernde Geschwüre sind eventuell ein Zeichen für Krebsgeschwüre. Für eine genaue Diagnose und entsprechende Behandlung sollte unverzüglich eine Biopsie durchgeführt werden

Halsschmerzen

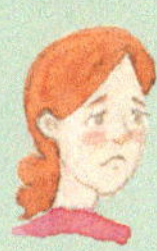

Ich habe Grippe. Mein Hals tut sehr weh. Ich habe ein Fremdkörpergefühl im Hals und Schluckbeschwerden. Gibt es Methoden in der TCM, die meine Halsschmerzen lindern?

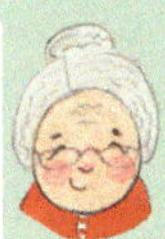

Die meisten Halsschmerzen werden durch Grippe, Erkältungen, Nebenhöhlenentzündungen, Rachenentzündungen, Mandelentzündungen, Mumps, sowie virale oder bakterielle Infektionen verursacht. Die Symptome vergehen gewöhnlich innerhalb weniger Tage mit Abklingen der eigentlichen Krankheit. Das Druckmassieren der folgenden Akupunkturpunkte kann Halsschmerzen lindern:

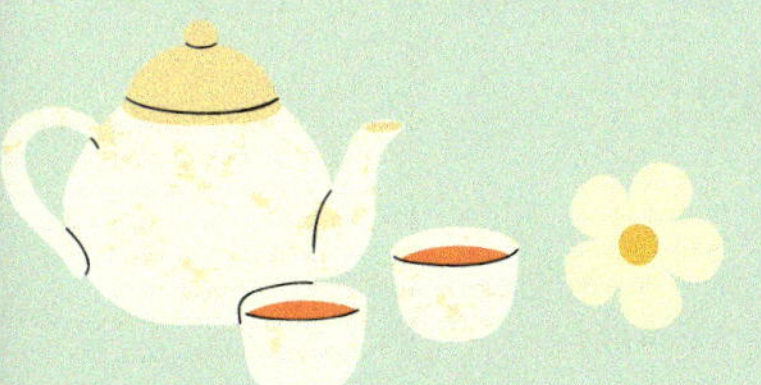

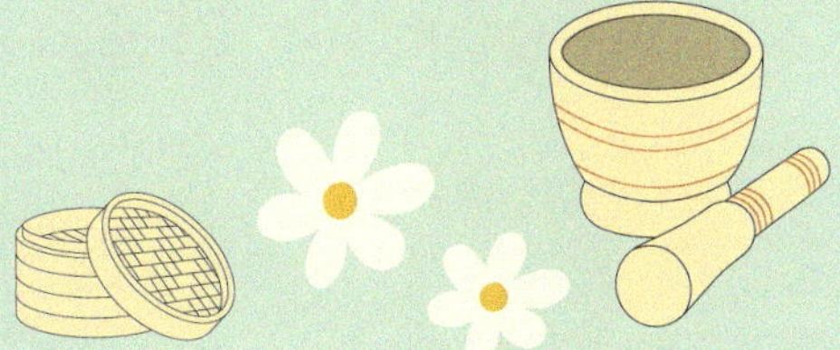

Shaoshang-Punkt

Der Shaoshang befindet sich auf der radialen Seite des Daumens, etwa 1 mm vom Nagel entfernt. Ertaste den Schmerzpunkt und kneife ihn mit dem Fingernagel der anderen Hand auf beiden Händen. Das lindert Halsschmerzen und stillt Husten. Sehr starke Halsschmerzen und Husten können durch professionellen Aderlass am Shaoshang rasch gelindert werden. Dazu wird der Punkt rot gerieben, mit einer desinfizierten Nadel eingestochen, und drei bis fünf Tropfen Blut herausgedrückt. Shaoshang sollte immer an beiden Händen behandelt werden.

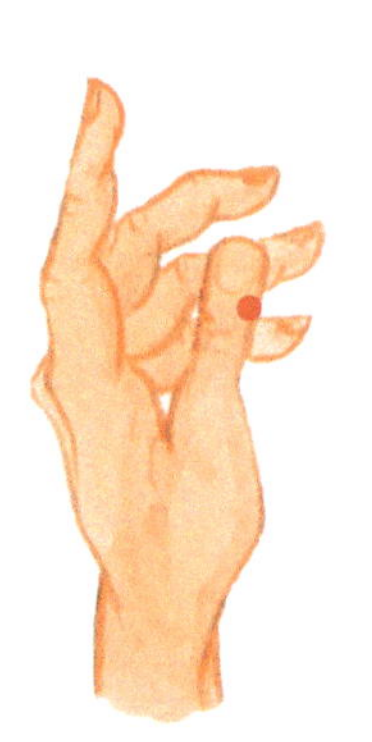

Zhaohai-Punkt

Zhaohai befindet sich an der Innenseite des Fußes, in der Vertiefung direkt unterhalb des Knöchels. Den Zhaohai täglich mehrmals für je 1-3 Minuten drücken, kann Schwellungen und Schmerzen im Hals lindern.

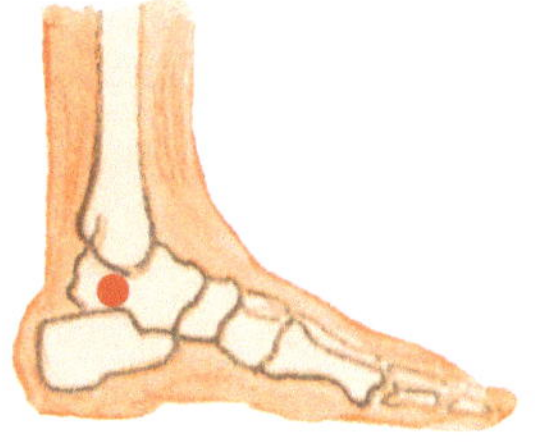

Neiguan-Punkt

Der Neiguan befindet sich auf der Handinnenseite am Handgelenk, drei Finger unterhalb der Handwurzel, zwischen den beiden Sehnensträngen.

Drücke diesen Punkt an jeder Hand für jeweils 2 Minuten und wiederhole diese Übung 3 Mal täglich.

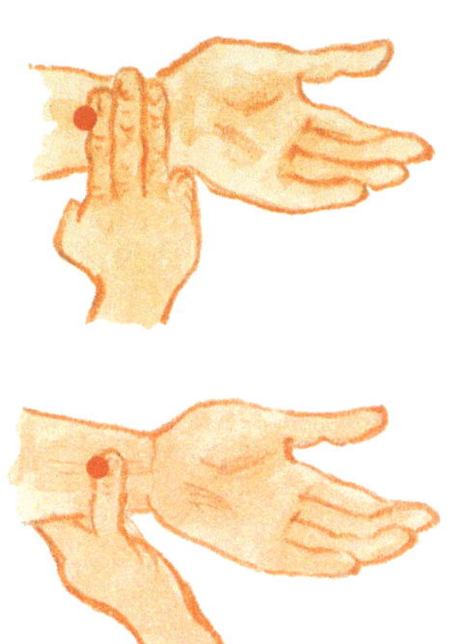

Ohrläppchen-Tonsillenbereich

Mit den Händen den Ohrläppchen-Tonsillenbereich an beiden Ohren drücken, loslassen und dann wieder drücken. Mach das rhythmisch 100 Mal hintereinander. Trink danach etwas Wasser. Mach diese Übung 3 Mal am Tag. Das lindert die Halsschmerzen.

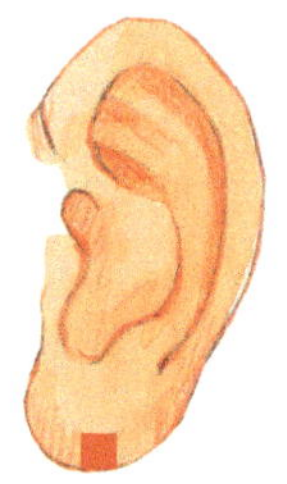

Yemen-Punkt

Der Yemen-Punkt befindet sich auf dem Handrücken, zwischen dem 4. und 5. Finger, beim Übergang von der Mittelhand zu den Fingern. Mehrmals täglich mit dem Daumennagel den Schmerzpunkt 1-3 Minuten lang kneifen, kann Halsschmerzen lindern.

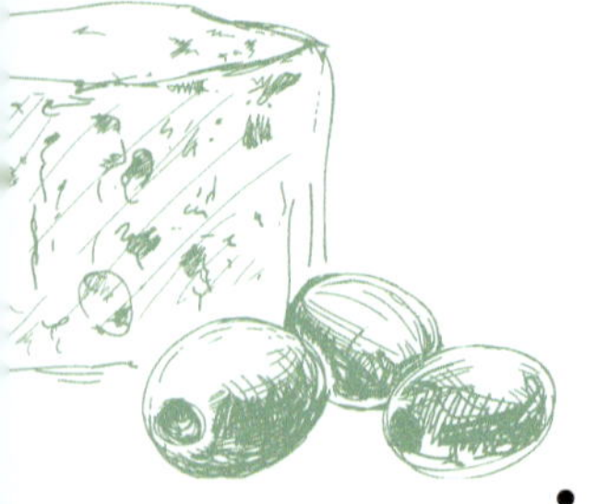

DIÄTETISCHE VORSCHLÄGE:

- Kontinuierlich warmes Wasser trinken kann Halsschmerzen lindern.

- Äpfel sind reich an Vitamin C, das die Immunität verbessert. Apfel essen kann Halsschmerzen verhindern, die durch Infektionen verursacht werden.

- Feigen essen kann Halsschmerzen lindern.

- Honigbirnen essen kann Husten und trockenen Hals lindern: Die Birnen waschen, einen kleinen "Deckel" etwa zwei Zentimeter vom Stiel ausheben, den Kern mit einem kleinen Löffel ausgraben und den Hohlraum bis zur Hälfte mit Honig füllen. Die Birne anschließend 20 Minuten lang dämpfen, abkühlen lassen und verzehren.

- Viel Gemüse und Obst stärken das Immunsystem. Scharfes Essen, Nikotin und Alkohol sollten gemieden werden.

Weitere Tipps von Oma Ling

um Halsschmerzen vorzubeugen:

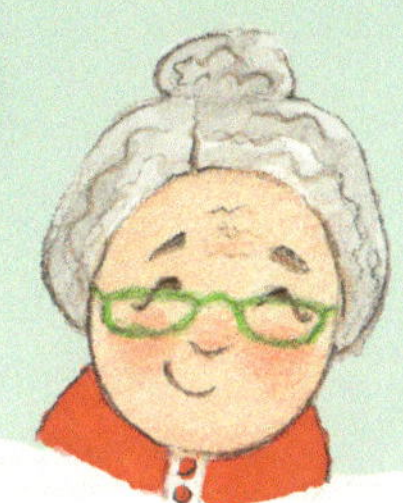

01

Achte auf Deine Mundhygiene und spüle den Mund morgens, abends und nach jeder Mahlzeit mit Mundwasser aus.

02

In den meisten Fällen werden Halsschmerzen durch Virus- und nicht durch Bakterieninfektionen verursacht. Antibiotika sollten daher nicht verwendet werden, da sie nicht helfen.

03

Niedrige Luftfeuchtigkeit, Luftverschmutzung, dauerhafte Mundatmung, Säure Reflux und chronische Erschöpfung können ebenfalls Halsschmerzen verursachen oder verschlimmern. Daher sollte stets für ein gutes Wohnklima, geeignete Temperatur und genügend Luftfeuchtigkeit gesorgt und gut gelüftet werden. Zu guten Lebensgewohnheiten zählen auch: nicht zu lange aufbleiben, ausreichend schlafen, sowie eine ausgewogene und umfassende Ernährung.

04

Menschen mit schwacher Abwehr, oder ältere und gebrechliche Menschen, sollten darauf achten, Infektionen der oberen Atemwege zu verhindern und ihre körperliche Fitness zu erhalten.

Chronische Rachenentzündung

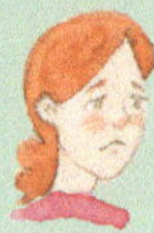

Ich bin Lehrerin und leide seit 10 Jahren an Rachenbeschwerden: Fremdkörpergefühl im Hals, Husten, Juckreiz, Schmerzen, Engegefühl in der Brust und Heiserkeit. Manchmal werden die Symptome von Übelkeit und Erbrechen begleitet. Die Symptome sind schlimmer, wenn ich erkältet bin. Bei mir wurde eine chronische Rachenentzündung diagnostiziert. Ich habe alle möglichen Medikamente ausprobiert, aber die Wirkung war bislang nicht besonders erfolgreich. Kann ich TCM-Methoden anwenden?

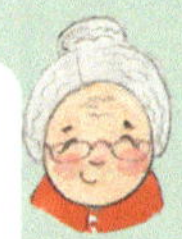

Die chronische Pharyngitis (Rachenentzündung) ist eine diffuse Entzündung der Schleimhaut und des lymphatischen Gewebes des Rachens und gehört zu den chronischen Entzündungen der oberen Atemwege. Man erkrankt meistens erst im erwachsenen Alter und wird die Krankheit schwer wieder los. Neben Medikamentenbehandlungen können folgende TCM-Methoden angewendet werden, um die Symptome zu lindern und die Heilung zu beschleunigen.

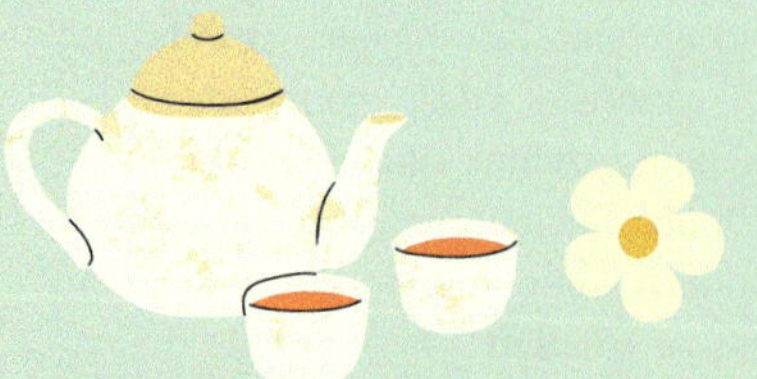

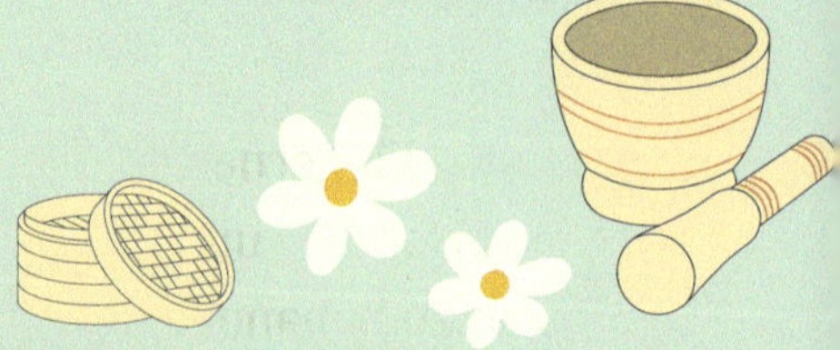

Behandlungspunkte im Nacken

Die zwei Behandlungspunkte für chronische Rachenentzündung befinden sich etwa 2 cm seitlich der 4. und 5. Halswirbel, symmetrisch an beiden Seiten angeordnet. Finde sie, indem Du nach Schmerzpunkten suchst. Akupressiere sie jeweils 1-3 Minuten lang, mehrmals am Tag.

Shaoshang-Punkt

Der Shaoshang befindet sich auf der radialen Seite des Daumens, etwa 2 mm vom Nagel entfernt. Ertaste den Schmerzpunkt und kneife ihn mit dem Fingernagel der anderen Hand, um Halsschmerzen zu behandeln und Husten zu stoppen. Wenn der Hals sehr weh tut, oder der Husten stark ist, reibe die Stelle rot, stich sie dann mit einer sterilisieren Nadel ein, um drei bis fünf Tropfen Blut herauszupressen. Das verschafft schnelle Linderung. Es sollten die Shaoshang-Punkte an beiden Händen behandelt werden.

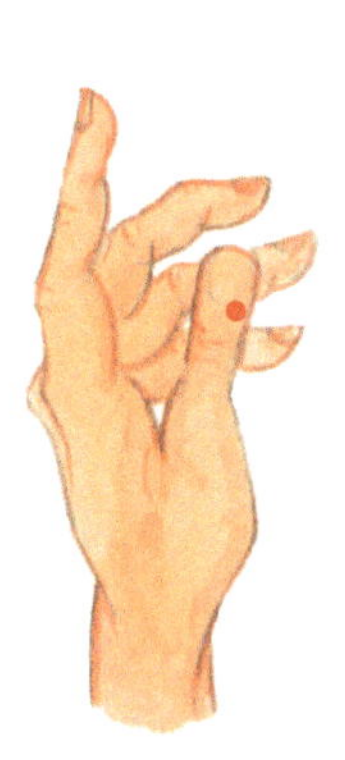

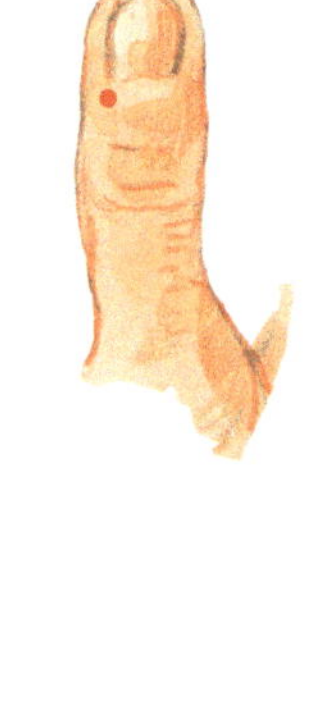

Fengchi-Punkt

Fengchi befindet sich in den Vertiefungen parallel zu den Ohrläppchen. Sie sind auf beiden äußeren Seiten der großen Sehne am Hinterkopf zu ertasten. Akupressiere den Fengchi 1-3 Minuten und wiederhole den Vorgang 1-3 Mal pro Tag.

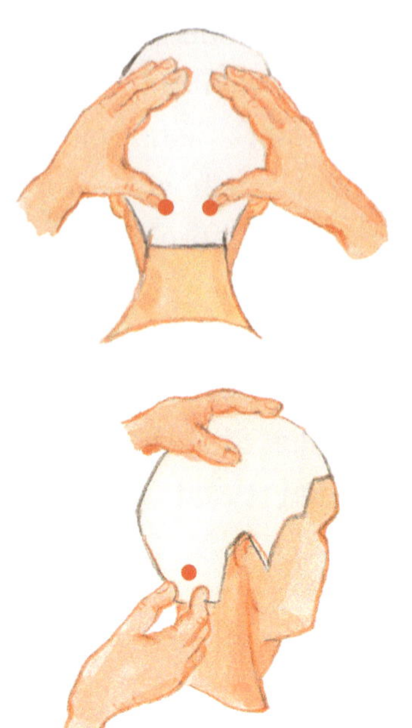

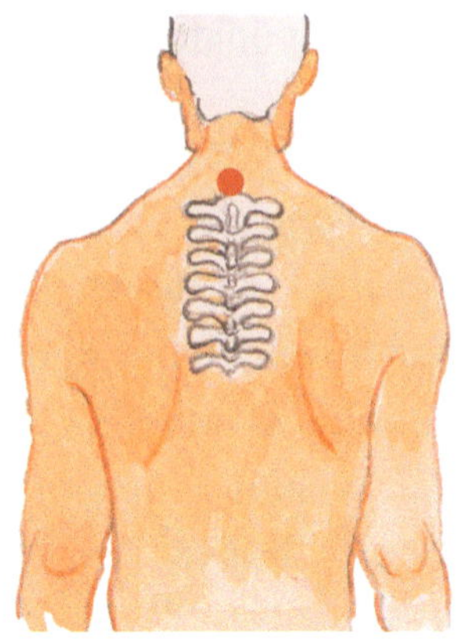

Dazhui-Punkt

Den Dazhui findest Du im Sitzen, wenn Du Deinen Kopf senkst. Die Vertiefung unterhalb des höchsten Punkts des Nackens ist der Dazhui. Drücke einige Sekunden mit einem Finger sanft auf den Punkt und lasse langsam los. Wiederhole diese Übung 10-15 Mal, am besten mehrmals am Tag.

Hegu-Punkt

Der Hegu befindet sich zwischen dem 1. und 2. Mittelhandknochen. Drücke den Muskel unter dem 2. Mittelhandknochen gegen den Mittelhandknochen. Behandle den Punkt an jeder Hand 1-3 Minuten lang und wiederhole dies 1-3 Mal pro Tag.

Achtung: Bei Schwangerschaft diese Methode nicht anwenden!

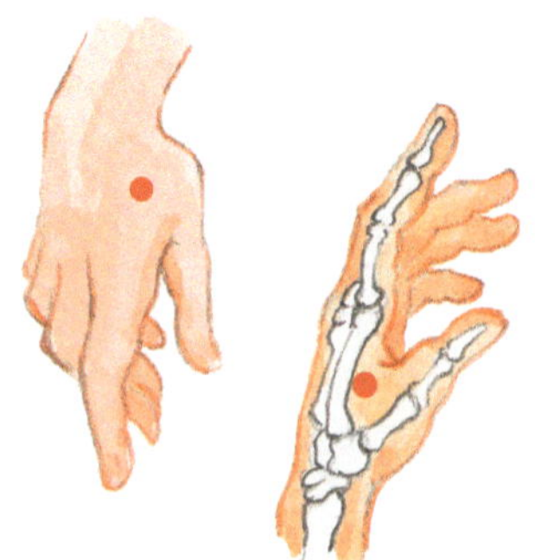

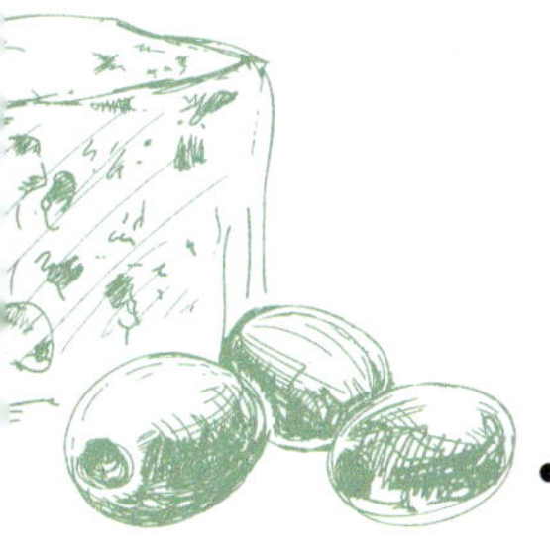

DIÄTETISCHE VORSCHLÄGE:

- Es ist ratsam, viel Gemüse und Obst zu essen und Vitamin C zu ergänzen.

- Eine Schilfwurzel auskochen und den Sud (in einer für Dich passenden Konzentration) trinken. Das lindert akute und chronische Rachen-entzündungen.

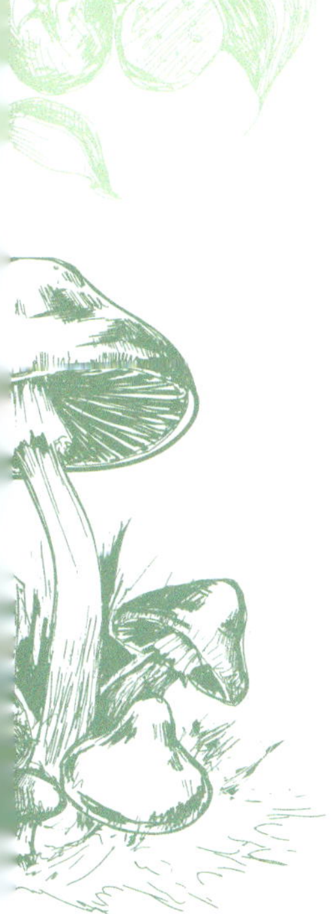

- Zitronen schälen und das Fruchtfleisch zerdrücken, mit kochendem Wasser aufgießen und in einer für Dich erträglichen Konzentration trinken. Das stillt Halsschmerzen und lindert Rachenentzündungen.

- Bio-Mandarinenschalen von etwa 5 Mandarinen in kochendes Wasser geben. Den Sud etwa 5 Minuten köcheln lassen. Lasse ihn etwas abkühlen und trinke ihn. Das tut dem Rachen gut.

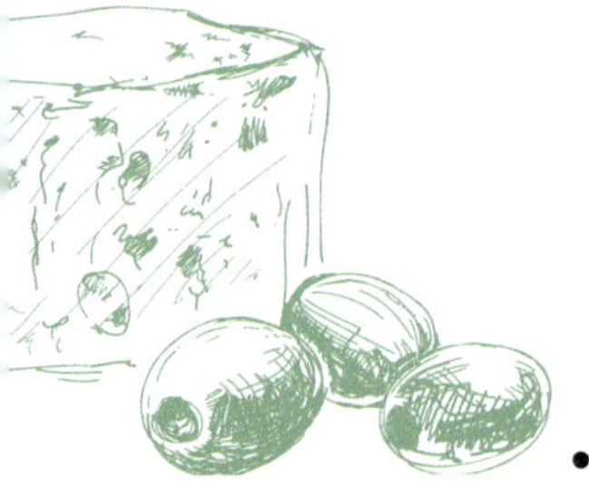

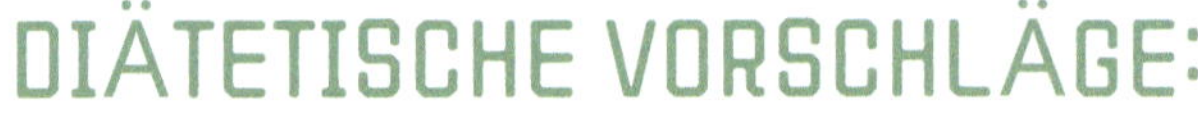

DIÄTETISCHE VORSCHLÄGE:

- 100 g weißen Rettich ungeschält waschen und in Scheiben schneiden. 500 g Wasser hinzufügen, aufkochen und 20 Minuten lang weiter kochen, nach Bedarf zuckern oder salzen. Etwas abkühlen lassen und schließlich die ganze Menge auf einmal trinken. Mache das zweimal täglich, drei Tage hintereinander (vermeide während dieser Zeit den Verzehr von Meeresfrüchten!). Dann sollten die Symptome der Rachenentzündung erheblich gelindert sein.

- Einen Tee Deiner Wahl (am besten Salbei) mit kochendem Wasser aufbrühen, etwas Honig dazu geben und gut verrühren. Nimm alle 30 Minuten einen Schluck davon, gurgle das (erträglich) heiße Wasser und schlucke es langsam herunter. Das lindert Halsschmerzen und Rachenentzündungen.

- Morgens und abends ein paar frische Kirschen gut zerkauen und essen, hilft ebenfalls die Symptome einer Rachenentzündung zu lindern.

- Das Gurgeln mit einer Lösung aus Essig und der gleichen Menge Wasser kann die durch die Rachenentzündung verursachten Schmerzen lindern.

Erkältung

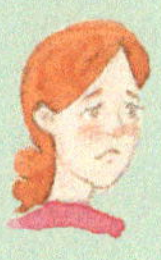

Ich bin erkältet, habe Husten, Schnupfen und muss andauernd niesen. Kann ich mit den Methoden der TCM schneller gesund werden?

Häufig kannst Du die Symptome lindern, indem Du folgende Akupunkturpunkte behandelst:

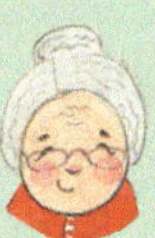

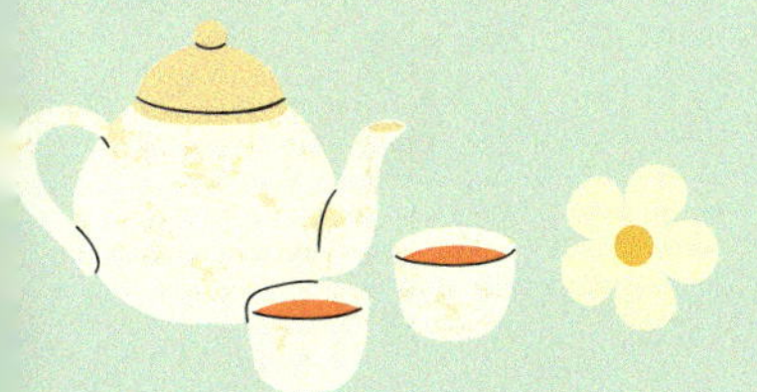

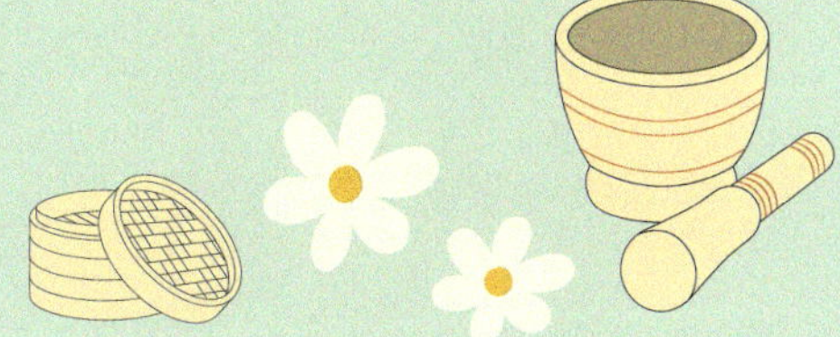

Dazhui-Punkt

Den Dazhui findest Du im Sitzen, wenn Du Deinen Kopf senkst. Die Vertiefung unterhalb des höchsten Punkts des Nackens (siebter Halswirbel) ist der Dazhui. Wärme den Dazhui mit einem Fön ungefähr 2 Minuten lang (Achte darauf, dass es nicht zu heißt wird) und wiederhole dies mehrmals pro Tag. (Achtung: Diese Methode nicht anwenden, wenn Du gelben Schleim aushustest oder Entzündungen im Körper hast). Alternativ kannst Du den Dazhui einige Sekunden mit sanfter Kreisbewegung massieren. Mach eine kurze Pause und wiederhole die Massage ca. 10-15 Mal, bestenfalls mehrmals am Tag.

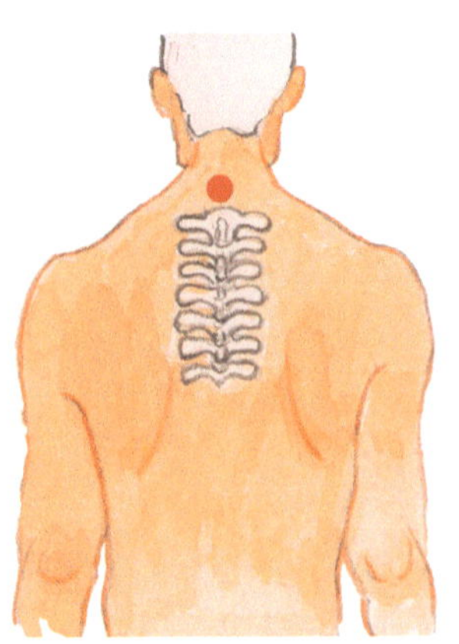

Dayuji-Punkt

Der Dayuji ist der Teil der Handinnenfläche (zwischen dem Daumen und der Handwurzel), der bei ausgestreckter Hand deutlich hervorsteht. Reibe den Dayuji beider Hände 2-3 Minuten lang gegeneinander, bis die ganze Handfläche warm wird. Wiederhole dies mehrmals täglich, übrigens auch, wenn Du gesund bist. Diese Technik kann Erkältungen verbeugen und Symptome wie Halsschmerzen, Niesen, Husten und Schnupfen lindern.

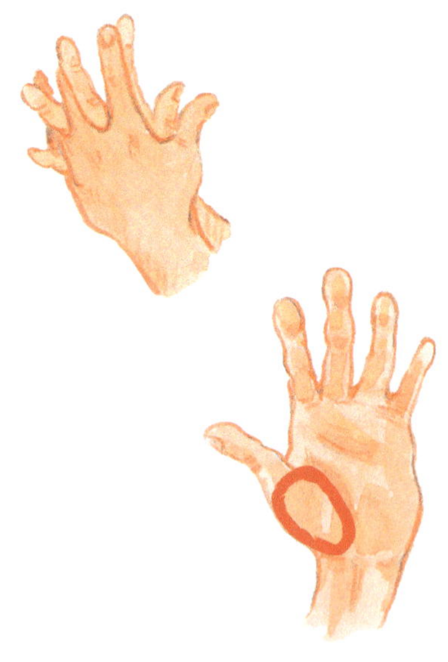

Fengmen-Punkt

Der Fengmen befindet sich auf dem Rücken, auf Höhe der zweiten Vertiefung unterhalb des Dazhui (zwischen 2. und 3. Brustwirbel). Beide Fengmen-Punkte sind symmetrisch an den Seiten der Wirbelsäule zu ertasten. Die beiden Fengmen-Punkte sind ungefähr vier Fingerbreiten voneinander entfernt.

Als nächstes atmest Du für 6 Sekunden langsam aus und drückst dabei mit zunehmender Kraft mit je einem Finger auf die beiden Punkte, atme nach 6 Sekunden ein und lasse die Fengmen-Punkte währenddessen langsam los. Wiederhole dies 10-30 Mal. Führe diese Übung mehrmals am Tag durch.

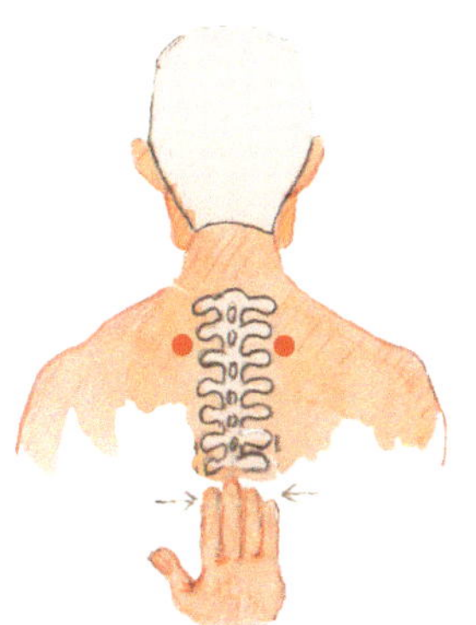

Fengchi-Punkt

Der Fengchi-Punkt befindet sich in den Vertiefungen parallel zu den Ohrläppchen. Sie sind auf beiden äußeren Seiten der großen Sehne am Hinterkopf zu ertasten. Die richtige Stelle löst leichte Druckschmerzen aus. Massiere sie für 1-2 Minuten abwechselnd sanft und kräftig nach innen in Richtung der Nasenspitze. Wiederhole den Vorgang mehrmals pro Tag.

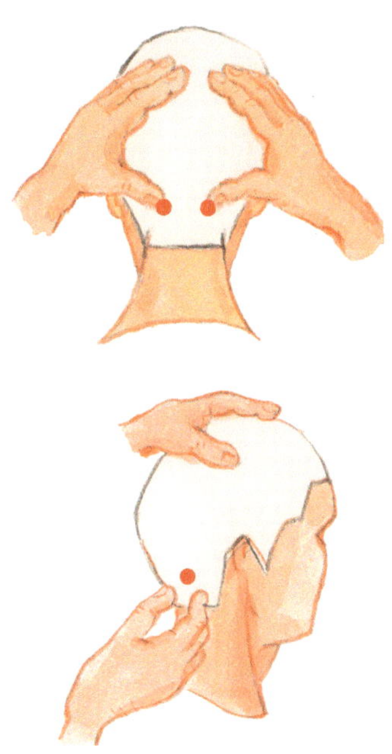

Yingxiang-Punkt

Die beiden Punkte in der Vertiefung neben den Nasenflügeln heißen Yingxiang. Gegen eine verstopfte Nase kann es helfen, mit den Zeigefingern fest auf die beiden Punkte zu drücken. Das wirkt bereits nach 30 Sekunden. Wiederhole den Vorgang mehrmals täglich.

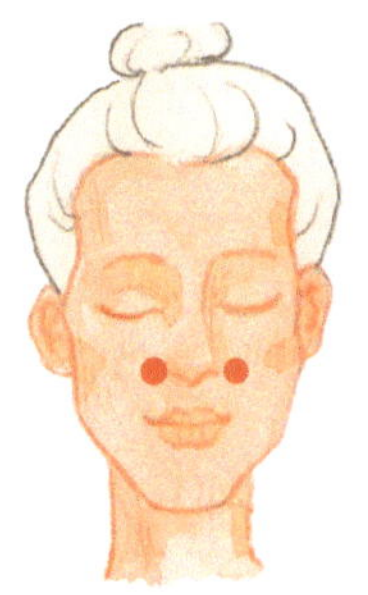

Quchi-Punkt

Sitze aufrecht und beuge den Ellenbogen um 90 Grad. In der Vertiefung am äußeren Ende der Falte zwischen Ober- und Unterarm findest Du den Quchi. Massiere den Punkt mit Zeige- und Mittelfinger kreisend, oder nur mit dem Daumen, punktuell, für etwa 5 Minuten. Wiederhole das mehrmals täglich. Wende so viel Kraft an, dass Du eine Tiefe von 1 cm erreichst. Diese Methode kann Erkältung vorbeugen bzw. im Frühstadium behandeln. Außerdem hat sie eine fiebersenkende Wirkung.

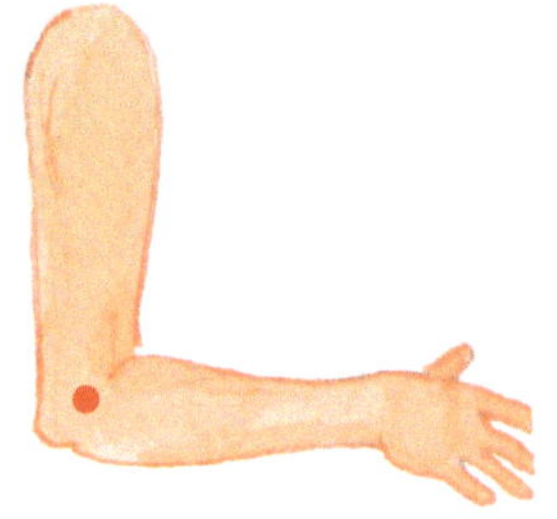

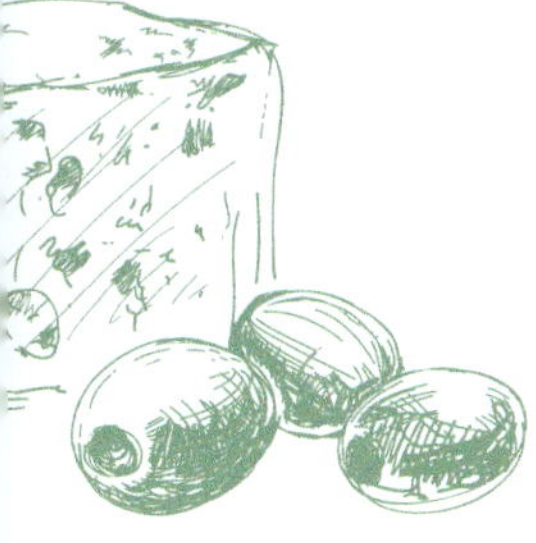

DIÄTETISCHE THERAPIE:

Weidenblättertee:

Weidenblättertee kann Erkältungen vorbeugen.

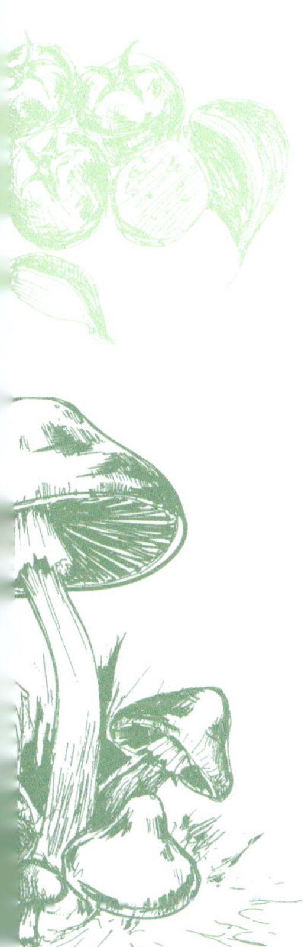

- Pflücke eine Handvoll Weidenblätter (ca. 10g entsprechen dem Bedarf für einen Tag), wasche sie und hacke sie klein.
- Gib 2 Scheiben Ingwer und 500ml Wasser in einen Topf und füge die Weidenblätter hinzu. Koche den Tee nun bis zur halben Menge ein und trinke den Tee warm.

Zur Info: Trauerweide enthält einen dem Aspirin ähnlichen Inhaltsstoff, der antipyretische und analgetische Wirkungen hervorruft.

Weitere Tipps von Oma Ling

zur Vorbeugung von Erkältungen:

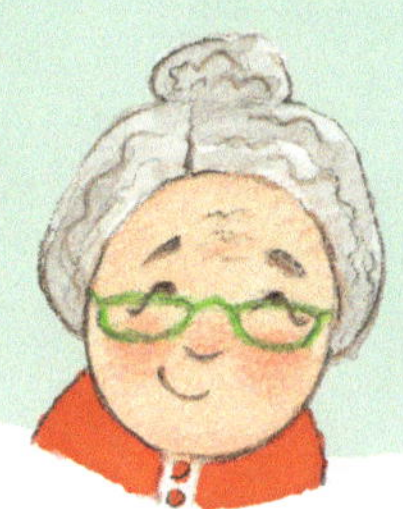

01

Regelmäßiger Verzehr von rohem Rettich kann Erkältungen und Grippen vorbeugen.

02

Der Verzehr von Weintrauben hilft bei der Behandlung von Erkältung.

03

Trinke heißen Ingwertee (drei Scheiben Ingwer und etwas braunen Zucker mit siedendem Wasser übergießen) und decke Dich anschließend warm zu, damit Du während des Schlafs schwitzt. Das hilft, Erkältungen rasch zu vertreiben.

Grippe

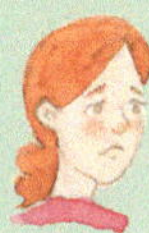

Ich habe mich mit Grippe angesteckt und gerade mit 39,5 Grad Fieber, Gliederschmerzen, Schnupfen und Husten zu kämpfen. Es ist sehr unangenehm. Kann TCM mir helfen, schnell wieder gesund zu werden? Wie kann meine Familie mit TCM versuchen, nicht auch noch zu erkranken?

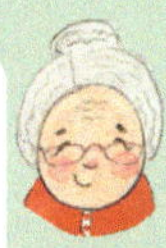

Die wirkungsvollste TCM-Methode gegen die Grippe ist das sogenannte Moxen an bestimmten Akupunkturpunkten durch einen TCM-Arzt. Unter „Moxen" versteht man die sanfte Erwärmung von speziellen Meridianpunkten des Körpers durch das Verglühen von Moxakraut, wie z.B. Beifuss. Wenn Du keinen TCM-Arzt in der Nähe hast, kannst Du Dich zuhause auch ersatzweise mit einem Fön über die Erwärmung bestimmter Akupunkturpunkte selbst behandeln. Bitte pass auf, dass der Fön nicht zu heiß wird, um Verbrennungen zu vermeiden. Gehe daher sehr vorsichtig vor.

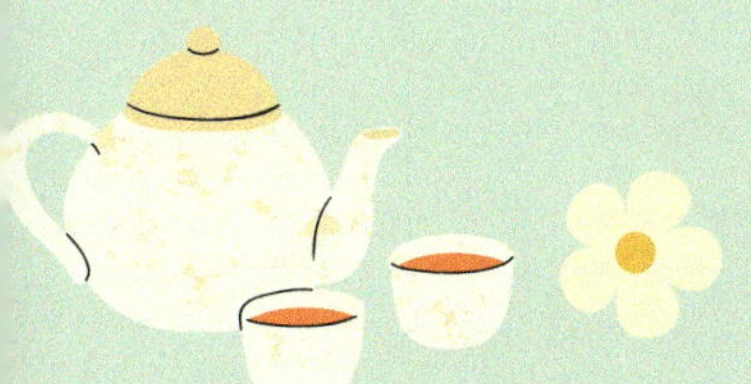

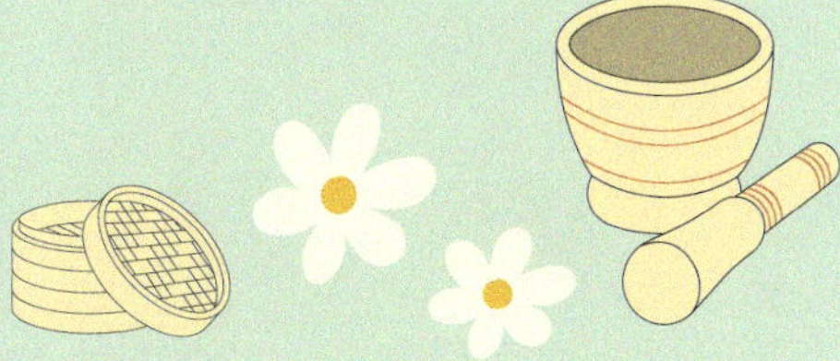

Dazhui-Punkt

Den Dazhui findest Du im Sitzen, wenn Du Deinen Kopf senkst. Die Vertiefung unterhalb des höchsten Punkts des Nackens (siebter Halswirbel) ist der Dazhui. Boxe den Punkt 20 Minuten lang, am besten 2-3 Mal am Tag. Die Grippe sollte nach 1-2 Tagen vergehen.

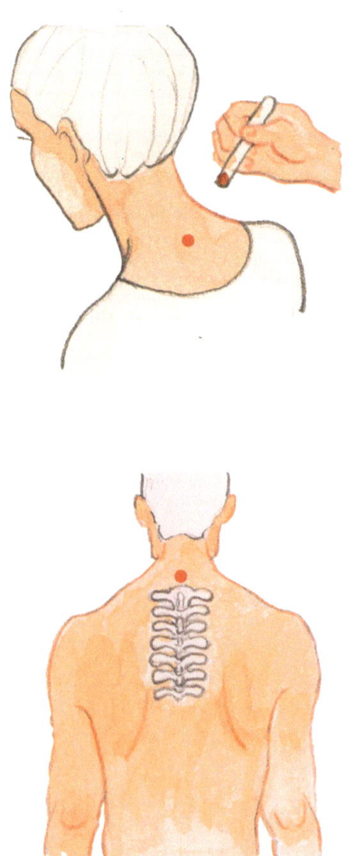

Zusanli-Punkt

Der Zusanli befindet sich vier Querfinger unterhalb der Kniescheibe, außen, in der Vertiefung zwischen dem Schienbein und dem Wadenbein. Moxe den Zusanli an beiden Beinen täglich jeweils 20 Minuten lang.

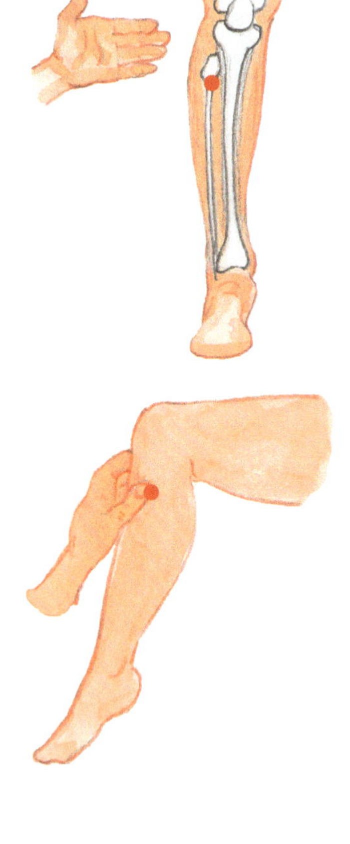

Grippe

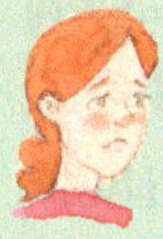

Kann auch Akupressur angewendet werden, um Grippe-Symptome zu lindern?

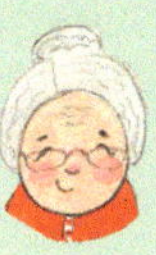

Ja. Zusätzlich zu Dazhui und Zusanli (die man auch massieren kann), hilft zur Vorbeugung und Behandlung von Grippe auch das Massieren folgender Akupunkturpunkte:

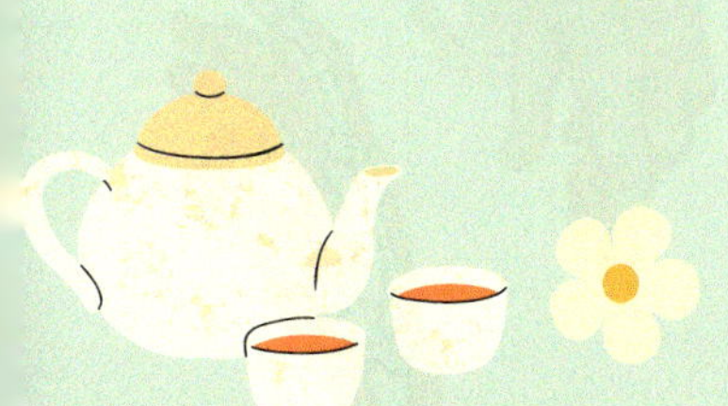

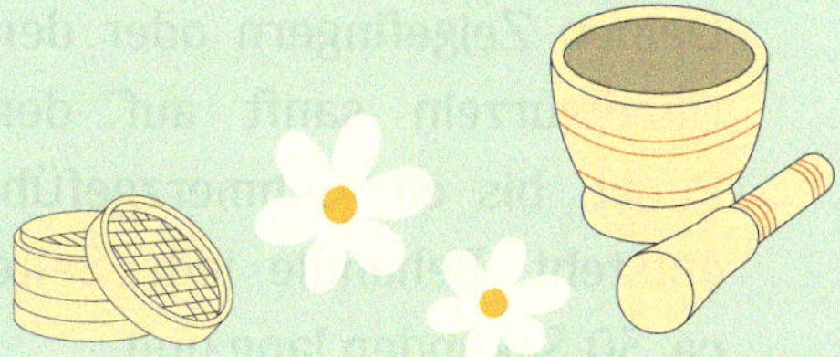

Weitere Tipps von Oma Ling

die einer Grippe vorbeugen bzw. bei Grippe helfen können:

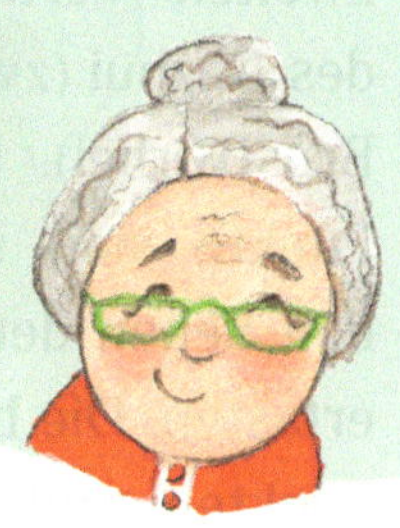

01

Eine Grippe-Impfung kann die Wahrscheinlichkeit einer Infektion wirksam reduzieren, bzw. bei einer Infektion die Symptome lindern.

02

Achte auf gute Raumlüftung, vermeide überfüllte Orte, trage beim Ausgehen eine Maske und achte auf die Handhygiene.

03

Wenn Du an Grippe erkrankt bist, isoliere Dich und reduziere Kontakt mit anderen, bis Du mindestens 3 Tage fieberfrei bist.

04

Wenn Du an Grippe erkrankt bist, bleibe im Bett und trinke heißes Wasser, um zu schwitzen.

05

Achte auf Deine Ernährung. Iss leicht und gesund. Lebensmittel mit hohem Vitamin C Gehalt wie Tomaten, Trauben, Kiwis und Orangen, Hühnersuppen mit Shiitake-Pilzen (noch besser mit der Atractylodes-Wurzel), sowie Kürbissuppen helfen besonders bei der Genesung.

Husten

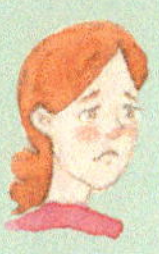

Die letzten Tage waren kalt und windig. Ich habe Husten bekommen, habe dünnen Schleim, einen kratzenden Hals, eine verstopfte und laufende Nase. Gibt es gute TCM-Methoden, um meine Symptome zu lindern?

Ja! Das klingt nach einem typischen Erkältungshusten. Dagegen hilft es, folgende Akupunkturpunkte zu behandeln:

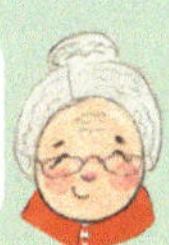

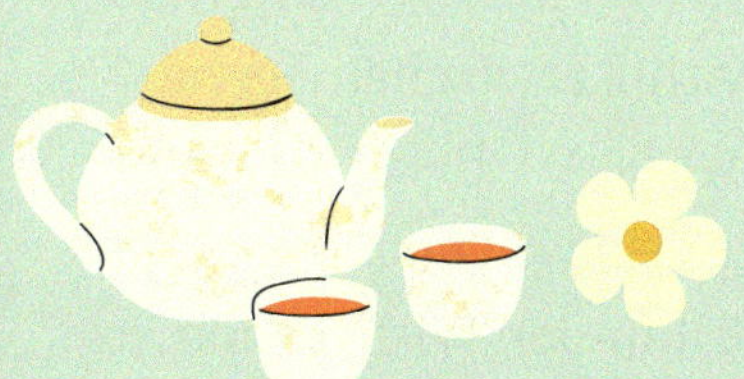

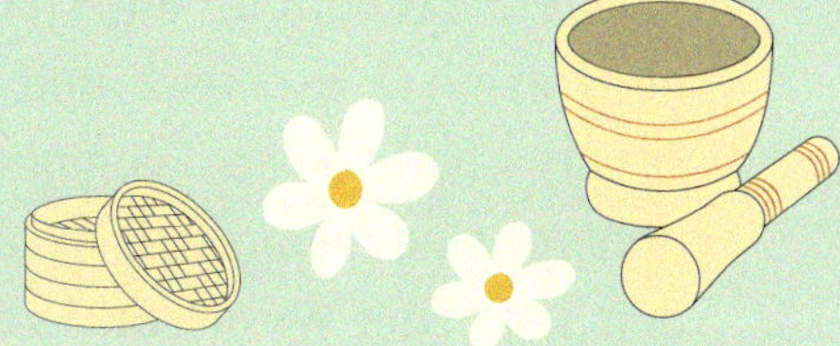

Dazhui-Punkt

Den Dazhui findest Du im Sitzen, wenn Du Deinen Kopf senkst. Die Vertiefung unterhalb des höchsten Punkts des Nackens ist der Dazhui. Drücke einige Sekunden mit einem Finger sanft auf den Punkt und lasse langsam los. Wiederhole diese Übung 10-15 Mal, am besten mehrmals am Tag.

Fengmen-Punkt

Der Fengmen befindet sich auf dem Rücken, auf Höhe der zweiten Vertiefung unterhalb des Dazhui (zwischen 2. und 3. Brustwirbel). Beide Fengmen-Punkte sind symmetrisch an den Seiten der Wirbelsäule zu ertasten und ungefähr vier Fingerbreiten voneinander entfernt. Atme 6 Sekunden lang langsam aus und drücke dabei mit zunehmender Kraft mit je einem Finger auf die beiden Punkte. Atme nun ein und lasse die Fengmen-Punkte währenddessen langsam los. Wiederhole dies 10-30 Mal. Führe diese Übung mehrmals am Tag durch.

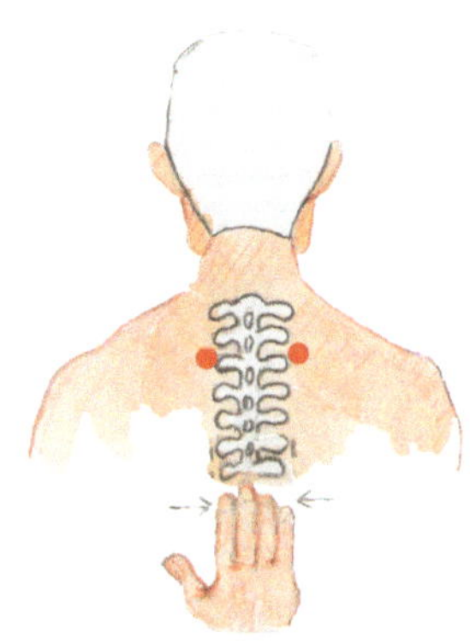

Feishu-Punkt

Der Feishu befindet sich auf dem Rücken, auf Höhe der dritten Vertiefung unterhalb des Dazhui (zwischen 3. und 4. Brustwirbel). Beide Feishu-Punkte sind symmetrisch an den Seiten der Wirbelsäule zu ertasten und ungefähr vier

Fingerbreiten voneinander entfernt. Den Feishu zu drücken kann Husten lindern und Schleim lösen. Drücke während des Ausatmens 6 Sekunden lang stark auf die beiden Feishu-Punkte. Wiederhole diese Übung dreimal und Du wirst spüren, dass das Fremdkörper-Gefühl im Hals allmählich verschwindet. Bei Kindern sollte lieber etwas schwächer, dafür aber häufiger gedrückt werden.

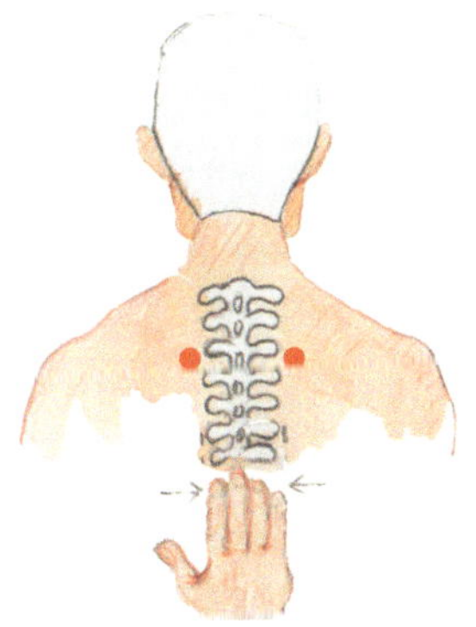

Alle drei oben genannten Akupunkturpunkte befinden sich auf dem Rücken. Es ist daher besser, andere Personen für die Massage um Hilfe zu bitten. Du kannst diese Punkte auch mit der heißen Luft eines Haarföns wärmen (achte darauf, dass es nicht zu heißt wird). Wiederhole das Föhnen mehrmals täglich für je 2 Minuten, bis Linderung eintritt. Achtung! Solltest Du gelben Schleim aushusten, oder Entzündungen im Körper haben, wende diese Methode bitte nicht an.

Chize-Punkt

Der Chize befindet sich in der Mitte der Ellenbeuge, etwa eine Daumenbreite neben der großen Sehne in der äußeren Vertiefung.

Beuge den Ellbogen leicht, drücke mit einem Daumen auf den Chize und lege die restlichen vier Finger außen um den Ellbogen. Drücke mit dem Daumen gegen die vier Finger, so solltest Du am Chize einen deutlichen Druckschmerz empfinden. Wechsele an-schließend zum anderen Arm. Mache die Übung jeweils 5-10 Minuten täglich an jedem Arm. mit einem Daumen auf

Fenglong-Punkt

Den Fenglong findest Du vorne an der Außenseite der Wade, auf halber Höhe zwischen dem Fußknöchel und dem Knie, zwei Finger breit vom vorderen Schienbeinrand entfernt. Drücke mit dem Daumen 10 Minuten lang fest auf diesen Punkt. Ein deutlicher Druckschmerz sollte zu spüren sein.
Diese Methode kann ebenfalls Husten lindern und Schleim lösen.

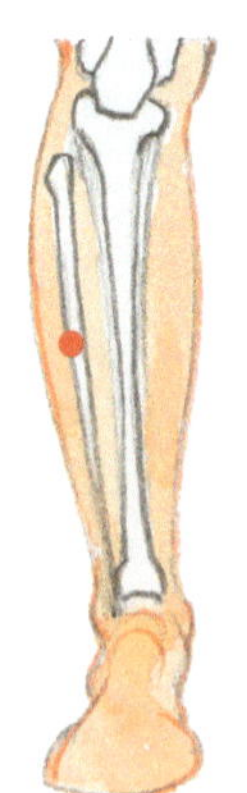

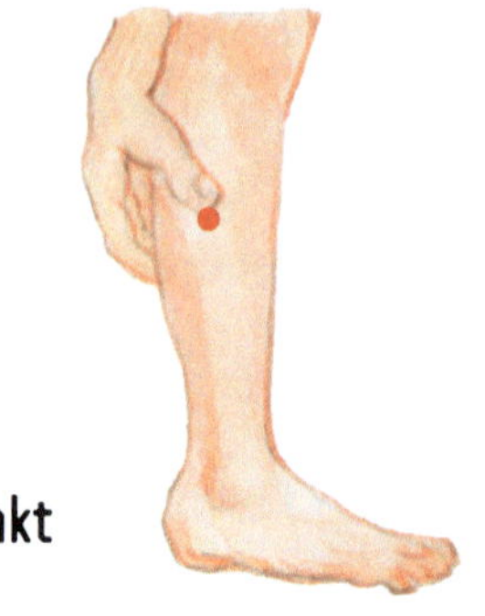

Dayuji-Punkt

Der Dayuji ist der Teil der Handinnenfläche (zwischen dem Daumen und der Handwurzel), der bei ausgestreckter Hand deutlich hervorsteht. Reibe den Dayuji beider Hände 2-3 Minuten lang gegeneinander, bis die ganze Handfläche warm wird. Wiederhole dies mehrmals täglich. Diese Technik kann Erkältungen verbeugen und Symptome wie Hals-schmerzen, Niesen, Husten und Schnupfen lindern, sowie Schleim lösen.

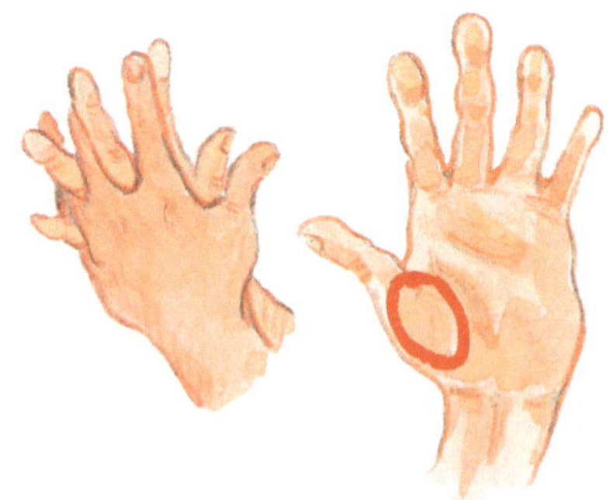

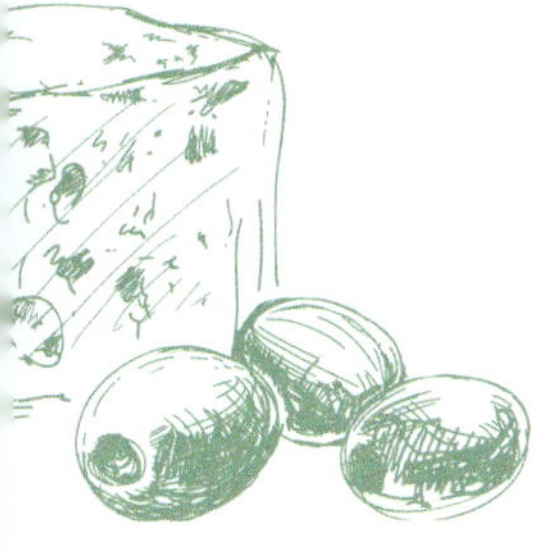

DIÄTETISCHE VORSCHLÄGE:

Ginkgo biloba

Ginkgo biloba enthält nützliche Spurenelemente und Vitamine, die besonders wirksam bei der Linderung von Husten und Asthma sind. Die darin enthaltene Blausäure ist jedoch giftig, daher sollte Ginkgo biloba niemals roh verzehrt werden (es wird empfohlen, sie zu rösten)! Außerdem wird davon abgeraten, zu viel auf einmal zu essen (Empfehlung: je nach Größe ca. 7-10 Stück pro Tag).

Orangenfleisch

Lege einige Orangen mit Schale in den Ofen bei 180 Grad und backe sie, bis die Schale dunkel wird (Achtung, nicht verkohlen lassen!). Nimm die Orangen heraus, lasse sie abkühlen und entferne die Schale. Iss einige Tage lang zweimal täglich das Fruchtfleisch von 1-2 Orangen und der Husten wird aufhören.

Weitere Tipps von Oma Ling

die bei Husten helfen können:

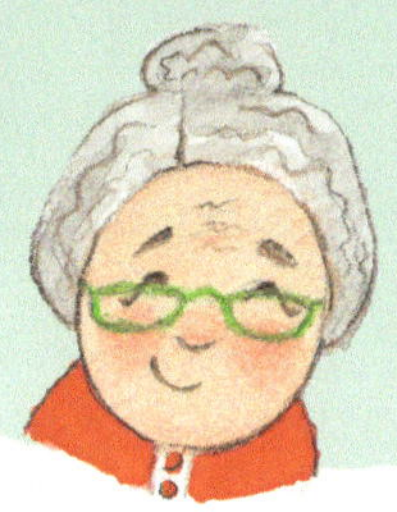

01

Um Erkältungshusten zu verhindern, musst Du Deine Abwehr stärken, indem Du Dich stets warmhältst. Trage warme Kleidung beim Ausgehen, denn insbesondere Nacken, oberer Rücken und Füße sollten keiner Kälte ausgesetzt werden.

02

Reibe den Dazhui-Punkt am Nacken mit den Händen warm, oder wärme ihn mit der warmen Luft eines Haarföns. Das schützt auch präventiv vor Erkältung.

03

Wenn Du Schleim im Rachen verspürst, solltest Du tief Luft holen und den Schleim aushusten. Sonst ist der Husten nur sehr schwer zu stoppen. Warte daher mit der Verwendung von hustenstillenden Mitteln, sonst wird es schwierig, den Schleim auszuhusten.

Asthma

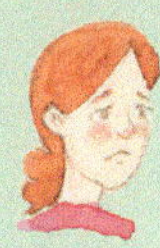

Mein 14-jähriger Sohn hat vor 3 Jahren aufgrund einer Lungenentzündung Asthma bekommen. Seitdem hat er, besonders nachts, oft Anfälle. Er atmet dann sehr schwer und muss nach Luft ringen . Ich bin 40 Jahre alt und leide auch an Asthma, das im Sommer vor 5 Jahren durch unbekannte Ursachen hervorgerufen wurde. Seitdem leide ich jedes Jahr von Mai bis November an Anfällen, die von unangenehmen Symptomen wie juckende Augen, Hals, und Nase, Niesen und Tränen begleitet werden. Mein Vater ist über 70 und leidet seit 11 Jahren an bronchialem Asthma. Bei ihm waren eine Erkältung und Fieber der Auslöser. Jetzt hat er jeden Winter Anfälle. Er schwitzt dann stark, erzeugt viel Auswurf beim Husten und pfeifende Atemgeräusche. Er kriegt schwer Luft, wird blass im Gesicht und kann nicht gerade sitzen. Gibt es viele Menschen mit Asthma? Was sind die Hauptursachen für Asthma? Liegt es an der Genetik?

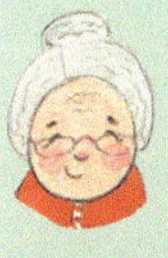

Asthma ist, mit etwa 300 Millionen Patienten weltweit, eine der häufigsten chronischen Krankheiten der Welt. Asthma hängt mit verschiedenen Faktoren zusammen. Dazu gehören insbesondere Erbgut, Immunabwehr, etwaige Allergien und der Zustand der Nerven. Umweltfaktoren (Hausmilben und Pilze, Blütenpollen, Haustiere usw.), bestimmte Medikamente, bestimmte Lebensmittel, Virusinfektionen der Atemwege und Umweltverschmutzung (Gas, Küchendunst, Passivrauchen, Pestizide usw.) können ebenfalls Asthma verursachen. Bei Euch sind drei Generationen aus unterschiedlichen Gründen betroffen: Bei Deinem Sohn hängt es mit einer Atemwegsinfektion zusammen, bei Dir vermutlich mit Allergien, und bei Deinem Vater ist das Asthma eher Jahreszeitbedingt. Was Ihr jedoch gemeinsam habt, ist die wiederkehrende Atemnot. Die meisten Asthmaerkrankungen treten häufig in der Familie auf, sind jedoch nur selten vererbbar.

Asthma

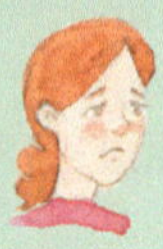

Kann man Asthma heilen? Gibt es Zusatzbehandlungen in der TCM?

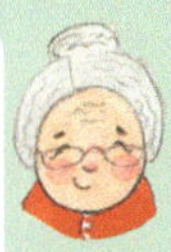

Es ist bei Erwachsenen schwer, Asthmakomplett zu heilen. Jedoch kann man mit längerfristiger Behandlung die Symptome weitgehend kontrollieren, sodass man ein normales Leben führen kann. Bei mittelschweren bis schweren Symptomen kann eine Desensibilisierungstherapie in Betracht gezogen werden. Bei Kindern liegen die Heilungschancen bei Asthma deutlich höher, da sich der Körper in der Wachstums- und Entwicklungsphase von Kindern leichter regenerieren kann. Behandlungen an folgenden Akupunkturpunkten können helfen, die Symptome zu lindern:

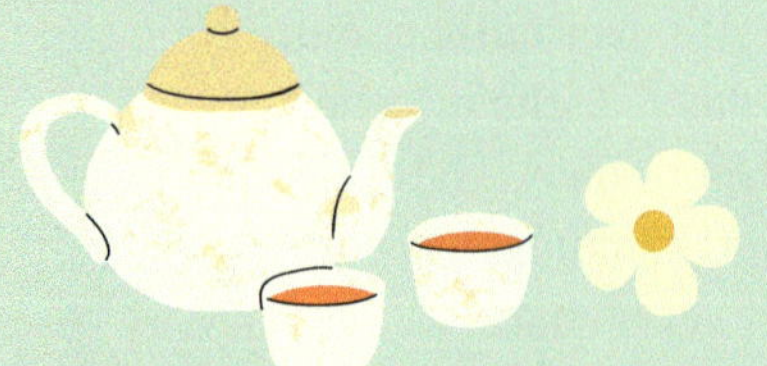

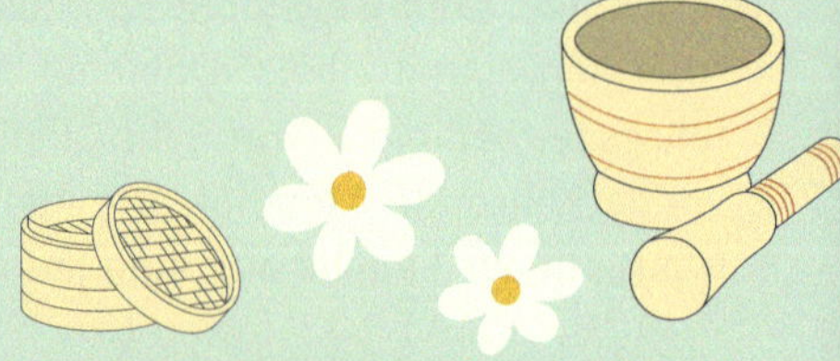

Dayuji-Punkt

Der Dayuji ist der Teil der Handinnenfläche (zwischen dem Daumen und der Handwurzel), der bei ausgestreckter Hand deutlich hervorsteht. Reibe den Dayuji beider Hände bei spürbarem Druckschmerz 2-3 Minuten lang gegeneinander, bis die Handinnenfläche warm wird. Wiederhole das mehrmals pro Tag. Das Massieren des Dayuji kann Asthma lindern und wirkt gut gegen Nebenwirkungen von Anti-Asthma-Medikamenten. Bei Jugendlichen mit einem kurzen Krankheitsverlauf (mit Ausnahme von allergischem Asthma) kann sogar eine positive Langzeitwirkung erzielt werden.

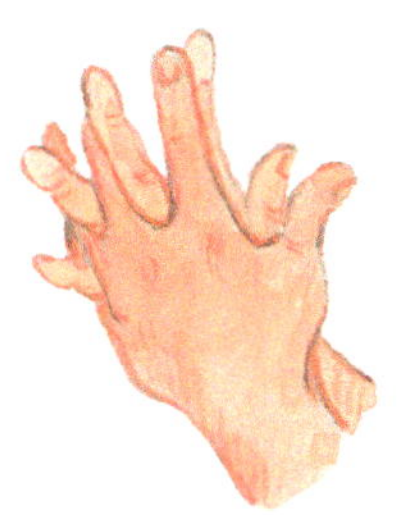

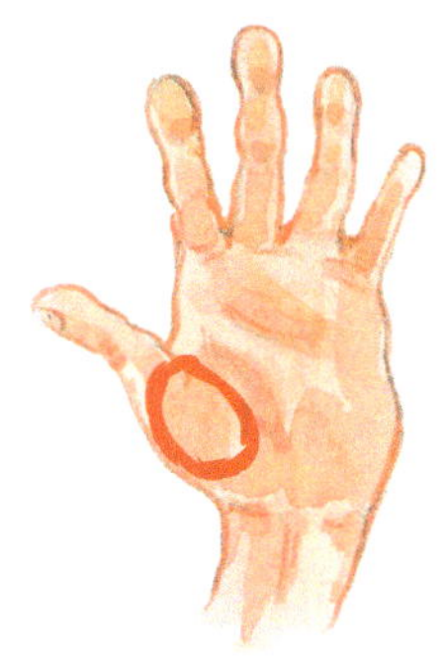

Neiguan-Punkt

Der Neiguan befindet sich auf der Handinnenseite am Handgelenk, drei Finger unterhalb der Handwurzel, zwischen den beiden Sehnensträngen.

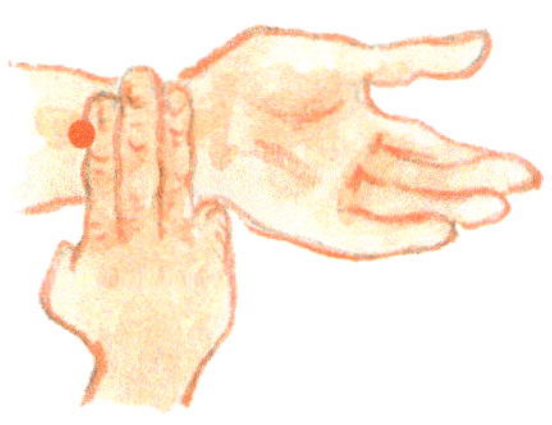

Drücke diesen Punkt an jeder Hand für jeweils 1 Minute, und wiederhole diese Übung mehrmals täglich.

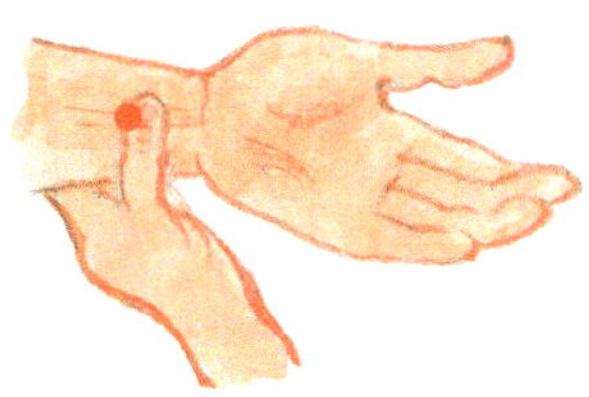

Bronchitis

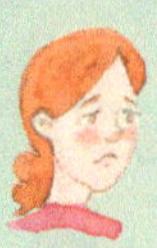

Mein Schwiegervater raucht seit Jahrzehnten. Er hustet und keucht sehr viel, und sein Zustand verschlechtert sich im Winter immer. Der Arzt sagte, er hat Bronchitis. Sind seine Beschwerden nur durch das Rauchen verursacht?

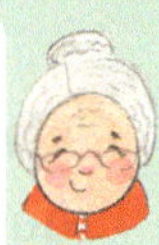

Bronchitis unterscheidet sich in akute und chronische Bronchitis. Akute Bronchitis wird häufig durch Erkältungsviren verursacht. Sie äußert sich durch Husten, begleitet von anderen Erkältungssymptomen, und vergeht nach einigen Tagen wieder, zusammen mit der Besserung der Erkältung. Wenn der Husten mit Auswurf aber länger als zwei Monate dauert, spricht man von chronischer Bronchitis. In diesem Fall ist häufig das jahrelange Rauchen (wie bei Deinem Schwiegervater) die Ursache. Daneben kann chronische Bronchitis auch andere Ursachen haben. Dazu zählen Risikofaktoren wie Luftverschmutzung, Allergie, Kälte, schwache Autoimmunfunktion und andere.

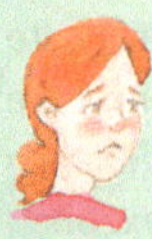

Muss Bronchitis behandelt werden?

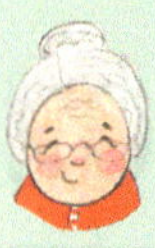

Akute Bronchitis muss normalerweise nicht behandelt werden. Chronische Bronchitis sollte jedoch schnellstmöglich behandelt werden, damit sie sich nicht zu einer chronisch obstruktiven Lungenerkrankung (COPD) entwickelt.

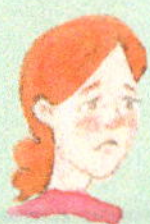

Mein Schwiegervater geht oft zum Arzt, aber es wird nicht besser. Gibt es TCM-Methoden, die er anwenden kann?

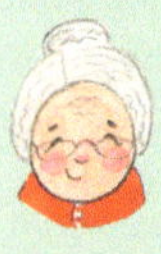

Chronische Bronchitis ist sehr hartnäckig. Es bedarf einer Langzeitbehandlung. Mithilfe folgender TCM-Methoden kann man die Symptome lindern:

Dazhui-Punkt/Feishu Punkt/Xinshu-Punkt

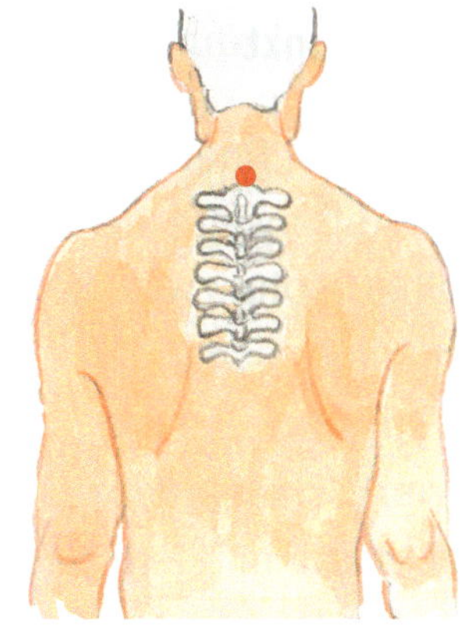

Den Dazhui findest Du im Sitzen, wenn Du Deinen Kopf senkst. Die Vertiefung unterhalb des höchsten Punkts des Nackens ist der Dazhui. Drücke einige Sekunden mit einem Finger sanft auf den Punkt und lasse langsam los.

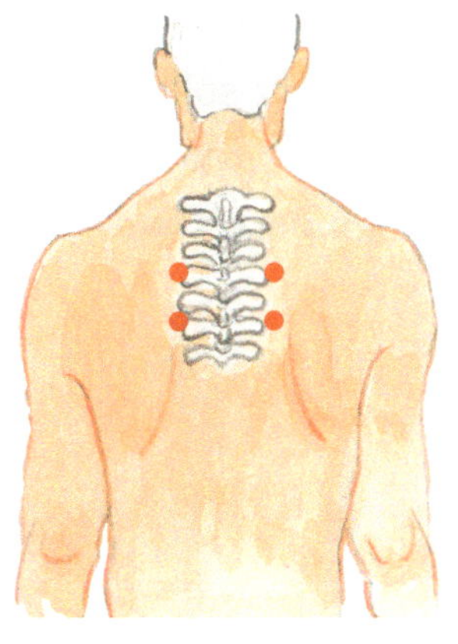

Der Feishu befindet sich auf Höhe der dritten Vertiefung unterhalb des Dazhui (zwischen 3. und 4. Brustwirbel). Beide Feishu-Punkte sind symmetrisch an den Seiten der Wirbelsäule und vier Fingerbreiten voneinander entfernt. Sie sollen gleichzeitig behandelt werden. Feishu ganz fest zu drücken und dabei auszuatmen, kann Husten stillen und Schleim lösen.

Der Xinshu befindet sich zwischen dem 5. und 6. Brustwirbel, links und rechts an der Wirbelsäule, vier Fingerbreiten voneinander entfernt. Beide Xinshu-Punkte sollen gleichzeitig behandelt werden.

Die oben genannten drei Akupunkturpunkte befinden sich alle auf dem Rücken. Wenn es schwer ist, sie zu erreichen, kann man andere bitten, die Akupressur durchzuführen. Jeder Punkt soll mehrmals am Tag je 2 Minuten lang akupressiert werden.

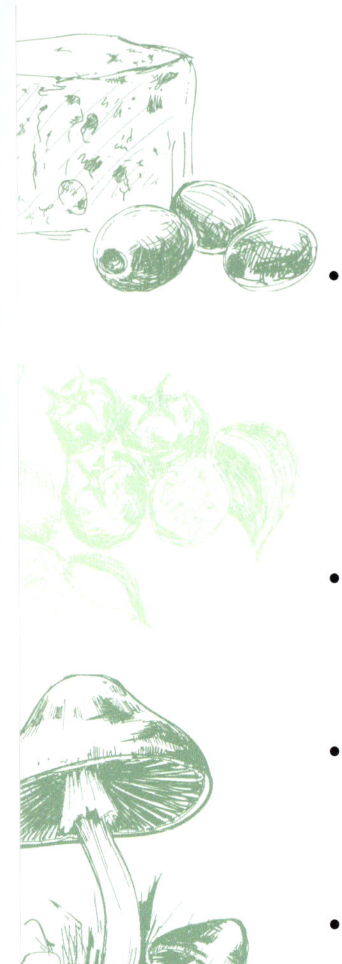

DIÄTETISCHE VORSCHLÄGE:

- Es ist ratsam, vitaminreiches Gemüse und Obst, Fisch und Fleisch mit hochwertigem Protein, sowie Sojaprodukte zu essen. Vermeide würzige, fettige, kalte, harte und unverdauliche Speisen. Sesamöl ist eine Geheimwaffe zur Behandlung von Bronchitis und Asthma und kann anstatt Salatöl genutzt werden.
- 250g rohen Rettich, eine frische Lotuswurzel (erhältlich in asiatischen Supermärkten) und 2 Birnen entsaften. Anschließend 25g Honig dazugeben, gut vermischen und trinken.
- 30g Ingwer waschen und in Scheiben schneiden. In 500g Honig geben, für 20 Minuten dämpfen, den Ingwer entfernen und 1-2 Mal täglich ca. 30g Honig trinken. Das stillt hartnäckigen Husten.
- 120g Ingwer, eine Walnuss und etwas braunen Zucker mischen und zerkleinern. Dreimal täglich je 9g davon einnehmen.
- 10 Knoblauchköpfe schälen und zerkleinern. 100g braunen Zucker dazu mischen und für 3 Tage in einer halben Schüssel Essig einlegen. Danach die Rückstände entfernen und 3 Mal täglich je einen halben Esslöffel von dem Knoblauchessig trinken. Das wirkt gut gegen hartnäckige Bronchitis, besonders bei älteren Menschen.

Weitere Tipps von Oma Ling

die bei Bronchitis helfen können:

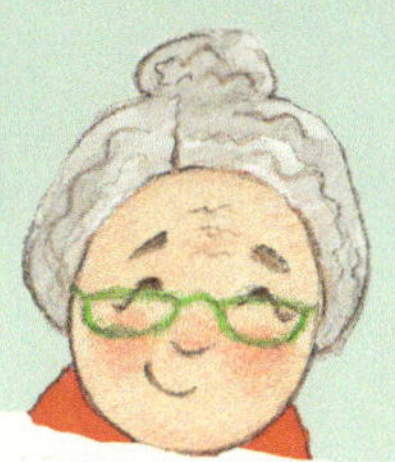

01

Die aktive Vorbeugung von Erkältungen ist die beste Maßnahme, um eine Bronchitis zu vermeiden oder zu reduzieren. Akute Bronchitis erfordert im Allgemeinen keine Behandlung. Ältere Patienten oder Menschen mit chronischen Herz- und Lungenerkrankungen, bei denen Symptome wie Erschöpfung, Appetitlosigkeit und Atem-beschwerden auftreten, sollten jedoch Atemunterstützung und Sauerstofftherapie erhalten.

02

Menschen mit chronischer Bronchitis sollten keine an-strengenden Sportarten ausüben. Aerobic-Aktivitäten wie Gehen oder Joggen sollten bevorzugt werden.

03

Grippe- und Lungenentzündungs-impfungen können Infektionen vorbeugen.

04

Gute Laune und ausreichend Schlaf können das Wieder-auftreten der Bronchitis wirksam hemmen.

05

Patienten mit chronischer Bronchitis, die Symptome, wie Fieber, Husten, Schleimen, Keuchen oder andere Kom-plikationen und Beschwerden aufweisen, sollten sich umgehend ärztlich untersuchen lassen.

06

Rauchen ist nicht nur die direkte Ursache von Bronchitis, sie führt auch zu An- und Rückfällen. Daher sollte auf das Rauchen verzichtet werden.

Lungenentzündung

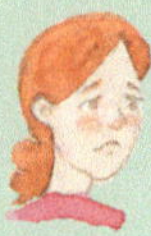

Mein Kind hatte im Kindergartenalter eine Mykoplasmen-Lungenentzündung. Mein Vater hatte bereits eine Aspirationspneumonie und meine Mutter Bronchialpneumonie. Nachdem meine Frau einmal an einer viralen und ich später an einer bakteriellen Lungenentzündung erkrankt waren, durfte unsere ganze Familie letztes Jahr die Bekanntschaft mit dem Coronavirus machen. Die Lungenentzündung scheint sehr vielfältig zu sein, ist sie ansteckend?

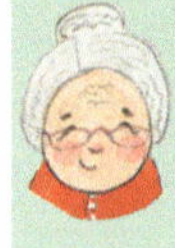

Lungenentzündung ist ein breiter Begriff. Er bezieht sich meist auf akute Entzündungen des Lungengewebes, inklusive infektiöser und nicht-infektiöser Lungenentzündungen, wobei letzteres häufiger auftritt. Die Erkrankung von Dir und Deinem Vater war nicht ansteckend, die bei Deiner Frau und Deinem Kind schon. Ob es sich um eine infektiöse Lungenentzündung handelt, hängt vor allem davon ab, ob der Erreger der Lungenentzündung ansteckend ist. Lungenentzündungen, die durch Bakterien oder Pilze verursacht wurden, sind nicht ansteckend. Lungenentzündungen hingegen, die durch den Coronavirus, Mykoplasmen, Chlamydien und Legionelleninfektionen verursacht wurden, sind ansteckend.

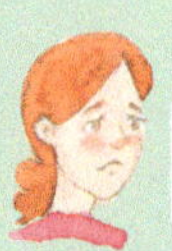

Unsere ganze Familie hatte mit Lungenentzündungen zu kämpfen. Ist eine Lungenentzündung vererbbar?

Lungenentzündung

Lungenentzündung ist keine Erbkrankheit. Egal, ob es sich um eine infektiöse Lungenentzündung, oder eine nicht-infektiöse Lungenentzündung handelt, hat sie nichts mit genetischen Faktoren zu tun. Die Ursachen der Lungenentzündung hängen hauptsächlich mit Umweltfaktoren zusammen. So wird eine infektiöse Lungenentzündung beispielsweise durch eine Infektion mit verschiedenen Krankheitserregern verursacht, die Strahlenpneumonie durch Strahlenexposition, und die Aspirationspneumonie, wenn Nahrung in die Lungen gelangt. Was bei Euch alle Familienmitglieder gemeinsam haben, ist die schlechte Lungenfunktion und somit eine schwache Immunabwehr.

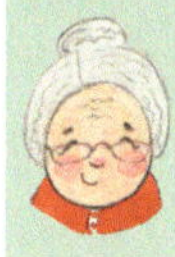

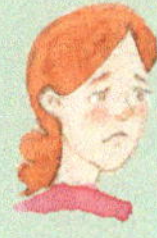

Unsere ganze Familie hat schmerzhafte Symptome wie Fieber, Husten, Schleim, Engegefühl, Brustschmerzen und Atembeschwerden erlebt. Daher haben wir alle große Angst vor einer Lungenentzündung. Gibt es Möglichkeiten, Lungenentzündungen mithilfe von TCM zu behandeln?

Eine Lungenentzündung muss ärztlich untersucht und behandelt werden. In der Regel wird der Erreger bestimmt und festgestellt, ob die Krankheit ansteckend ist. Folgende Akupressurübungen können die Behandlung unterstützen:

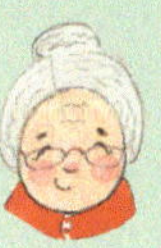

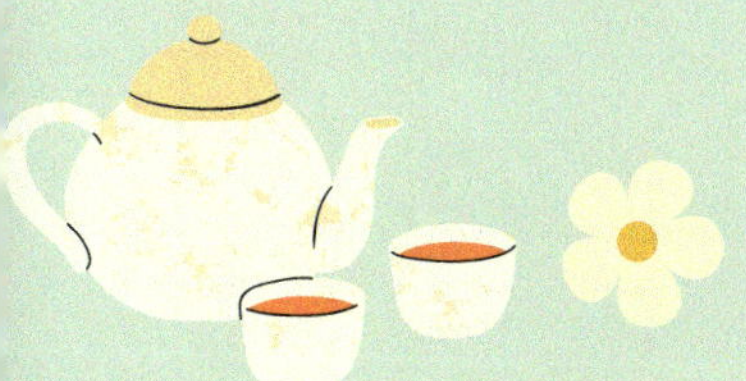

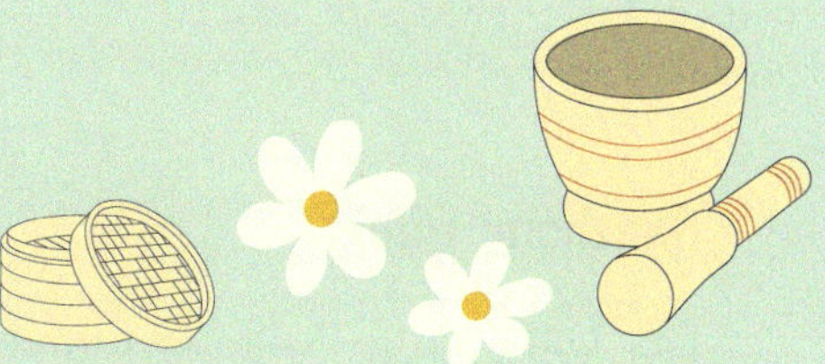

Tiantu-Punkt

Der Tiantu liegt an der vorderen Mittellinie des Halses, in der Vertiefung zwischen dem rechten und linken Schlüsselbein. Diesen Punkt zu akupressieren hilft, Symptome der Lungenentzündung wie Husten, Halsschmerzen und Keuchen zu lindern. Drücke sanft mit der Fingerspitze nach unten, um übermäßigen Druck auf die Luftröhre zu vermeiden, der Atemnot auslösen könnte. Wiederhole diese Übung mehrmals täglich für je 1-2 Minuten.

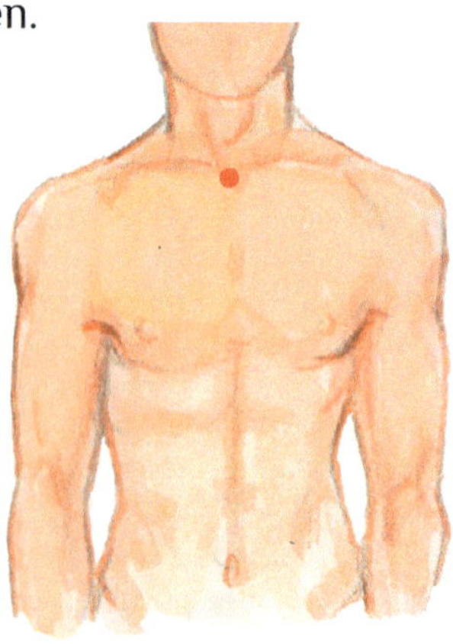

Danzhong-Punkt

Der Danzhong-Punkt befindet sich auf der Brust, in der Mitte der beiden Brustwarzen. Die Behandlung an diesem Punkt wirkt gegen Brustschmerzen, Atemnot, Husten und Keuchen. Der Danzhong liegt direkt auf dem Brustbein. Um den Punkt zu stimulieren, reicht es, mit der Handfläche durch die Kleidung von oben nach unten am Brustbein zu reiben. Dabei ist die genaue Position nicht wichtig, es soll aber so viel Kraft angewendet werden, dass eine Taubheit spürbar ist. Diese Methode lindert Symptome wie Husten, Brustschmerzen und Atembeschwerden überaus effektiv. Wiederhole die Übung mehrmals täglich je 1-3 Minuten lang.

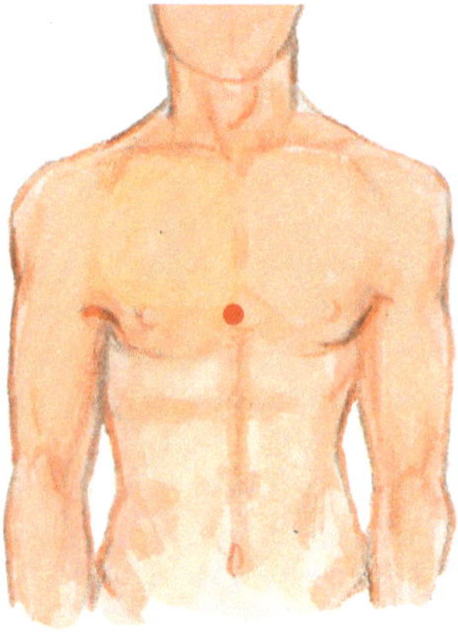

Quchi-Punkt

Sitze aufrecht und beuge den Ellenbogen um 90 Grad. In der Vertiefung am äußeren Ende der Falte zwischen Ober- und Unterarm findest Du den Quchi. Massiere den Punkt mit Zeige- und Mittelfinger kreisend, oder nur mit dem Daumen, punktuell, für etwa 3 Minuten. Wiederhole das 1-3 Mal täglich. Wende so viel Kraft an, dass Du eine Tiefe von 1 cm erreichst. Diese Methode wirkt fiebersenkend und lindert die Symptome einer Lungenentzündung.

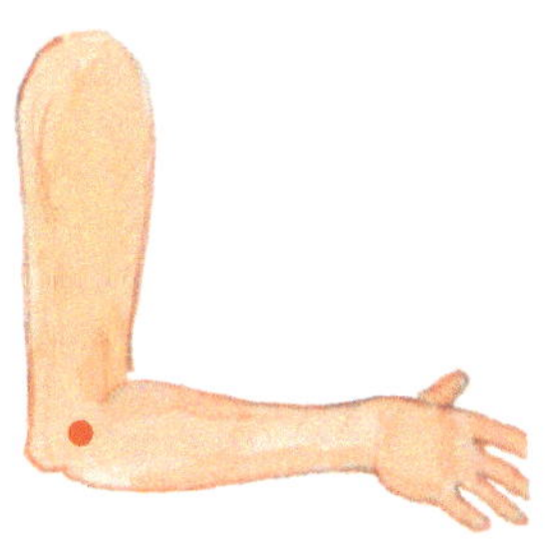

Yongquan-Punkt

Der Yongquan befindet sich zentral an der Fußsohle, auf der Höhe des oberen Drittels. Das Stimulieren des Yongquan stärkt die Abwehrkraft und lindert Lungenentzündungen. Reibe mit der Handfläche fest von der Ferse in Richtung der Zehen, je 100 Mal pro Fuß. Diese Übung sollte mehrmals pro Tag wiederholt werden.

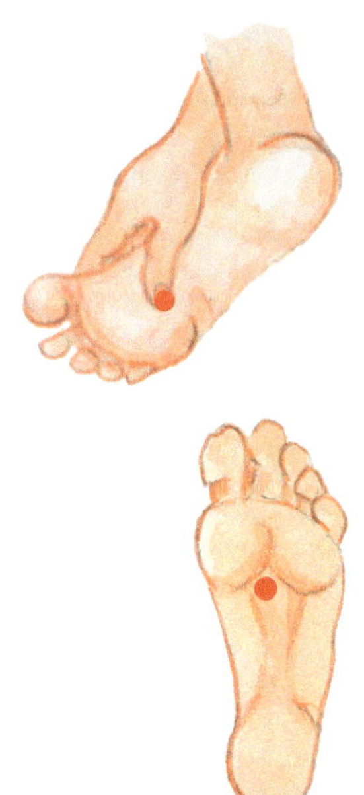

Weitere Tipps von Oma Ling

die bei der Vorbeugung und Behandlung von Lungenentzündungen helfen können:

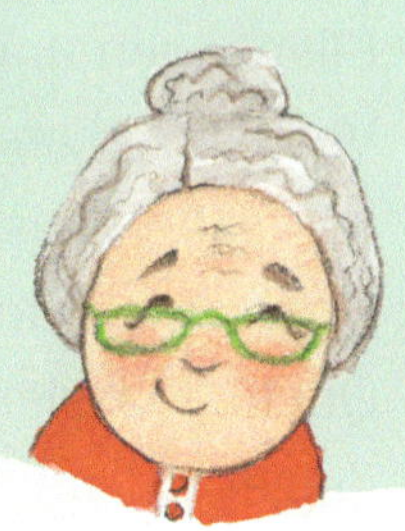

01

Achte auf körperliche Fitness. Verzichte auf das Rauchen und den Genuss von Alkohol. Achte auf die Luftzirkulation im Raum und öffne die Fenster regelmäßig, um zu lüften. Schütz Dich vor Kälte. Vermeide auch kaltes Essen.

02

Achte auf die persönliche Hygiene. Wasche Dir oft die Hände, um die Wahrscheinlichkeit einer bakteriellen Virusinfektion zu reduzieren.

03

Lasse Dir Zeit beim Essen und zerkaue alles gut. Versuche dabei möglichst nicht zu sprechen, um zu verhindern, dass Speisen in die Lunge eingeatmet werden.

04

Kalorien- und proteinreiche Lebensmittel wie Eier, Fisch und Fleisch sind zu bevorzugen. Sie sollten jedoch nur leicht gewürzt werden.

05

Viel Obst und Gemüse essen, um die Aufnahme von Vitamin C zu gewährleisten.

06

Bei Husten und Niesen unbedingt eine Maske tragen, oder Mund und Nase mit einem Taschentuch oder Kleidungsstück bedecken.

Reisekrankheit/Seekrankheit

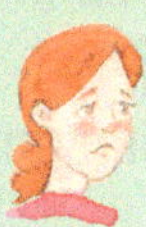

Meine Familie liebt es zu reisen, aber meine Frau und meine Tochter werden beide schnell reisekrank/seekrank. Immer wenn wir kurvenreiche Bergstraßen fahren, wird den beiden schlecht. Wir müssen dann immer wieder anhalten, weil sie Luft schnappen oder sich sogar übergeben müssen. Das macht beide fertig. Wenn wir im Sommer am Meer Urlaub machen, müssen wir auch immer auf Bootsfahrten verzichten, weil sie das Schaukeln bei Seegang gar nicht vertragen, besonders meine Tochter. Ich bin ganz anders. Selbst Achterbahnfahren macht mir nichts aus. Was verursacht die Reisekrankheit? Warum ist es von Person zu Person so unterschiedlich?

Reisekrankheit, Übelkeit und Erbrechen werden hauptsächlich durch Nervenfunktionsstörungen verursacht. Das Vestibulum des Innenohrs ist das ausgleichende Organ des Körpers, das die Stimulation verschiedener motorischer Zustände erspürt. Während der Fahrt im Auto oder auf einem Schiff ist das Vestibulum Stimulationen und Reizen unterschiedlichen Grades ausgesetzt, was zu Reaktionen wie Schwindel und Erbrechen führen kann. Die Toleranz jeder Person gegenüber diesen Reizen ist unterschiedlich (dies wird durch Genetik, Sehvermögen, Körperbau, Geisteszustand usw. beeinflusst), sodass nicht jeder seekrank wird. Im Vergleich zu Erwachsenen bekommen Kinder häufiger Seekrankheit, weil die vestibuläre Funktion bei den Kindern noch nicht vollständig entwickelt ist. Mit dem Alter wird diese allmählich verbessert, die Symptome werden milder und verschwinden sogar.

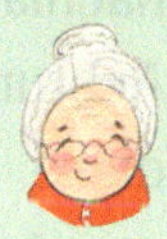

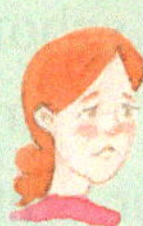

Die meisten Medikamente gegen Reisekrankheit haben hemmende und anästhetische Wirkungen und sind während der Reise nicht immer geeignet. Gibt es gute Akupressur-Methoden in der TCM, mit denen man von unterwegs leicht und schnell Übelkeit und Erbrechen lindern kann?

Ja. Gegen Reisekrankheit/Seekrankheit kann man durch das Druckmassieren folgender drei Akupunkturpunkte besonders schnell und wirksam Übelkeit und Erbrechen entgegenwirken:

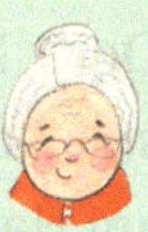

Weitere Tipps von Oma Ling

gegen Reise- und Seekrankheit:

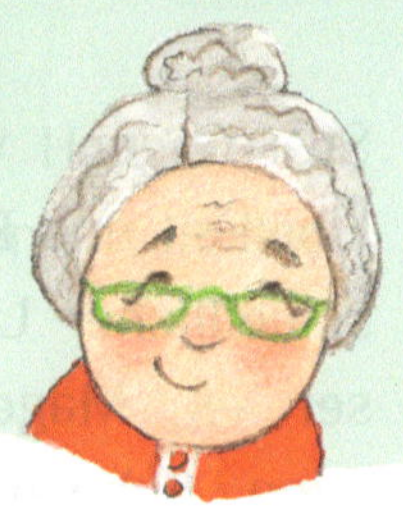

01

Menschen, die anfällig für Übelkeit und Erbrechen sind, sollen einen guten Lebensstil pflegen und ausreichend Sport treiben, um die körperliche Fitness zu verbessern.

02

Vor und während der Reise nicht zu voll oder zu fettig, sondern lieber Leichtes und leicht Verdauliches essen.

03

Achte auf Erholung. Sorge für ausreichend Schlaf, vor und während der Reise.

04

Meide Alkohol und Nikotin, besonders zu Beginn der Reise.

05

Bei Auto- oder Schifffahrten einen Platz mit möglichst viel Sicht und Weitblick wählen.

06

Orangenschalen vor und während der Fahrt zu riechen, kann rasch Linderung verschaffen: Du kannst sogar frische Orangenschalen in die Nasenlöcher drücken und den aromatischen Ölnebel einatmen.

07

Ingwer ist sehr wirksam bei der Vorbeugung von Übelkeit und Erbrechen: fange schon einige Tage vor der Reise an, Ingwertee zu trinken (oder Ingwerkapseln aus der Apotheke einzunehmen). Unmittelbar vor der Fahrt eine frische Scheibe Ingwer in den Mund nehmen. Während der Fahrt frische Ingwerscheiben in der Hand bereithalten und riechen, sobald ein Übelkeitsgefühl eintritt. Alternativ kannst Du auch für einige Stunden eine Ingwerscheibe mit einem Pflaster auf dem Bauchnabel festkleben.

08

Bei Übelkeit und Erbrechen, unabhängig von den Ursachen, ist es ratsam, kleine und häufige Mahlzeiten zu sich zu nehmen und besonders gut auf Flüssigkeitszufuhr zu achten, um etwaiges Dehydrieren zu vermeiden.

Magenschmerzen

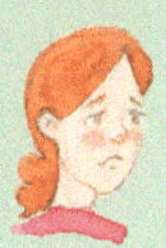

Es stimmt etwas mit meinem Magen nicht. Alle paar Tage habe ich Magenschmerzen, mal mehr, mal weniger. Was ist mit mir los?

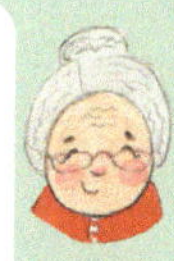

Magenbeschwerden werden im Allgemeinen durch schlechte Ernährung, schlechte Laune, Medikamentennebenwirkungen, oder eine Helicobacter pylori-Infektion verursacht. Aber auch Magenkrebs oder Magengeschwüre können Auslöser sein und wurden unter Umständen vererbt. Magenerkrankungen wie Gastritis, Magengeschwüre, Magentumoren, Magenpolypen können Magenschmerzen, sauren Reflux, Aufstoßen, Übelkeit und Erbrechen verursachen. Die Symptome sind von Mensch zu Mensch und je nach Art der Magenkrankheit unterschiedlich. Für eine genaue Diagnoseund die gezielte Behandlung solltest Du Dich auf jeden Fall ärztlich untersuchen lassen.

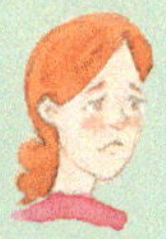

Gibt es Möglichkeiten, mit TCM-Methoden Magenschmerzen zu lindern?

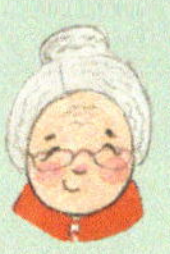

Magenschmerzen kannst Du lindern, indem Du folgende Akupunkturpunkte drückst. Wenn es sich jedoch um einen Magentumor oder akute Magenblutungen handelt, solltest Du unverzüglich zum Arzt gehen.

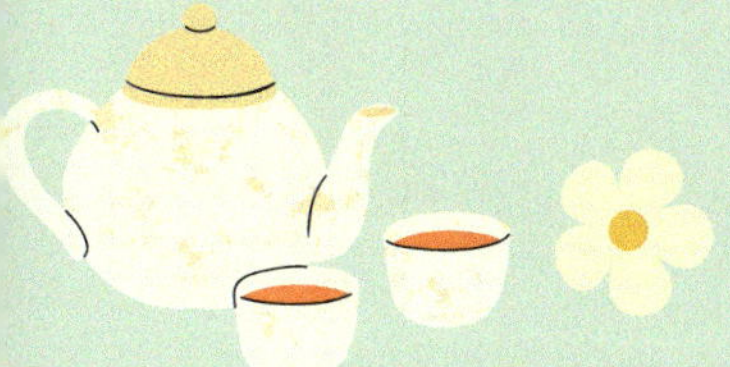

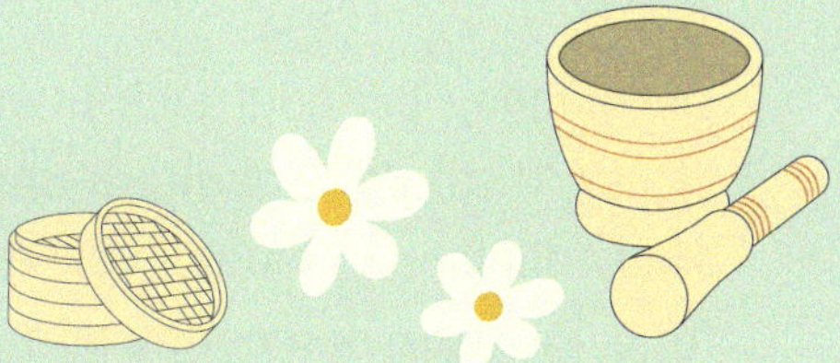

Liangqiu-Punkt

Sitze aufrecht und strecke die Beine. Oberhalb der Kniescheibe, in der Vertiefung an der Außenseite der Muskelwölbung liegt der Liangqiu-Punkt. Taste so lange in der Gegend, bis Du die Stelle mit Druckschmerzen gefunden hast. Gegen akute und chronische Magenschmerzen hilft es, den Liangqiu 1 Minute lang mit dem Daumen in Richtung Oberschenkel zu drücken.

Jianjing-Punkt

Der Jianjing befindet sich etwa in der Mitte der Schulter- und Nackenlinie in einer Vertiefung. Er löst einen deutlichen Druckschmerz aus. Drücke den rechten Jianjing mit den Fingern der linken Hand, und den linken Jianjing mit den Fingern der rechten Hand. Diese Methode kann Magenschmerzen rasch lindern.

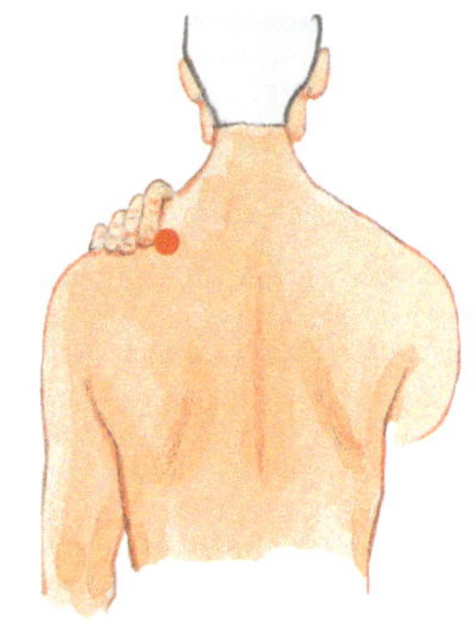

Zhongwan-Punkt

Der Zhongwan befindet sich mittig zwischen der Brustbein-Unterkante und dem Nabel.

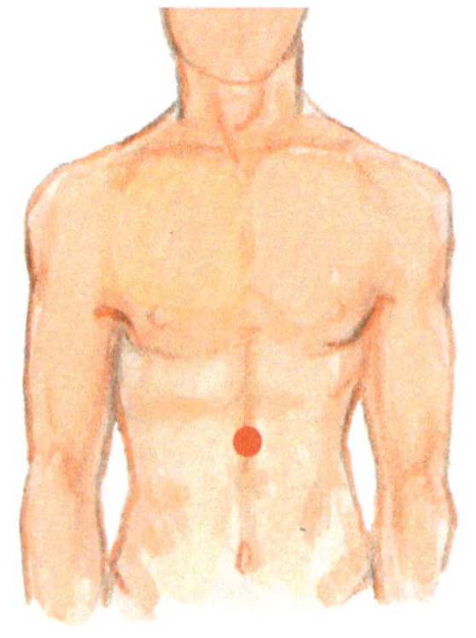

Gegen Sodbrennen und Aufstoßen, verursacht durch übermäßiges Rauchen und Trinken, oder saures Essen, hilft es, den Zhongwan beim Ausatmen 6 Sekunden lang fest mit dem Daumen zu drücken. Wiederhole die Übung 5 Mal.

Shousanli und Zusanli

Shousanli: Sitze aufrecht und beuge den Ellenbogen um 90 Grad. In der Vertiefung am äußeren Ende der Falte zwischen Ober- und Unterarm findest Du den Quchi. 2 Querfinger unterhalb des Quchi, dort wo Du Druckschmerz empfindest, findest Du den Shousanli.

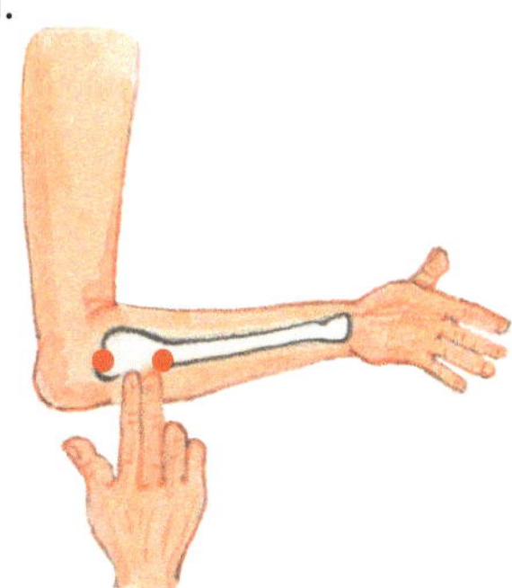

Drücke den Punkt mit dem Daumen 3-5 Minuten lang und wechsle zum anderen Arm.

Wiederhole die Akupressur 3-5 Mal täglich. Das trägt zur Regulation des Magens bei.

Zusanli: Der Zusanli befindet sich vier Querfinger unterhalb der Kniescheibe, außen, in der Vertiefung zwischen dem Schienbein und dem Wadenbein.

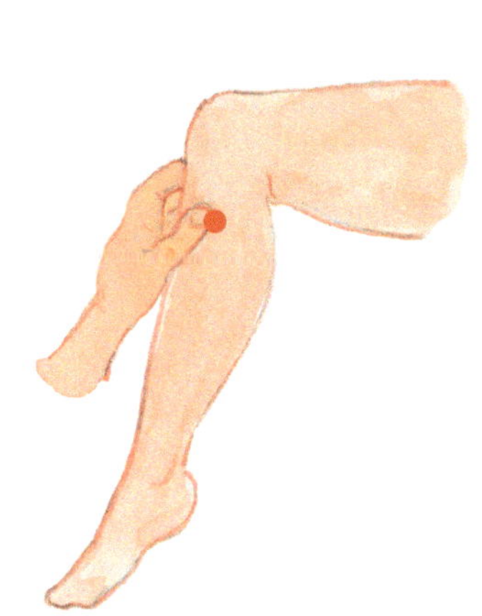

Drücke den Zusanli an jedem Bein 3-5 Mal täglich für je 2 Minuten.

Das kann die Magenfunktion verbessern und Magenbeschwerden beseitigen. Die Kombination der Akupressur von Shousanli und Zusanli kann gegen Magen-probleme aller Art helfen und akute Magenschmerzen lindern.

Neiguan-Punkt

Der Neiguan befindet sich auf der Handinnenseite am Handgelenk, drei Finger unterhalb der Handwurzel, zwischen den beiden Sehnensträngen. Drücke den Punkt an jedem Arm mehrmals pro Tag für jeweils 1 Minute.

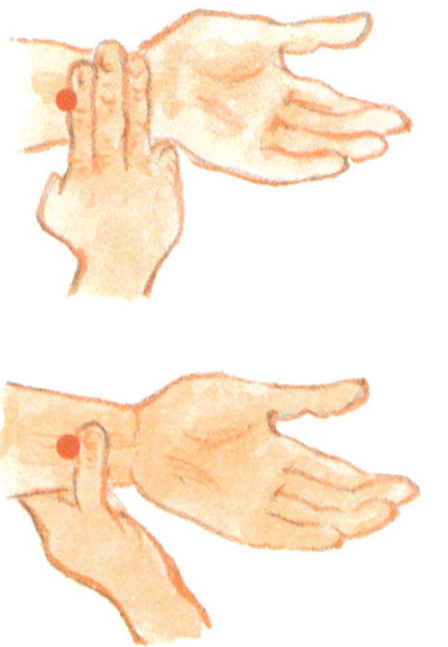

Gongsun-Punkt

Der Gongsun befindet sich am medialen Rand des Fußes, im vorderen Bereich unterhalb des 1. Mittelfußknochens. Rund um den Gongsun kannst Du Deinen Schmerzpunkt durch Drücken finden. Akupressiere diesen Punkt zweimal pro Tag für jeweils 5 Minuten. Wende dabei so viel Kraft an, wie Du aushältst. Bei Magenschmerzen wird sich der Punkt verhärten und ist entsprechend schmerzempfindlich, wenn er gedrückt wird. Versuche trotzdem, die Akupressur stetig zu praktizieren. Das wird die Magenschmerzen lindern.

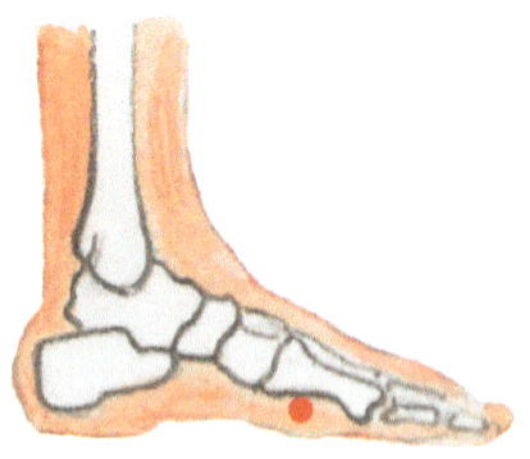

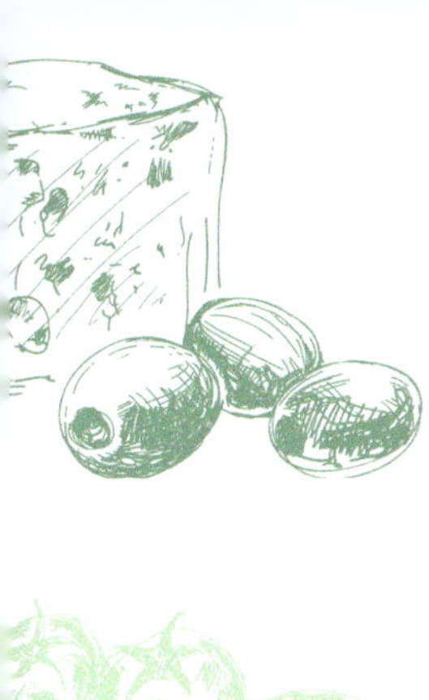

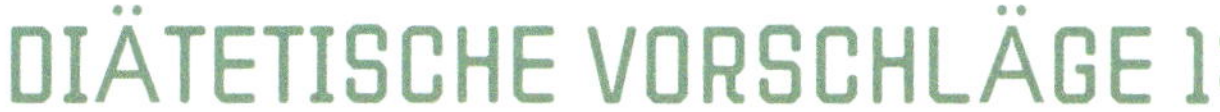

DIÄTETISCHE VORSCHLÄGE 1:

- Vitamin B1 fördert Magen- und Darmaktivitäten, hilft Magenschmerzen zu lindern und die Magen-Darm-Funktion zu regulieren.

- Vitamin E unterstützt die Behandlung von Magengeschwüren.

- Jeden Morgen auf nüchternen Magen etwas Honig zu sich zu nehmen hilft bei der Genesung nach Magengeschwüren.

- Frische Apfelschalen kochen und den daraus gewonnenen Tee warm trinken. Das hilft gegen saures Aufstoßen.

- Gut zerkaute rohe Erdnüsse zu essen hilft gegen Sodbrennen, Blähungen und Aufstoßen.

- Kumquats enthalten viel Vitamin C und Vitamine B1, B2. Der Verzehr von täglich 2-3 Stück hilft bei der Heilung von Magengeschwüren.

- Dämpfe eine Aubergine, reiße sie in Steifen und gib etwas Salz, Fruchtessig und Olivenöl hinzu. Der Verzehr unterstützt bei der Heilung von Magen-Darm-Entzündung.

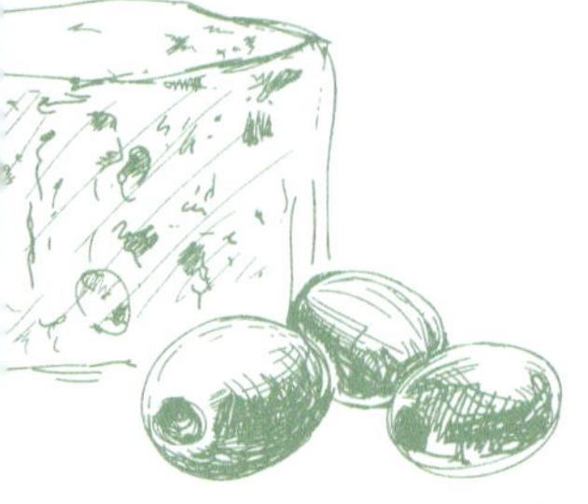

DIÄTETISCHE VORSCHLÄGE 2:

- Kraut lindert Magenschmerzen und fördert die Heilung von Magen- und Zwölffingerdarmgeschwüren. Kraut kann als Salat gegessen werden.

- Rohe Kartoffeln entsaften. Den Saft in kleinen Mengen auf nüchternen Magen trinken. Täglich 2 Gläser für 1-2 Wochen. Das hemmt Entzündungen, lindert Schwellungen und Schmerzen bei Geschwüren.

Weitere Tipps von Oma Ling

die bei der Vorbeugung und Behandlung von Magenschmerzen und -erkrankungen helfen können:

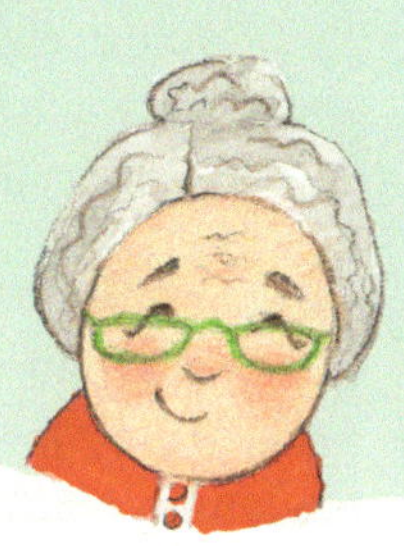

01

Bei Magenerkrankungen ist die Prävention noch wichtiger als die Behandlung selbst. Dazu gehören: Regelmäßige Mahlzeiten, ausgewogene Ernährung, mit dem Rauchen und Alkohol trinken aufhören, nicht zu scharf, zu kalt oder zu heiß essen, fettreiches und schwer Verdauliches meiden, nicht zu viel essen aber zugleich nicht mit der Diät übertreiben. Sorge für gute Schlafqualität, um Deine Abwehr zu stärken.

02

Viele Magenerkrankungen kommen von Helicobacter pylori-Infektionen. Helicobacter pylori vermehren sich im Magen leicht und werden durch Nahrungsmittel und engen Kontakt übertragen. Daher sollte bei gemeinsamen Speisen besonders auf die Hygiene geachtet werden.

03

Magenerkrankungen werden von Emotionen beeinflusst. Meide Stress und lerne, besser mit Deinen Emotionen umzugehen.

Morbus Crohn

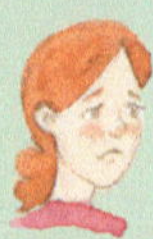

In meiner Kindheit wurde bei mir Morbus Crohn diagnostiziert. Schmerzen und Knoten im rechten Unterbauch, Durchfall und Blut im Stuhl waren die Hauptsymptome. Seitdem bin ich in Behandlung, aber eine Heilung war bis jetzt nicht möglich. Remissionsphasen und Akutphasen wechseln sich ab. Ich werde die Krankheit einfach nicht los. Jetzt bin ich Mitte zwanzig, sollte eigentlich gesund und stark sein, bin aber mager und schwach. Was sind die Ursachen von Morbus Crohn und kann man der Krankheit vorbeugen oder sie behandeln?

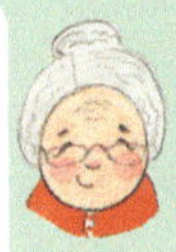

Morbus Crohn ist eine wiederkehrende Darmentzündung und eine Erkrankung des Autoimmunsystems. Die Ursachen sind noch nicht eindeutig erforscht, daher gibt es noch keine guten Vorbeugemaßnahmen und Heilungsmethoden. Die derzeitigen Behandlungsziele beschränken sich auf die Kontrolle der Krankheit, die Linderung der Symptome, die Verlängerung der Remissionsphase und die Vermeidung von Komplikationen. Die Krankheit erfordert eine langfristige, intermittierende Behandlung. Leichte Fälle können sich verbessern, schwere sind dagegen nur schwer zu heilen.

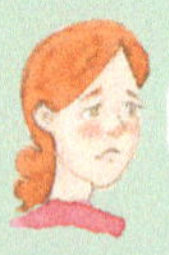

Was sind die üblichen Symptome von Morbus Crohn?

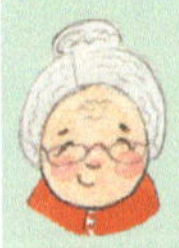

Morbus Crohn kann überall im Verdauungstrakt (vom Mund bis zum Anus) auftreten, ist aber am häufigsten im letzten Abschnitt des Dünndarms und im rechten Dickdarm anzutreffen. Er kann auch von extraintestinalen Manifestationen bei Gelenken, Haut, Augen, Mundschleimhaut und Leber begleitet werden.

Morbus Crohn

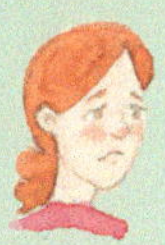

Was kann TCM gegen Morbus Crohn tun?

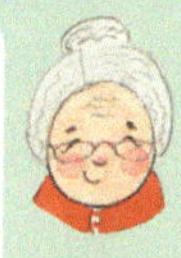

Entsprechend den verschiedenen Symptomen von Morbus Crohn und dem betroffenen Körperbereich der Erkrankung können die Akupressur- und diätetischen Therapiemethoden in den Kapiteln "Mundgeschwüre", "Übelkeit und Erbrechen", "Magenschmerzen", "Bauchschmerzen", "Durchfall" und "Hohes Fieber" dieses Buches angewendet werden, um die Behandlung zu unterstützen und die Symptome zu lindern. Deine Symptome (Schmerzen und Knoten im rechten Unterbauch, Durchfall, Blut im Stuhl) sind bei Morbus Crohn besonders häufig. Du kannst zusätzlich zu den genannten Akupunkturpunkten die folgenden behandeln:

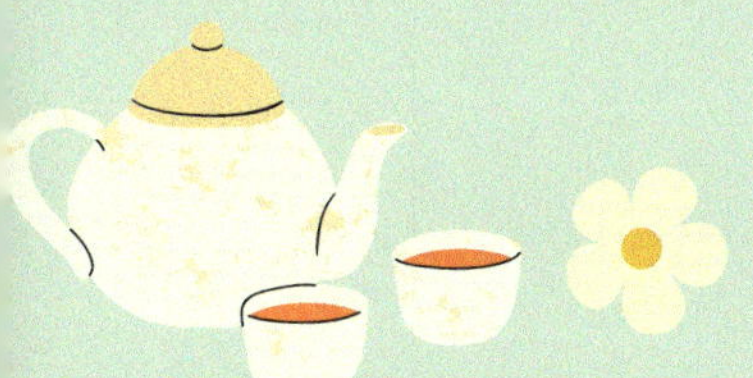

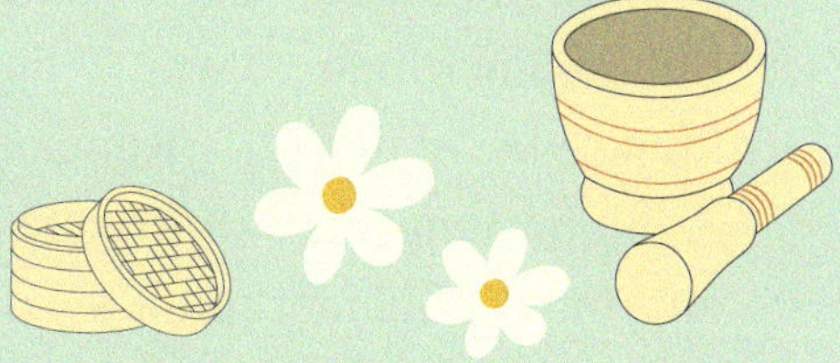

Shangjuxu-Punkt/ Xiajuxu-Punkt

Beide Akupunkturpunkte befinden sich vorne an der Außenseite der Wade, ca. eine Fingerbreite vom Schienbein entfernt. Der Shangjuxu-Punkt ist 8 Querfinger und der Xiajuxu-Punkt 12 Querfinger unterhalb des Knieknochens lokalisiert. Beide Punkte befinden sich auf dem Magenmeridian. Das Stimulieren der Punkte kann die Magen-Darm-Aktivität regulieren und Erkrankungen im Magen-Darm-Trakt wie Bauchschmerzen, Blähungen, Durchfall, Verdauungsstörungen, Appetitlosigkeit, Übelkeit, Erbrechen, Unterbauchschmerzen, Enteritis, allergische Darmentzündung, Bakterienruhr, Durchfall und Verstopfung entgegenwirken. Verwende Deine Finger oder Hilfsgegenstände wie die Rückseite eines Kamms, Zahnbürstengriff, Stiftspitze etc., um die Schmerzpunkte zu ertasten und diese anschließend zu druckmassieren. Mache diese Übung mehrmals täglich, je 3 Minuten lang. Solltest Du mehrere Schmerzpunkte finden, dann behandle sie alle, Punkt für Punkt. Diese Methode kann verschiedene Symptome bei Magen-Darm-Erkrankungen rasch lindern.

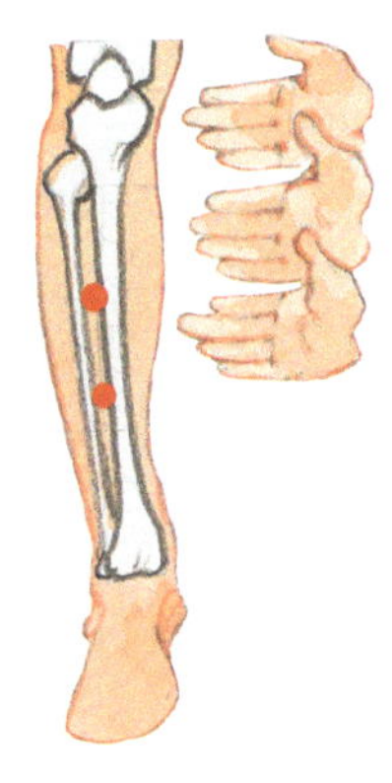

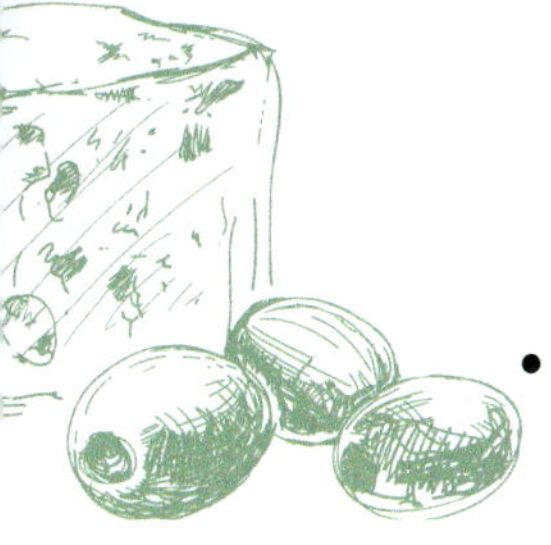

DIÄTETISCHE VORSCHLÄGE 1:

- Die richtige Diät ist sehr wichtig für Menschen mit Morbus Crohn: In beschwerdefreien Zeiten (Remissionsphasen) hilft eine entzündungshemmende Diät, die Immunabwehr des Darmsystems zu stärken. Mit Aufnahme ausreichender Ballaststoffe und leichter Ernährung mit Probiotika kann die Barrierefunktion der Darmschleimhaut unterstützt und der nächste Krankheitsausbruch hinausgezögert werden. In Anfallszeiten (Akutphasen) sollten faserige Lebensmittel vermieden werden.

- Aufgrund von Veränderungen in der Darmwand neigen Patienten mit Morbus Crohn zur Unterernährung. Deshalb sind geeignete Diäten als Ergänzung wichtig. Fische, Eier und Sojaprodukte sind ausgezeichnete Proteinquellen. Gemüse, Obst, Folsäure und Vitamin B12 dürfen auch nicht fehlen.

- Äpfel, Bananen, Erbsen und Kürbis enthalten wasserlösliche Ballaststoffe, können die Häufigkeit von Durchfall reduzieren und die Dauer der Nährstoffaufnahme verlängern.

- Gute Essensgewohnheiten sind wichtig. Vermeide es, zu hungrig oder zu satt zu sein. Auf rohes, kaltes und fettiges Essen sollte ebenfalls verzichtet werden.

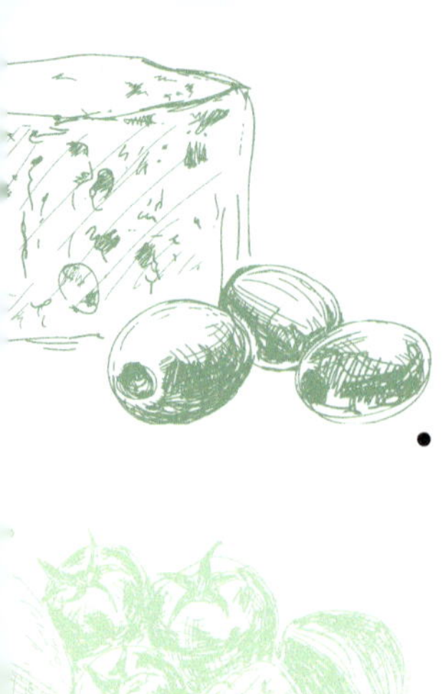

DIÄTETISCHE VORSCHLÄGE 2:

- Wenn chronischer Enteritis-Durchfall von Dehydration begleitet wird, sollte rechtzeitig für Flüssigkeitsergänzung gesorgt werden, indem Salzwasser, Gemüsesuppe, Gemüse- und Fruchtsaft getrunken wird.

- Bei Patienten, die über längere Zeit eine Hormontherapie erhalten, sollten Kalzium und Vitamin D ergänzt werden, um Knochenerkrankungen vorzubeugen.

- Rauchen ist einer der größten Risikofaktoren bei Morbus Crohn, daher ist es wichtig, mit dem Rauchen aufzuhören.

- Menschen mit Geschwüren im Verdauungstrakt können jeden Morgen eine Ingwer-Ei-Suppe essen. Rezept: Ein Ei schlagen. Drei Scheiben Ingwer in das Wasser geben und zum Kochen bringen. Mit dem kochenden Wasser das Ei aufgießen und fertig ist die Suppe. Nach Belieben salzen oder zuckern. Das wärmt den Magen-Darm-Trakt und lässt die Geschwüroberfläche schneller verheilen.

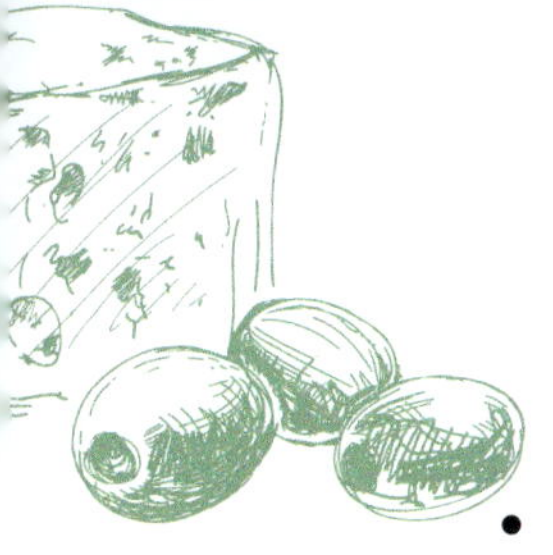

DIÄTETISCHE VORSCHLÄGE 3:

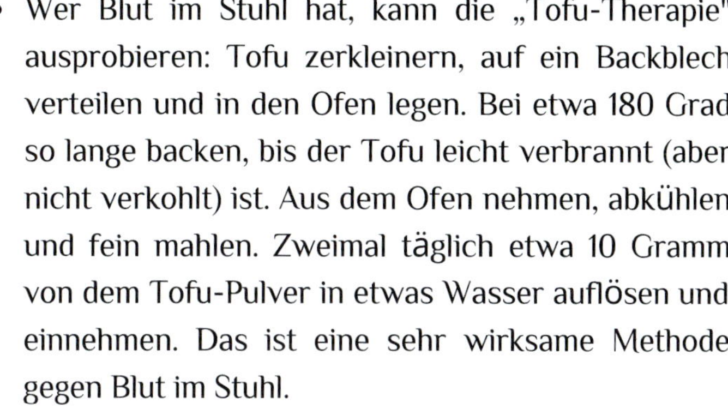

- Wer Blut im Stuhl hat, kann die „Tofu-Therapie" ausprobieren: Tofu zerkleinern, auf ein Backblech verteilen und in den Ofen legen. Bei etwa 180 Grad so lange backen, bis der Tofu leicht verbrannt (aber nicht verkohlt) ist. Aus dem Ofen nehmen, abkühlen und fein mahlen. Zweimal täglich etwa 10 Gramm von dem Tofu-Pulver in etwas Wasser auflösen und einnehmen. Das ist eine sehr wirksame Methode gegen Blut im Stuhl.

Weitere Tipps von Oma Ling

die bei Morbus Crohn helfen können:

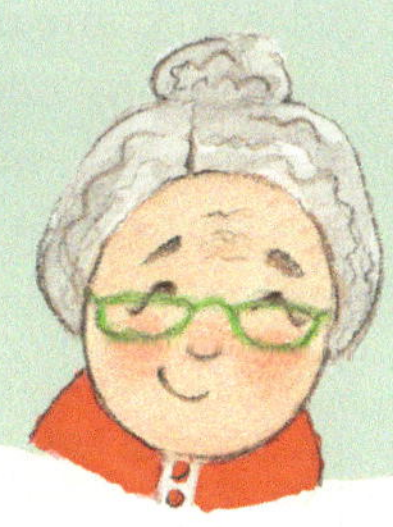

01

Morbus Crohn ist eine gastrointestinale Erkrankung ohne klare Ursachen und sollte daher unbedingt rechtzeitig untersucht und behandelt werden, um Komplikationen wie akute Darmperforation, rektale Läsionen und einen etwaigen Darmverschluss zu vermeiden. Knoten im Unterbauch müssen auf Quelle und Art (gutartig oder bösartig) kontrolliert und wenn notwendig chirurgisch entfernt werden.

02

Morbus Crohn verursacht psychischen Stress, der wiederum den Zustand der Krankheit verschlimmert. Daher ist eine positive Einstellung essenziell. Hobbys, Körperbetätigungen, Interaktionen mit Familie und Freunden tragen zur Entspannung bei. Wenn nötig, sollte für die professionelle Begleitung ein Psychotherapeut konsultiert werden.

Bauchschmerzen

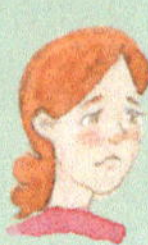

Ich habe oft Bauchschmerzen, kenne aber die Ursache nicht. Ich reise gern. Unterwegs Bauchschmerzen zu bekommen, nicht zu wissen warum, auch keinen Arzt in der Nähe zu haben, ist sehr lästig. Kann ich mir mit TCM-Methoden selbst helfen?

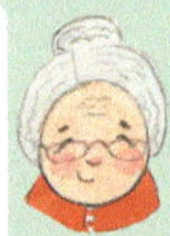

Die Ursachen von Bauchschmerzen sind sehr komplex. Magen-Darm-Erkrankungen, hepatobiliäre Erkrankungen, Harnwegsinfektionen, oder gynäkologische Erkrankungen können Bauchschmerzen verursachen. Bei häufigen Bauchschmerzen sollte man sich unbedingt untersuchen lassen (Ultraschall, Magen-Darm-Spiegelung), damit die diagnostizierte Krankheit gezielt behandelt werden kann. Bevor die Ursache geklärt ist, kannst Du im Notfall die Schmerzen lindern, indem Du folgende Punkte akupressierst:

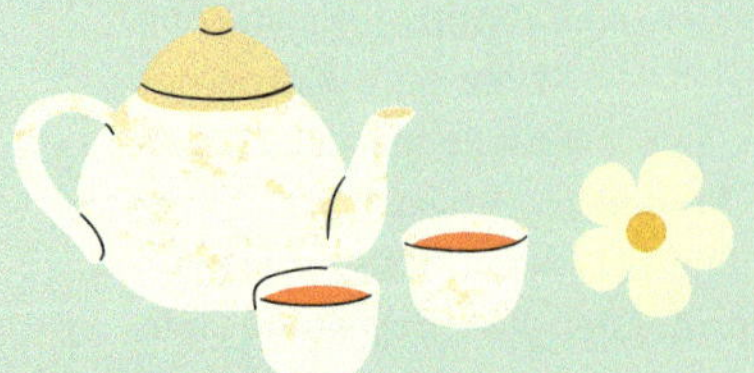

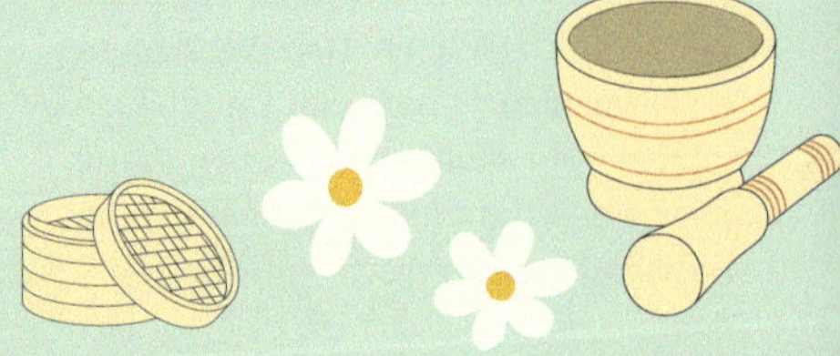

Zusanli-Punkt

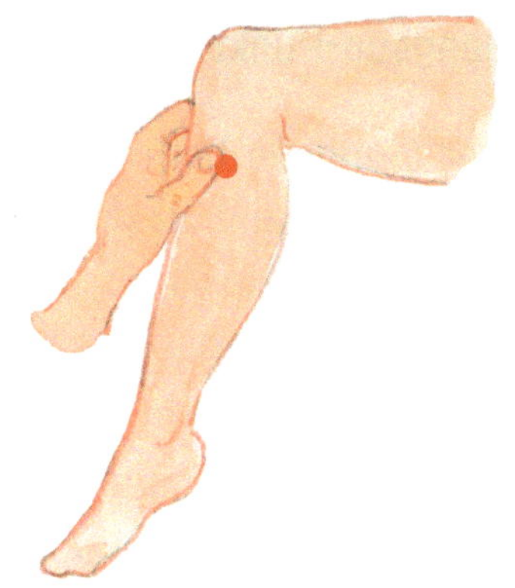

Der Zusanli befindet sich vier Querfinger unterhalb der Kniescheibe, außen, in der Vertiefung zwischen dem Schienbein und dem Wadenbein. Drücke diesen Punkt an jedem Bein drei Minuten lang (Dabei soll ein Druckschmerz deutlich spürbar sein). Das sollte gegen Magen-Darm-Probleme aller Art (Magenschmerzen, Magenkrämpfe, Blähungen, Verdauungsprobleme, Zwölffingerdarm-Geschwür, Verstopfung, Bauchschmerzen, etc.) helfen.

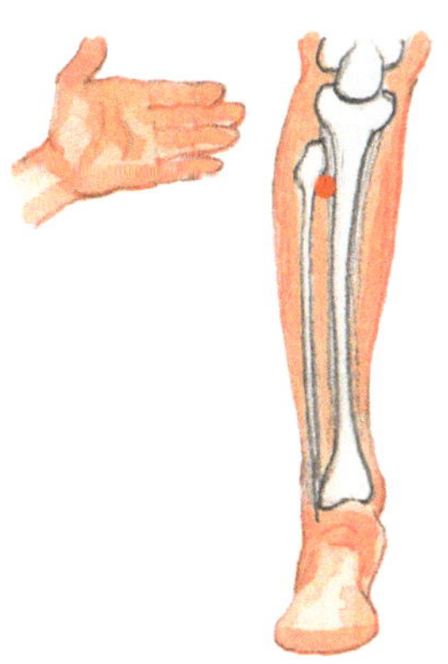

Hegu-Punkt

Der Hegu befindet sich zwischen dem 1. und 2. Mittelhandknochen. Drücke den Muskel unter dem 2. Mittelhandknochen gegen den Mittelhandknochen. Ertaste den Schmertpunkte und akupressiere ihn 3 Minuten lang. Die Bauchschmerzen sollten rasch nachlassen.

Achtung: Bei Schwangerschaft diese Methode nicht anwenden!

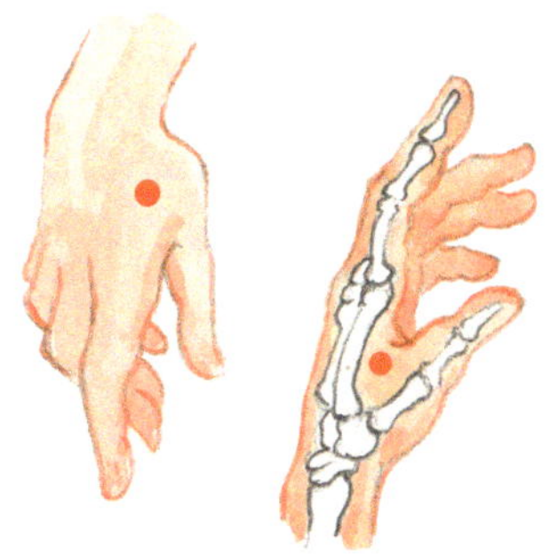

Durchfall

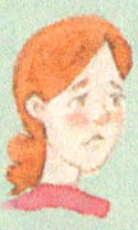

Ich habe seit vielen Jahren Durchfall aufgrund von Morbus Crohn. Meine Frau hat seit 10 Jahren jeden Morgen von 5 bis 6 Uhr Bauchschmerzen, Darmgeräusche und Durchfall. Unser Kind, das in den Kindergarten geht, hatte gestern auch plötzlich akuten Durchfall und musste letzte Nacht 5 Mal auf die Toilette. Woran liegt es?

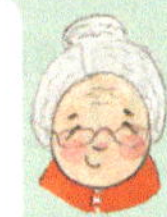

Es gibt viele Ursachen für Durchfall. Neben Darminfektionen als die häufigsten Ursachen, gibt es auch nicht-infektiöse Entzündungen (wie Morbus Crohn, Colitis ulcerosa, usw.), Darmtumoren, Dünndarmmalabsorption, abnormale Darmmotorik, medikamenteninduzierten Durchfall, morgendlichen Durchfall usw. Was Dein Kind bekommen hat, ist vermutlich der sogenannte Herbstdurchfall. Es handelt sich dabei um eine Darmentzündung, die durch eine Rotavirus-Infektion verursacht wird. Davon sind hauptsächlich Kinder betroffen. Deswegen tritt diese Krankheit meist in den Schulen und Kindergärten auf. Das ist eine selbstbegrenzte Krankheit, die mit symptomatischer Behandlung geheilt werden kann. Was Deine Frau hat, ist der sogenannte morgendliche Durchfall, der meist auf Körperimmunschwäche zurückzuführen ist. Dagegen hilft es, die Milz zu stärken und die Niere wieder mit Energie aufzufüllen. Die Krankheit verschwindet entsprechend, wenn die Konstitution verändert und die Abwehr verbessert ist. In Deinem Fall ist es schwieriger, da Morbus Crohn derzeit noch nicht komplett heilbar ist. Behandlungen dienen nur dazu, die Krankheit zu kontrollieren, Symptome zu lindern und Komplikationen zu verhindern.

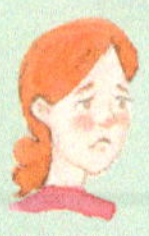

Kann ich mir mit TCM-Methoden irgendwie helfen?

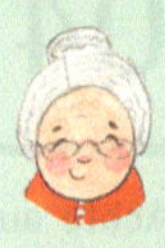

Folgende Akupunkturpunkte zu stimulieren, hilft, Durchfallsymptome zu lindern: (Achtung: Diese Methoden bei Durchfallerkrankungen im Zusammenhang mit einer Operation oder Tumoren nicht anwenden!!)

Shenque-Punkt

Der Shenque-Punkt ist exakt der Mittelpunkt des Bauchnabels. Die Shenque-Akupressur ist eine sehr wirksame Methode gegen Durchfall. Beim Durchfall den Bauchnabel mit der Handinnenfläche 3-5 Minuten lang um den Shenque-Punkt herum zu massieren, bis der Bauch warm ist.

Tianshu-Punkt

Die zwei Tianshu-Punkte befinden sich im Bauchbereich, links und rechts am Bauchnabel, jeweils drei Fingerbreiten voneinander entfernt. Tianshu-Akupressur wirkt sehr effektiv gegen Magen-Darm-Erkrankungen.

Nimm eine Sitz- oder Liegeposition ein, lege die Spitzen der Zeige-, Mittel- und Ringfinger auf die Punkte und druckmassiere 10 Minuten lang (anfangs leicht und dann etwas stärker). Nimm die Finger sanft von der Stelle. Diese Methode ermöglicht die Bildung von Stuhl. Das Drücken des Tianshu-Punktes kann Durchfall lindern, der durch unterschiedlichste Ursachen ausgelöst wird. Die Wirkung ist bei bei Morgendurchfall besonders gut.

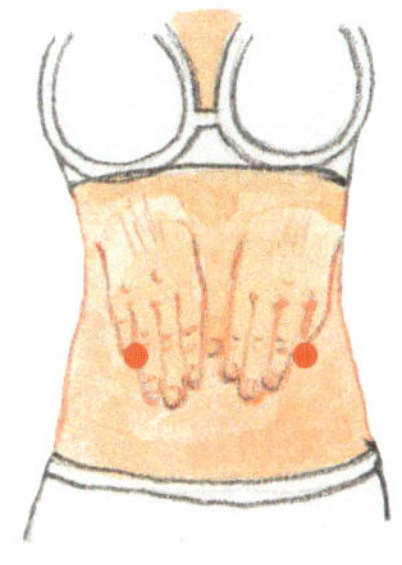

Zhixie (Antidiarrhoische)-Punkte

Dieser Punkt befindet sich auf dem Fußrücken, etwa 2 cm unterhalb der Verbindungsstelle des großen und zweiten Zehs. Ertaste den Bereich und finde den Schmerzpunkt. Nimm eine sitzende oder liegende Position ein und entspanne Dich. Atme tief ein, drücke beim langsamen Ausatmen mit dem Daumen 6 Sekunden lang fest auf den Zhixie-Punkt. Lass erst los, wenn Du ganz ausgeatmet hast. Wiederhole diese Übung 15 Mal mehrmals täglich. Der Zhixie-Punkt ist ein spezieller Akupunkturpunkt für die Behandlung von Durchfall und dient der Verbesserung der Verdauungs- und Absorptionsfunktion von Magen und Darm. Bei schwerem Durchfall lindert diese Methode schnell die Symptome.

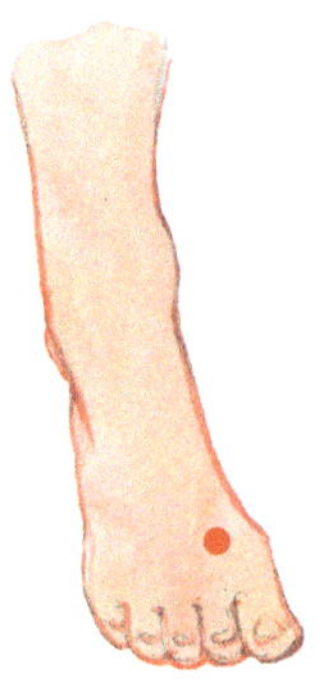

Spezialpunkt gegen Durchfall

Unterhalb des Knöchels, dort wo die Hautfarbe von dunkel zu hell übergeht, befindet sich ein Spezialbehandlungspunkt gegen Durchfall. Diesen Punkt zu stimulieren, wirkt gegen Durchfall aller Art.

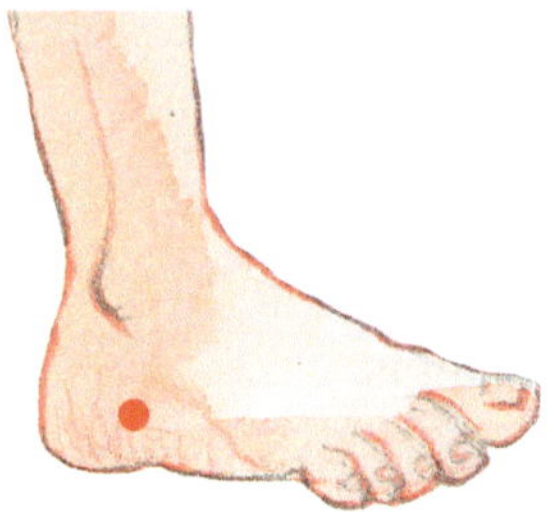

Zusanli-Punkt

Der Zusanli befindet sich vier Querfinger unterhalb der Kniescheibe, außen, in der Vertiefung zwischen dem Schienbein und dem Wadenbein.

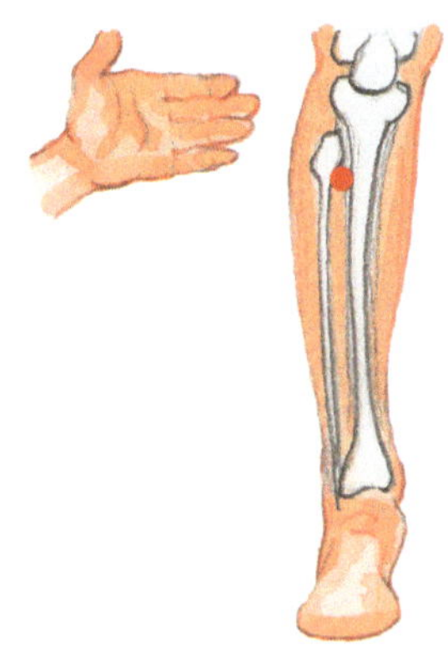

Du kannst den Zusanli mit Deinen Fingern, aber auch mit Hilfsgegenständen wie einem Massagestab, Zahnbürstengriff, Kamm oder Stift stimulieren. Drücke diesen Punkt an jedem Bein für 3 Minuten .

und wiederhole diese Übung mehrmals pro Tag. Das Drücken des Zusanli-Punktes für etwa 3 Minuten, mehrmals täglich, kann akute und chronische Durchfälle lindern, die durch verschiedene Ursachen verursacht werden

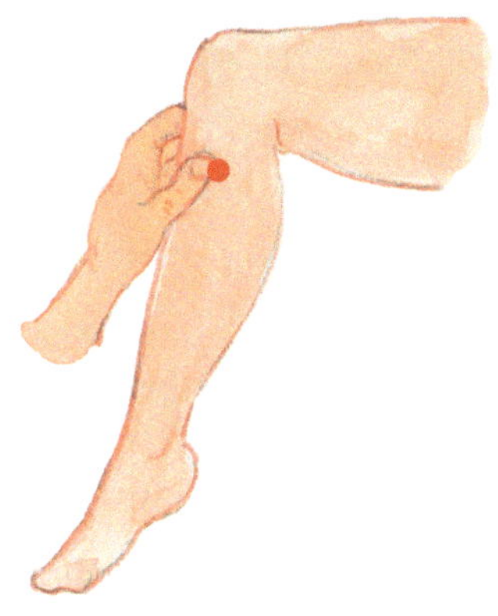

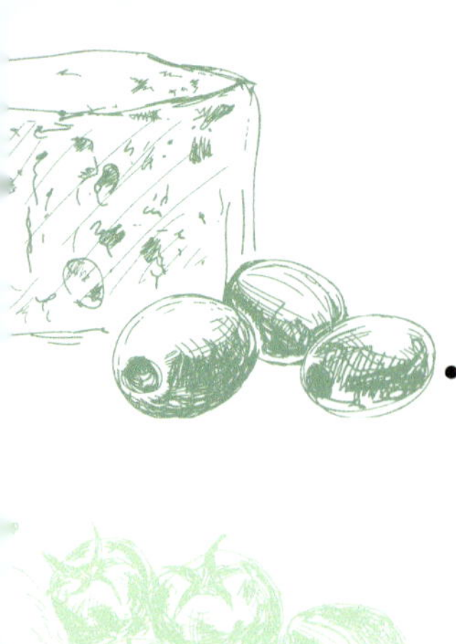

DIÄTETISCHE VORSCHLÄGE 1:

- 2 Knoblauchzehen zerdrücken und mit 250g braun geröstetem Salz vermischen. 2,5L kochendes Wasser dazugeben und gut verrühren. Täglich 4 Mal je 5ml der Flüssigkeit trinken, kann Erbrechen und Durchfall rasch stoppen. (Diese Methode ist nur für Erwachsene geeignet!)

- 15g getrocknete Granatapfelschale zu Tee einkochen und nach Bedarf etwas süßen. Trinke den Tee 2 Mal pro Tag. Alternativ kannst Du getrocknete Granatapfelschale zu einem Pulver mahlen, etwas braunen Zucker dazugeben und täglich etwas löffeln. Diese Methoden lindern Durchfall aller Art.

- 100g Ingwer, 5g Teeblätter und 800ml Wasser in einem Topf zum Kochen bringen und köcheln lassen, bis sich die Menge der Flüssigkeit auf 500ml reduziert hat. 15ml Essig dazugeben. Den Tee in drei Portionen teilen und auf 3 Mal innerhalb eines Tages trinken. Diese Methode stoppt Durchfall und lindert Bauchschmerzen.

- Apfelmus hilft gegen Durchfall bei Säuglingen und Kleinkindern. Äpfel schälen und entkernen, kochen und pürieren. Jedes Mal die Menge von 1-1,5 Äpfeln mehrmals täglich füttern und dabei möglichst auf andere Lebensmittel verzichten. Nach dem Ausklingen des Durchfalls kann allmählich wieder normale Nahrung aufgenommen werden.

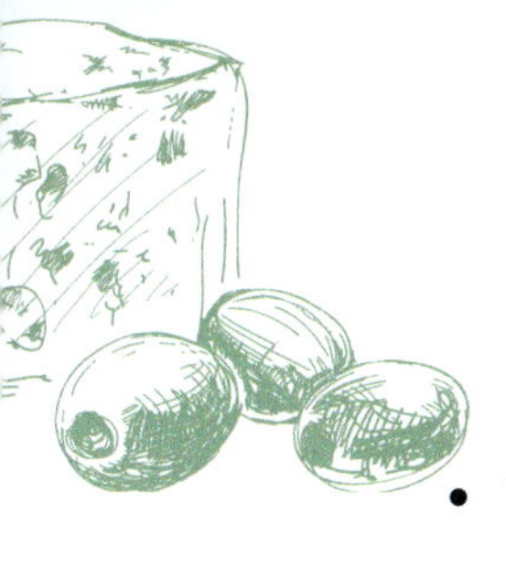

DIÄTETISCHE VORSCHLÄGE 2:

- Tee hat antibakterielle und antidiarrhoische Wirkung. Schwarzen oder grünen Tee (5g Teeblätter oder 2 Teebeutel) kochen, etwas braunen Zucker hinzufügen, weiter kochen bis die Teeblätter geschwärzt sind, abkühlen und trinken. Dieser Tee hat eine sehr gute Wirkung gegen Durchfall, besonders solchen, der durch unreine Lebensmittel verursacht wird.

- 120g frische Rettich-Blätter und 30g getrocknete Orangenschale in ca. 1L Wasser zur Suppe kochen. Köcheln lassen, bis sich die Menge der Flüssigkeit auf die Hälfte reduziert hat. In zwei Portionen teilen und an einem Tag trinken. Mache das 2-3 Tage hintereinander, dann sollte der Durchfall aufhören.

- Ein Stück leicht verbranntes Brot zerkleinern, etwas braunen Zucker hinzufügen, in drei Portionen aufgeteilt in heißem Wasser auflösen und an einem Tag verzehren. Das kann Durchfall rasch stoppen.

- 50-80ml Essig in einer Pfanne erhitzen, 2 Eier zerschlagen und dazugeben. Eier und Essig ein paar Minuten in der Pfanne kochen und herausnehmen. Die Eier essen und den Essig trinken. Diese Methode wirkt gegen Bauchschmerzen und Durchfall, insbesondere, den durch akute Enteritis verursachten Durchfall.

Weitere Tipps von Oma Ling

gegen Durchfall:

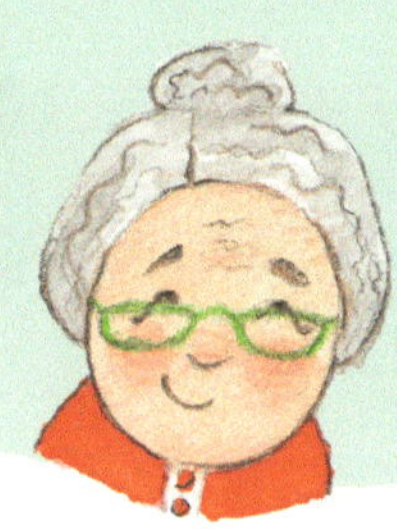

01

Bei Durchfall sollte übermäßiges Essen vermieden werden. Rohe, kalte, fettige und würzige Gerichte sind zu vermeiden. Stattdessen sollte lediglich leicht verdauliche Nahrung bevorzugt und auf ausreichende Flüssigkeitszufuhr geachtet werden.

02

Achte darauf, den Körper warm zu halten.

03

Bewegung verbessert Körper-Fitness und stärkt die Abwehr. Sie darf nicht fehlen.

04

Achte auf Essenshygiene. Wasche vor den Mahlzeiten und nach dem Toilettengang die Hände, spüle das Geschirr und desinfiziere regelmäßig.

Verstopfung

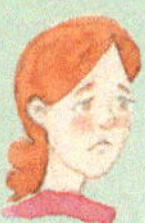

Ich leide seit langem unter Verstopfung. Ich habe nur einmal pro Woche Stuhlgang und dieser ist sehr mühsam. Mein Stuhl ist sehr trocken und ich habe oft Bauchschmerzen, Blähungen und verspüre Übelkeit. Was sind die Ursachen für langfristige Verstopfung?

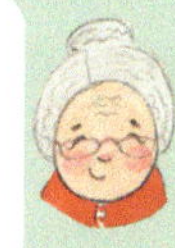

Oft wird Verstopfung durch falsche Ernährung und einen unregelmäßigen Lebensstil verursacht. Darmerkrankungen wie Darmpolypen, Darmkrebs, Darmverdrehung, Darmentzündungen und Darmoperationen können zu Verstopfung führen. Nach einer Darmoperation kann es unter anderem auch Schwierigkeiten beim Stuhlgang geben. Bei chronischer Verstopfung sollten die Ursachen abgeklärt werden, damit entsprechende Behandlungen herangezogen werden können.

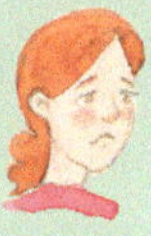

Ich habe mich untersuchen lassen. Zum Glück habe ich keine dieser Krankheiten. Es scheint so, als sei meine Verstopfung nur auf schlechte Essgewohnheiten und unregelmäßigen Stuhlgang (oft, weil ich viel arbeiten muss) zurückzuführen. Zurzeit sind Abführmittel meine einzige Rettung. Aber ist es auf Dauer nicht schädlich, Abführmittel zu nehmen?

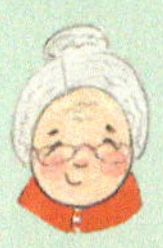

Der Darm ist das Hauptverdauungsorgan und das größte Immunorgan im menschlichen Körper. Fast 70% unserer Immunzellen befinden sich in der Darmschleimhaut. Daher kann ein unreiner Darm verschiedene Krankheiten verursachen. Die Darmgesundheit sollte durch Änderungen des Lebensstils geschützt werden und nicht durch Abführmittel. Medikamentöse Stimulation kann zur Melanosis Coli (braun bis schwarze Verfärbung der Dickdarmschleimhaut) führen, die eine potenzielle Gefahr für Darmkrebs darstellt.

Zhigou-Punkt

Der Zhigou befindet sich außen am Handgelenk, vier Fingerbreite oberhalb der Querstreifen, in der Vertiefung zwischen der Elle und Speiche. Nur derjenige Punkt mit Druckschmerz ist der richtige Akupunkturpunkt. Der Zhigou ist ein wichtiger Punkt zur Behandlung von Verstopfung. Lege die vier Finger der rechten Hand unter das Handgelenk der linken Hand, drücke mit dem Daumen auf den Zhigou und massiere sanft in großen Kreisen. Die Kraft soll in den Muskel eindringen, bis Du leichte Schmerzen spürst. Mach diese Übung mehrmals täglich jeweils 1-2 Minuten. Das kann die Symptome einer Verstopfung lindern.

Yingxiang-Punkt

Die beiden Punkte in der Vertiefung neben den Nasenflügeln heißen Yingxiang. Yingxiang ist der Ausgangspunkt des Dickdarmmeridians. Bei Verstopfung hilft es, vor dem Toilettengang Yingxiang einige Minuten lang zu druckmassieren (es soll leichte Druckschmerzen erzeugen). Das Stimulieren von Yingxiang fördert die Darm-Hirn-Reaktion und löst den Stuhldrang aus. Yingxiang mehrmals täglich 1-3 Minuten zu akupressieren, kann Symptome der Verstopfung lindern.

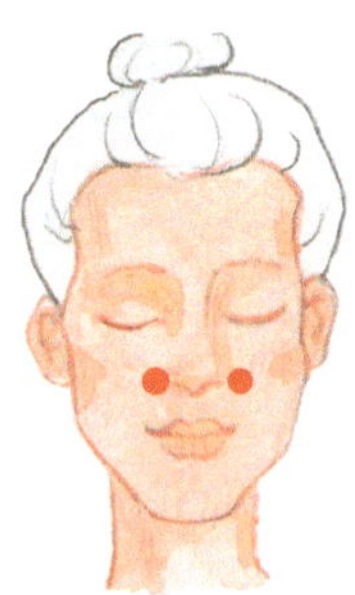

Tianshu-Punkt

Die Position des Tianshus ist beidseitig jeweils drei Querfinger vom Bauchnabel entfernt. Das Stimulieren von Tianshu kann den Darm regulieren und die Verdauung unterstützen, daher ist Tianshu ein Schlüsselpunkt im Bauchbereich. Presse Deine Finger an Tianshu, finde das Schmerzgefühl und bleibe dort 1 Minute, halte anschließend den Atem für 5-10 Sekunden an, um den Druck im Bauch zu erhöhen. Die Übung gleich mehrmals wiederholen. Am nächsten Tag sollte der Stuhlgang erleichtert sein. Nach ca. 10 Tagen sollte sich eine Stuhlgewohnheit gebildet haben.

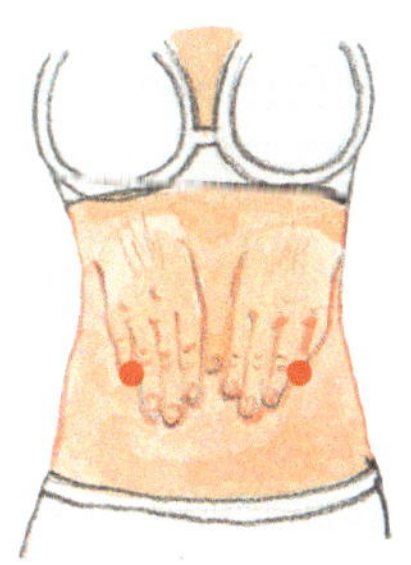

Oberer Juxu/Unterer Juxu

Diese beiden Punkte befinden sich im vorderen äußeren Teil der Wade, ein Querfinger vom Schienbein entfernt. Der obere Juxu befindet sich 8 Querfinger und der untere Juxu 12 Querfinger unterhalb des Knieknochens. Für die Behandlung kannst Du Deine Finger verwenden, oder auch Hilfsgegenstände wie einen Kamm, einen Zahnbürstengriff, einen Stift oder eine Faszienpistole. Nachdem Du die Schmerzpunkte gefunden hast, beginnst du bei Zusanli, entlang der oberen und unteren Juxu, kräftig von oben nach unten 3 Minuten lang druckzumassieren. Solltest Du mehrere Schmerzpunkte finden, behandle sie alle. Mach diese Übung mehrmals am Tag. Das kann die Verstopfung nachhaltig lösen.

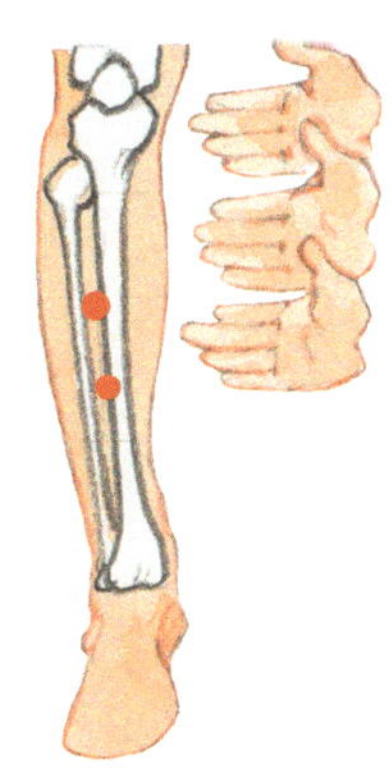

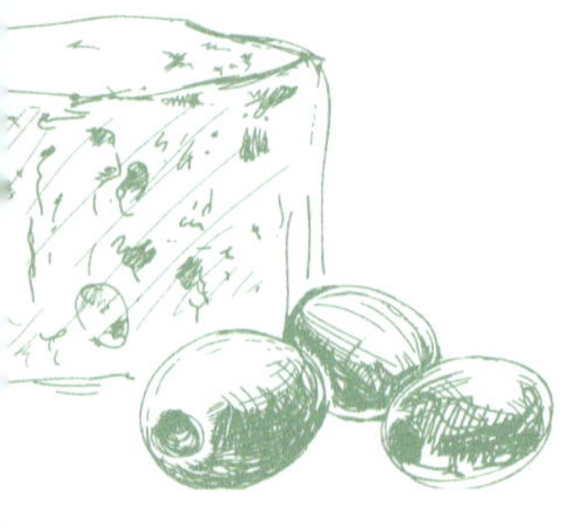

DIÄTETISCHE VORSCHLÄGE 1:

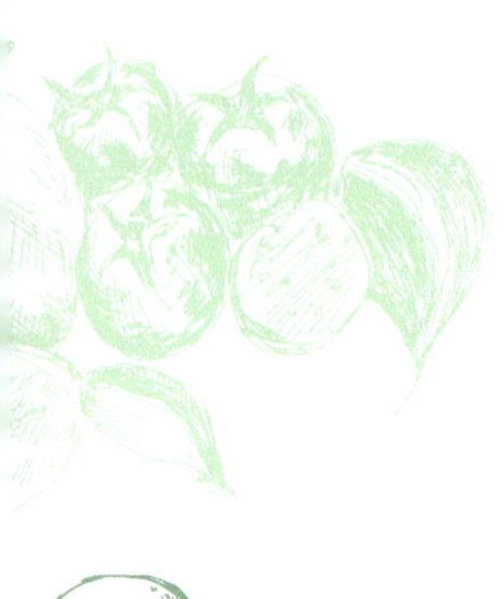

- Wassermangel im Körper kann Verstopfung verschlimmern, daher ist es wichtig, ausreichend Wasser zu trinken (vorzugsweise in kleinen Mengen, aber häufig).
- Morgens frischen Zitronensaft auf nüchternen Magen (falls zu sauer, etwas Wasser und Honig hinzufügen) trinken, löst nicht nur Verstopfung, sondern wirkt sich auch gut auf die Haut aus (besonders für Frauen zu empfehlen).

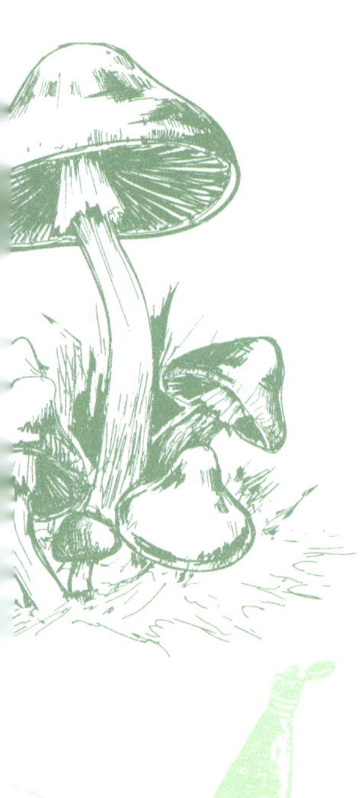

- Ein Glas leichtes Salzwasser auf nüchternen Magen am Morgen zu trinken kann Verstopfung verhindern (besonders für ältere Menschen zu empfehlen).
- Sesamöl mit Honig mischen und erhitzen. Morgens und abends einen kleinen Löffel davon trinken, hilft Verstopfung aller Art zu heilen.
- Milch mit Honig und einer kleinen Menge Jungzwiebelsaft mischen und erhitzen. Morgens ein Glas auf nüchternen Magen zu trinken, kann Gewohnheits-Verstopfung beseitigen.
- Milchsäurebakterien in Joghurt können das ökologische Gleichgewicht der Darmflora aufrechterhalten, die Darmperistaltik fördern und Verstopfung vorbeugen.

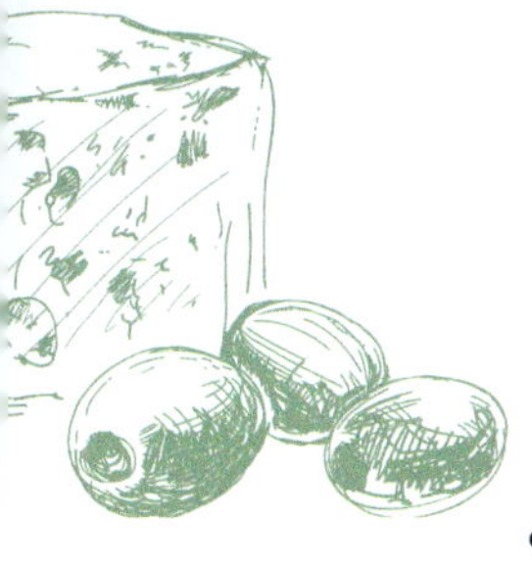

DIÄTETISCHE VORSCHLÄGE 2:

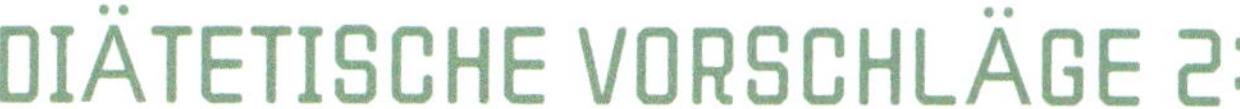

- Weißen Rettich zu kochen und zu verzehren, kann den Stuhlgang fördern.
- Kürbis dämpfen, etwas Butter und Salz dazu geben, einmal täglich verzehren. Schon nach drei Tagen wird hartnäckige Verstopfung gelindert.
- Löwenzahn ist reich an den Vitaminen A und C und an Mineralien, die die gastrointestinale Peristaltik fördern und Verstopfung verbessern können. In Salat mischen und essen.
- Getreide, Obst und Gemüse, die reich an Ballaststoffen sind, sind zu bevorzugen, da sie Verstopfung vorbeugen können.
- Kürbiskerne, schwarze Sesamsamen, Walnusskerne, Pinienkerne und Erdnusskerne rösten, vermischen, etwas Honig dazu geben und mehrmals täglich jeweils einen kleinen Löffel davon essen. Das lindert Verstopfung (besonders für Menschen mit Anämie und Unterernährung geeignet).

Weitere Tipps von Oma Ling

gegen Verstopfung:

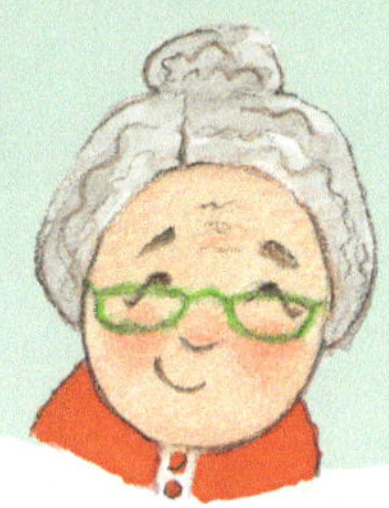

01

Gute Gewohnheiten sind wichtig. Sich regelmäßig zu entleeren, ist der erste Schritt zur Regulierung der Verstopfung. Geh täglich zur gleichen Zeit auf die Toilette, egal, ob Du Stuhldrang hast oder nicht.

02

Bewegung kann die Kontraktilität der Bauchmuskeln stärken und die Darmaktivitäten fördern.

03

Konzentration beim Stuhlgang ist wichtig. Verzichte darauf auf das Handy zu schauen. Stelle etwas unter Deine Füße (um die Knielage zu erhöhen), wenn Du auf der Toilette sitzt. Das kann den Stuhlgang erleichtern.

04

Lachen wirkt gegen Verstopfung. Lachen löst Vibration im Bauch aus, die eine Massagewirkung auf den Darm hat. Das kann die Verdauung unterstützen und Verstopfung lindern. Lachen kann auch Stress und Anspannungen abbauen. (besonders für Büroangestellte zu empfehlen)

Weitere Tipps von Oma Ling

gegen Verstopfung:

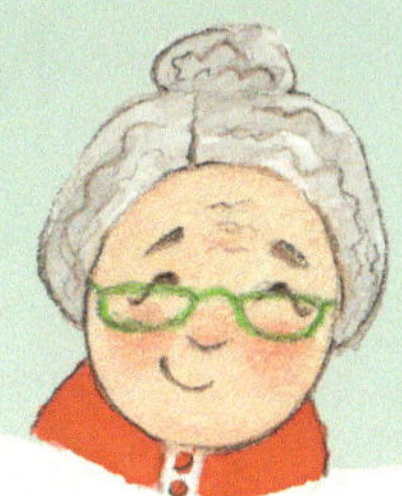

05

Bauchmassage abends und morgens: abends vor dem Schlafengehen und morgens nach dem Aufwachen die Handflächen auf den Bauchnabel legen und von rechts nach links entlang des Dickdarmverlaufs massieren. Am linken Unterbauch den Druck leicht erhöhen, so, dass leichte Schmerzen verspürt werden. Massiere 10 Minuten lang. Vor der Massage die Blase entleeren. Bei der Massage solltest Du weder zu voll noch zu hungrig sein. Schließe die Augen und entspanne Deine Muskeln. Geräusche und ein Wärmegefühl im Bauch zeigen, dass es gut wirkt.

06

Bauchmassage nach dem Essen: nach einer Mahlzeit langsam spazieren und den Bauch dabei 60–100-mal im Uhrzeigersinn sanft massieren, dabei den Anus immer wieder zusammenziehen. Da sich der Levatormuskel (Heber des Afters) im Bauch befindet, fördert die Kontraktion im Unterbauch den Stuhlgang. Wenn es die Zeit erlaubt, ist es am besten, diese Übung nach dem Frühstück zu machen, da der Dickdarm in dieser Zeit besonders aktiv ist.

07

Bauchklopfen beim Gehen: beim langsamen Gehen den Bauch mit den Fäusten rhythmisch abklopfen. Es sollte nicht wehtun. Die Geschwindigkeit sollte etwa 30 Schläge pro Minute sein. Diese Übung einmal täglich eine halbe Stunde lang zu machen, fördert den Stuhlgang.

Mandelentzündung

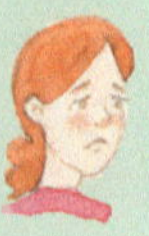

Meine Mandeln sind häufig entzündet, jedes Mal begleitet von Halsschmerzen, Schluckbeschwerden, Vereiterung und hohem Fieber. Ich bin mir nicht sicher, soll ich mir die Mandeln lieber entfernen lassen?

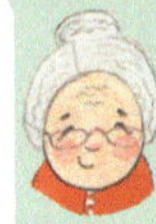

Die Mandeln sind wichtige Immunorgane des Körpers. Sie bewachen wie zwei Türen am Tor zu unseren Atemwegen den Eingang und halten Viren und Bakterien ab. Ohne sie können Bakterien und Viren viel leichter in unsere Atemwege gelangen. Daher sollen die Mandeln nicht leichtsinnig entfernt werden.

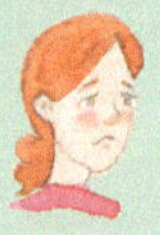

Was verursacht wiederholte Mandelentzündungen?

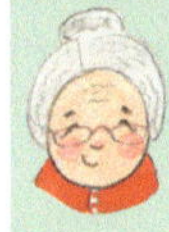

Stress, Schlafmangel, Kälte, übermäßiger Tabak- und Alkoholkonsum führen dazu, dass die Immunfähigkeit des Körpers sinkt. Bakterien und Viren nutzen die Gelegenheit, in den menschlichen Körper einzudringen und verursachen Mandelentzündungen, wenn sie in Mund und Rachen gelangen. Gelegentliche Mandelentzündungen müssen uns nicht zu sehr beunruhigen. Wenn die Mandeln aber oft entzündet sind, und Fieber, Halsschmerzen, Schluckbeschwerden und andere Symptome verursachen, sollte man doch rasch einen Arzt aufsuchen, um etwaig notwendige Behandlungen nicht zu verzögern.

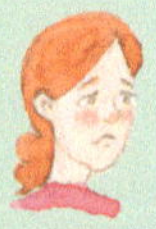

Verfügt die TCM über Methoden Mandelentzündungen zu heilen?

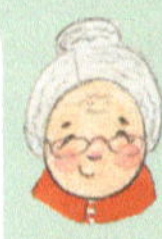

Akute Mandelentzündungen sollten mit klassischer Schulmedizin behandelt werden. TCM kann aber gut als Ergänzung zur Therapie eingesetzt werden. Die langfristige Anwendung folgender TCM-Methoden kann Mandelentzündungen lindern oder sogar heilen. Wende dafür Akupressur an den folgenden Akupunkturpunkten an.

Hegu-Punkt

Der Hegu befindet sich zwischen dem 1. und 2. Mittelhandknochen. Drücke den Muskel unter dem 2. Mittelhandknochen gegen den Mittelhandknochen. Die Akupressur des Hegu kann bei einer Mandelentzündung rasch Linderung verschaffen. Finde den Schmerzpunkt, atme aus und drücke beim Ausatmen den Hegu 6 Sekunden lang. Beim Aufhören solltest Du komplett ausgeatmet haben. Drücke den Hegu 10 Mal an jeder Hand, und wiederhole die Übung ein paar Mal pro Tag. Achtung: Bei Schwangerschaft diese Methode nicht anwenden!

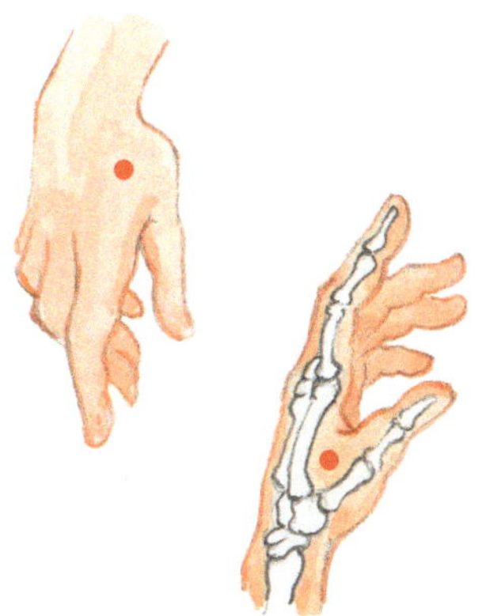

Shaoshang-Punkt

Der Shaoshang befindet sich auf der radialen Seite des Daumens, etwa 1 mm vom Nagel entfernt. Ertaste den Schmerzpunkt und kneife ihn mit dem Fingernagel der anderen Hand jeweils 1-3 Minuten lang auf beiden Händen. Wiederhole diese Übung 1-3 Mal pro Tag. Mach das so lange, bis die Symptome der Mandelentzündung gelindert sind.

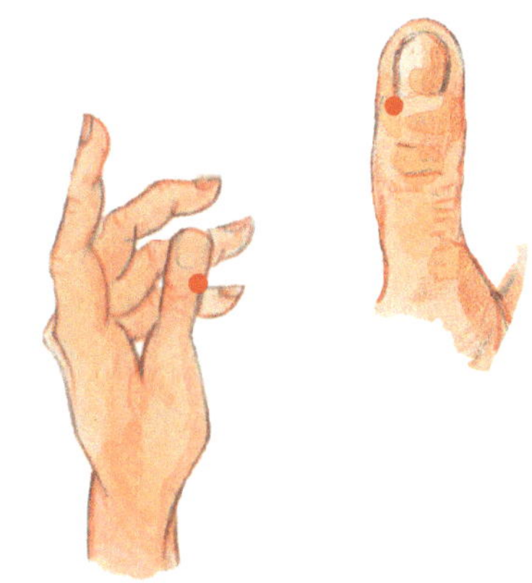

Wenn Du einen professionellen Akupunkteur in der Nähe hast, kannst Du alternativ auch einen Aderlass an Shaoshang durchführen lassen. Dazu wird der Shaoshang mit einer sterilisierten Dreikantnadel eingestochen (etwa 1 mm tief) und 1-2 Tropfen Blut herausgedrückt. Der Aderlass sollte jeden zweiten Tag durchgeführt werden. Nach 3-5 Sitzungen sollte die Mandelentzündung deutlich gelindert sein.

Houxi-Punkt

Der Houxi befindet sich an der Außenkante der Handfläche (des kleinen Fingers). Halte die Hand leicht zu einer Faust geballt. An der Stelle, an der sich eine Muskelwölbung bildet, findest Du den Houxi. Drücke den Punkt gegen das Kleinfingergelenk (es muss dabei ein klares Schmerzgefühl entstehen). Wenn Du an einem Tisch sitzt, kannst Du die Hände einfach auf die Tischkante legen und mit den Handgelenken die Hände um den Punkt hin- und her rollen. Nur, wenn Du dabei Schmerzen verspürst, ist eine stimulierende Wirkung gegeben. Diese Übung kannst Du immer und überall machen.

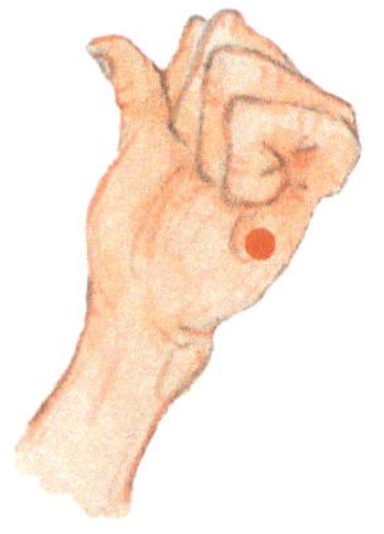

Ohrläppchen-Tonsillenreflexzone

Diese Reflexzone befindet sich in der Mitte des unteren Teils des Ohrläppchens und ist für die Behandlung von Mandelentzündung am besten geeignet.

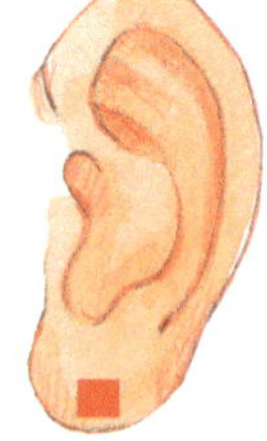

Drücke den Bereich 3 Minuten lang sanft mit einer Frequenz von 60 Mal pro Minute. Wiederhole diese Übung täglich für mindestens 10 Minuten bis die Symptome gelindert sind.

Wenn Du einen professionellen Akupunkteur in der Nähe hast, kannst Du alternativ zur Akupressur auch Aderlass an der Vene hinter dem Ohr durchführen lassen. Ablauf: Das Ohr an der Seite der Mandelentzündung warm reiben, sodass es gut durchblutet ist. Hinter dem Ohr nach der Vene suchen, mit einer sterilisierten Akupunkturnadel (0.25*25mm) eins-techen, 3-5 Tropfen Blut ausdrücken. Aderlass einmal täglich und einige Tage hintereinander durchführen lassen. Die Mandelentzündung sollte rasch verschwinden.

Fußreflexzonen der Hypophyse (Hirnanhangsdrüse), Mandeln und Lungen

Alle relevanten Reflexzonen befinden sich an der Fußsohle: Die Fußreflexzone der Hypophyse befindet sich in der Mitte der Kuppe des großen Zehs. Die Fußreflexzone der Mandeln befindet sich an den beiden Seiten im unteren Segment des großen Zehs. Die Fußlungenreflexzone der Lungen befindet sich im Übergangsbereich von den Mittelfußknochen zu den fünf Zehenknochen. Halte den Fuß mit einer Hand, drücke mit dem ersten Gelenk des Zeigefingers der anderen Hand (die Du zur Halbfaust ballst) 1 Minute lang punktuell und kraftig auf die Reflexzonen (bei der Fußreflexzone der Lungen von der Innerseite zur Außenseite). Wiederhole diese Übung täglich bis die Symptome deutlich gelindert sind.

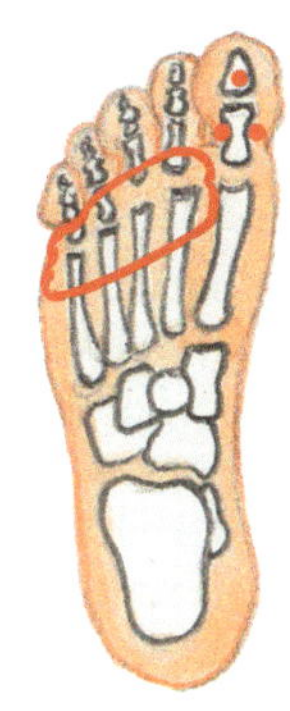

Weitere Tipps von Oma Ling

die bei einer Mandelentzündung helfen können:

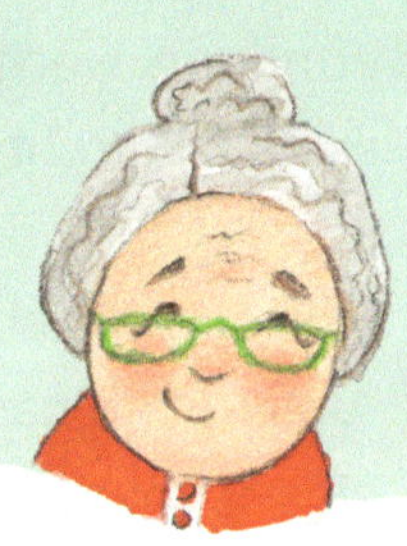

01

Warmwasser richtig zubereiten und trinken: Einen halben Liter Wasser zum Kochen bringen, 5 Minuten weiter sieden lassen, auf lauwarme Trinktemperatur abkühlen lassen und in kleiner Menge Schluck für Schluck trinken (möglichst langsam schlucken). Diese Methode hilft, Mandelentzündungen zu heilen und deren Wiederauftreten zu verhindern.

Frisch aufgekochtes Wasser könnte Mikroorganismen enthalten, die noch nicht vollständig abgetötet sind. Zu lange gekochtes Wasser (länger als 10 Minuten) wird oft „hart" und könnte koronare Herzkrankheit, Hirnblutgefäßerkrankungen und Nierensteine begünstigen. Bei 5 Minuten gekochtem Wasser hat sich die molekulare Struktur bereits verändert, das Wasser ist jedoch weiterhin sehr energetisch und gesund.

Lymphknotenschwellung

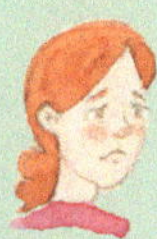

Ich habe Fieber und starke Erkältung. Meine Lymphknoten sind geschwollen. Zur Zeit nehme ich Antibiotika und antivirale Medikamente, die mir der Arzt verschrieben hat. Erkältung und Fieber sind Atemwegserkrankungen, aber wieso sind die Lymphknoten betroffen?

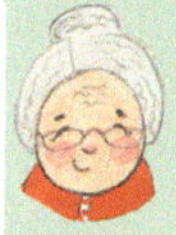

Das Lymphsystem ist ein sehr wichtiges Immunsystem des menschlichen Körpers. Seine Hauptfunktionen sind die Abtötung von Viren und Bakterien, die Ausscheidung von Abfällen, die Vorbeugung vor Krankheiten und die Verbesserung der Körperabwehr. Lymphknoten sind im ganzen Körper verteilt. Lymphflüssigkeit zirkuliert über die Lymphgefäße wie Blut im gesamten Körper. Am dichtesten sind die Lymphknoten im Hals, am Schlüsselbein, im Achsel- und Leistenbereich verteilt. Lokale Entzündungen führen daher leicht zur Schwellung an diesen Stellen.

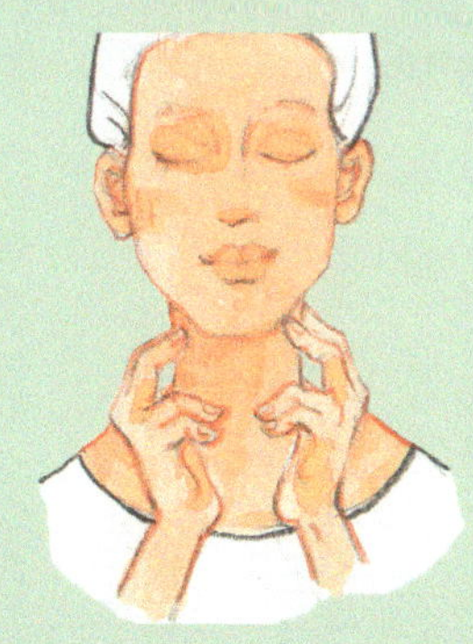

Lymphknotenschwellung

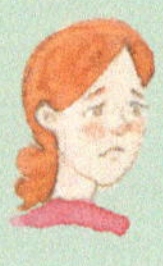

Wie behandelt man geschwollene Lymphknoten?

Es gibt unterschiedliche Ursachen für geschwollene Lymphknoten. Die Behandlungsmethoden sind entsprechend unterschiedlich. Während Entzündungen und Infektionen meist mit Antibiotika bekämpft werden, bedarf es bei Tumormetastasen einer Operation oder Radiochemotherapie. Bei SLE (Systemischer Lupus Erythematodes) kann potenziell jedes Organsystem betroffen sein, weshalb eine systematische Ganzkörper-Behandlung erforderlich ist.

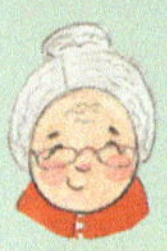

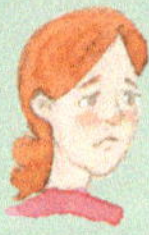

Ich bin Sängerin und habe viele Auftritte. Ein Knoten am Hals stört nicht nur beim Singen, sondern ist auch nicht ästhetisch. Kann ich mit TCM-Methoden schneller gesund werden?

Wenn Du ergänzend zu der Medikamentenbehandlung folgende Akupressur-Übungendurchführst, kannst Du den Heilungsprozess beschleunigen:

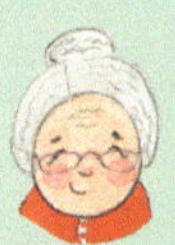

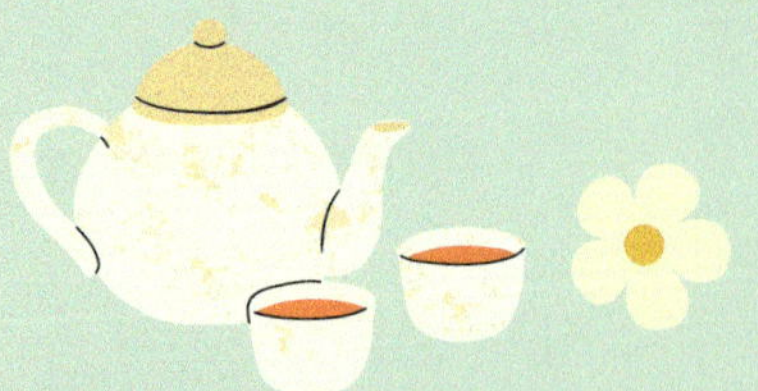

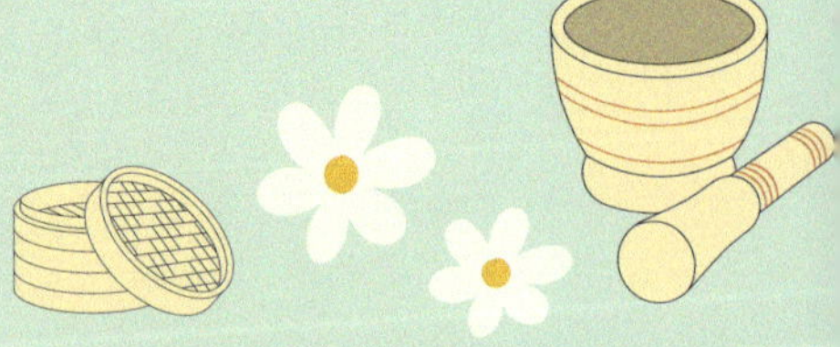

Xiaxi-Punkt

Den Xiaxi findest Du an der Außenseite des Fußes, zwischen der 4. und 5. Zehe. Drücke mit der Daumenspitze auf den Punkt und druckmassiere kreisend. Oder verwende Deinen Daumennagel, um Xiaxi zu kneifen. Atme tief ein, beim Ausatmen den Xiaxi für einige Sekunden fest kneifen und dann loslassen. Stimuliere jede Seite 2-3 Mal täglich je 5 Minuten lang. Du kannst auch einen Kugelschreiber, ein Wattestäbchen oder ein Zahnstocherbündel nehmen (immer das stumpfe Ende verwenden!), um Xiaxi zu stechen (ähnlich der Akupunktur). Bei der Xiaxi-Akupressur soll ausreichend Kraft angewendet werden (so, dass eindeutige Schmerzen spürbar sind), um die heilende Wirkung zu erzielen. Beschränke Dich dabei nicht nur auf den einen Punkt, sondern stimuliere den Bereich drum herum mit. Denk daran, immer beide Füße zu behandeln, auch wenn die Lymphknotenschwellung nur einseitig ist.

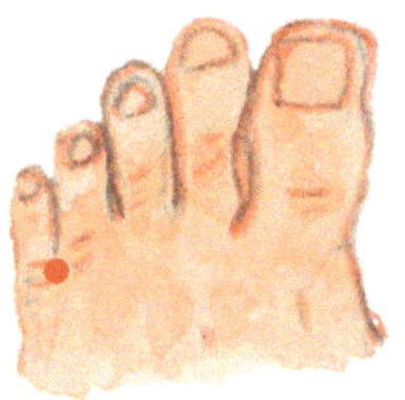

Guangming-Punkt

Der Guangming-Punkt befindet sich an der Außenseite der Wade, 6 Querfinger oberhalb des Knöchels, neben dem Schienbein.

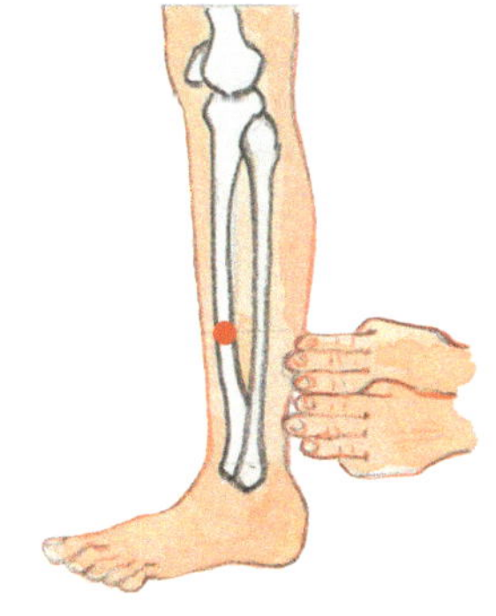

Drücke mit der Daumenkuppe oder dem Daumengelenk fest

auf den Punkt (so, dass Schmerzen entstehen) und massiere kräftig kreisend. Wiederhole die Übung zweimal täglich, je 5 Minuten pro Bein. Behandle immer beide Beine, auch wenn die Lymphknotenschwellung nur einseitig ist. Das lindert die Schwellung rasch.

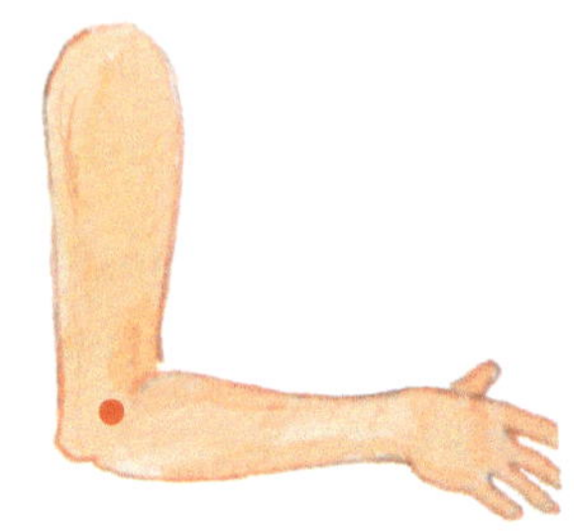

Quchi-Punkt

Sitze aufrecht und beuge den Ellenbogen um 90 Grad. In der Vertiefung am äußeren Ende der Falte zwischen Ober- und Unterarm findest Du den Quchi. Massiere den Punkt mit Zeige- und Mittelfinger kreisend, oder nur mit dem Daumen, punktuell, für etwa 3 Minuten. Wiederhole das 1-3 Mal täglich. Wende so viel Kraft an, dass Du eine Tiefe von 1 cm erreichst. Immer beide Arme behandeln, auch wenn die Lymphknotenschwellung nur einseitig ist. Das lindert rasch die Lymphknoten-Entzündung.

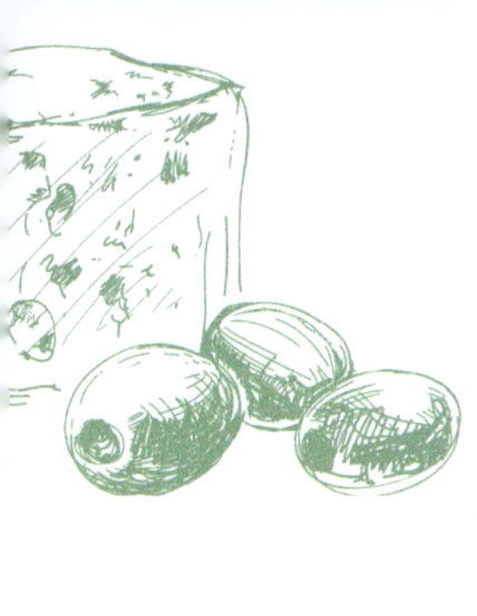

DIÄTETISCHE VORSCHLÄGE 1:

- Für einige Zeit täglich frische Taros (Asia-Shop) in einem Topf dämpfen, schälen und verzehren. Das hilft gegen Schwellungen und Entzündungen der Lymphknoten.

- Mungobohnen halb garkochen, Portulak und Japonica-Reis hinzufügen und weiterkochen. Anschließend etwas gehackte Chrysanthemen und Salz nach Geschmack hinzufügen. Diese Suppe wirkt kühlend, entgiftend und bei akuter Lymphknotenentzündung.

- Die Wasserkastanie wirkt hemmend auf Staphylococcus aureus. Eine Handvoll Wasserkastanien und etwas Japonica-Reis in einen Topf mit etwas Wasser zu einer dicken Suppe kochen. Diese Suppe zweimal täglich zu essen, zeigt gute therapeutische Wirkung auf akute Lymphangitis.

- Während der Behandlung von Lymphknotenentzündungen sollte wenigscharf und pikant gegessen werden, um die Heilung nicht negativ zu beeinträchtigen.

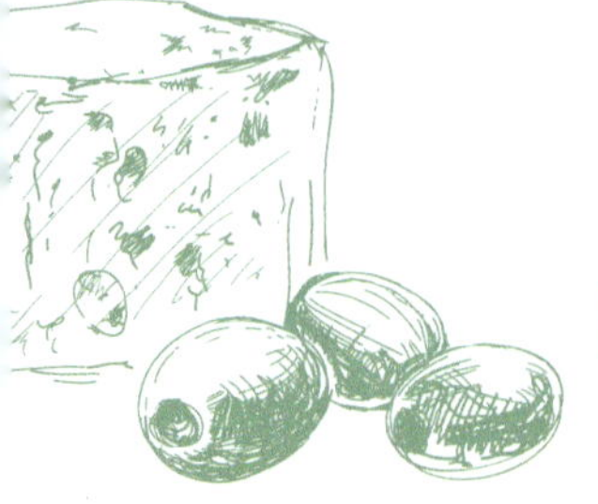

DIÄTETISCHE VORSCHLÄGE 2:

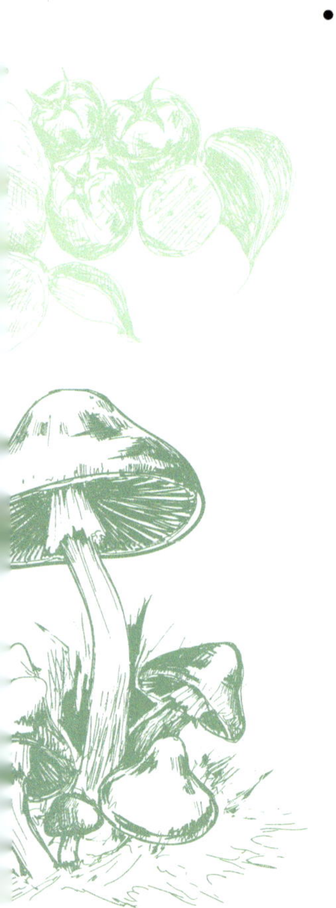

- Unkontrollierte einseitige Ernährung könnte zu Lymphomen führen. Wenn der Körper aufgrund langfristiger Ernährungsstruktur, Lebensgewohnheiten und anderer Faktoren übersäuert ist, nimmt die Körperabwehr ab, die metabolische Zirkulation verlangsamt sich, das Blut gerinnt, saurer Müll wird im Körper produziert und sammelt sich im Lymphohistiozytensystem an, was zu Krebsgewebszellen führen kann. Dagegen wirken alkalische Lebensmittel wie Spinat, Seetang, Sojabohnen, Karotten, Tomaten, Bananen, Orangen und Trauben, die das Säure-Basen-Gleichgewicht im Körper wiederherstellen können.

Weitere Tipps von Oma Ling

die bei einer Lymphknotenschwellung helfen können:

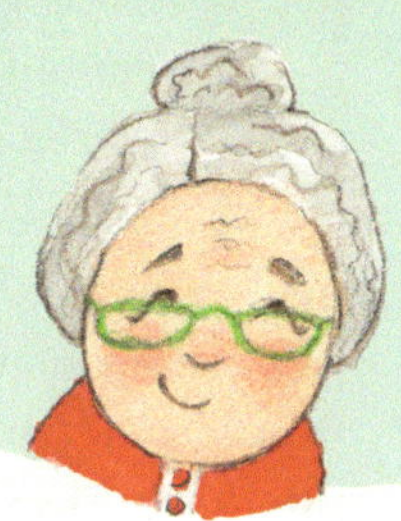

01

Bei geschwollenen Lymphknoten sollte man auf Ruhe achten und abends nicht zu lange aufbleiben.

02

Bewegung ist wichtig und verbessert die körperliche Fitness. Sie schützt auch vor Erkältungen.

03

Gute Laune ist von Vorteil. Wut, Depressionen und übermäßige Sorgen sind für das Autoimmunsystem hingegen nicht förderlich.

04

Halte Dich fern von Nikotin, Alkohol, Strahlung, Pestiziden, Lärm, flüchtigen schädlichen Gasen, sowie giftigen und schädlichen Schwermetallen.

05

Bei Schwangeren kommt es aufgrund des beschleunigten Stoffwechsels und der erhöhten Sekretion von Schweißdrüsen leicht zur Verstopfung der Achselporen und geschwollenen Achsellymphknoten. Solange keine nennenswerten Schmerzen auftreten, braucht es in der Regel keine spezielle Behandlung. Es genügt, die betroffenen Stellen zu waschen, mit warmen Kompressen zu behandeln und zu massieren.

Nierenkrankheit

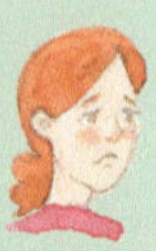

Seit kurzem habe ich schaumigen Urin, Kreuzschmerzen und mein Gesicht ist geschwollen. Der Arzt sagt, die Symptome deuten auf eine Erkrankung der Nieren hin. Was sind die ersten Anzeichen und frühen Symptome einer Nierenerkrankung?

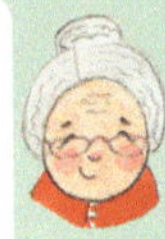

Im frühen Stadium der Nierenerkrankung kommt es oft zu Wasseransammlungen im Körper, Müdigkeit, Schwindel und Kopfschmerzen, Kreuzschmerzen, schaumigem Urin (Protein-Urin), Bluthochdruck, sowie Blut im Urin. Da die Nierenfunktion vermindert ist, können Wasser und Salz nur unzureichend aus dem Körper ausgeschieden werden, was zu Wasseransammlungen im Körper führt.

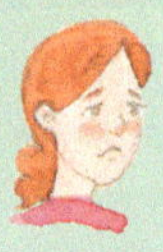

Kann eine Nierenkrankheit geheilt werden?

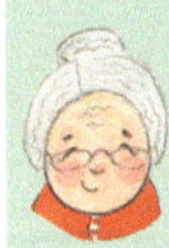

Es gibt viele Arten von Nierenerkrankungen. Ob sie geheilt werden können, hängt von der Art ab. Nierenbeckenentzündungen können schnell mit Antibiotika bekämpft werden. Während primäre Nierenkrankheiten innerhalb von 1,5-2 Jahren geheilt werden können, besteht bei diabetischer Nephropathie und Nierenversagen der Zweck der Behandlung nur darin, das Fortschreiten der Krankheit zu verzögern.

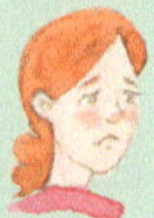

Gibt es eine Möglichkeit, Nierenerkrankungen mit TCM zu behandeln?

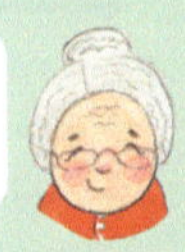

Mit Akupressur kann die Behandlung der Nierenkrankheiten unterstützt werden:

Jingling-Punkt

Der Jingling-Punkt befindet sich auf dem Handrücken, zwischen dem vierten und fünften Mittelhandknochen, ungefähr in der Mitte des Metacarpophalangealgelenks und der Querlinie des Handgelenks. Drücke den Punkt mit einem beliebigen Finger und finde die Stelle mit Druckschmerz und Taubgefühl. Bei Nierenkoliken sollte der Punkt fest genug gedrückt werden, sodass ein Taubheitsgefühl die Finger-spitzen erreicht. Das hemmt die Großhirnrinde und lindert rasch die Schmerzen. Diese Methode kann bei Nierenschmerzen angewendet werden, unabhängig davon, durch welche Nierenerkrankungen sie verursacht wurden.

Shenshu-Punkt

Die zwei Shenshu-Punkte befinden sich am Rücken, auf der Höhe des Bauchnabels. Sie sind symmetrisch links und rechts der Wirbelsäule angesiedelt und vier Querfinger voneinander entfernt. Reibe die Hände warm, lege sie sofort auf die Shenshu-Punkte und massiere die Punkte 100 Mal. Wiederhole diese Übung mehrmals täglich. Das schützt die Nieren und das Kreuz. Chronische Nierenerkrankung kann durch das Massieren von den Shenshu-Punkten gelindert werden.

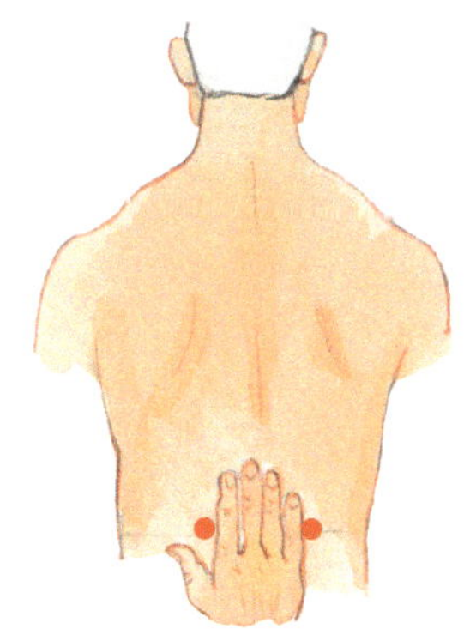

Zhongji-Punkt

Der Zhongji-Punkt liegt auf der Mittellinie am Unterbauch, etwa zwei Mal drei Querfinger unterhalb des Bauchnabels. Massiere den Punkt so fest (Du kannst mehrere Finger verwenden, um die Kraft zu stärken) und tiefgehend, dass Du im Bauch einen Widerstand spürst. Wiederhole die Behandlung täglich, jeweils für 1-3 Minuten. Die Akupressur des Zhongji kann die Nierenfunktion verbessern und Symptome wie Einnässen, häufiges Wasserlassen, Bauchschmerzen und starke Menstruationsblutung lindern, wenn sie durch Nierenerkrankungen verursacht sind.

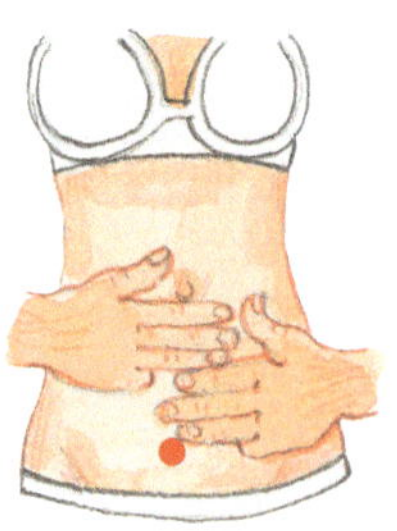

Sanyinjiao-Punkt

Auf der Innenseite der Wade, vier Querfinger oberhalb des inneren Knöchels, hinter dem Schienbein, findest Du den Sanyinjiao. Diesen Punkt 3-5 Minuten lang fest zu drücken, lindert akute Nierenschmerzen. Bei Schmerzen auf der linken Seite den Sanyinjiao am linken Fuß drücken; bei Schmerzen auf der rechten Seite den Sanyinjiao am rechten Fuß drücken.

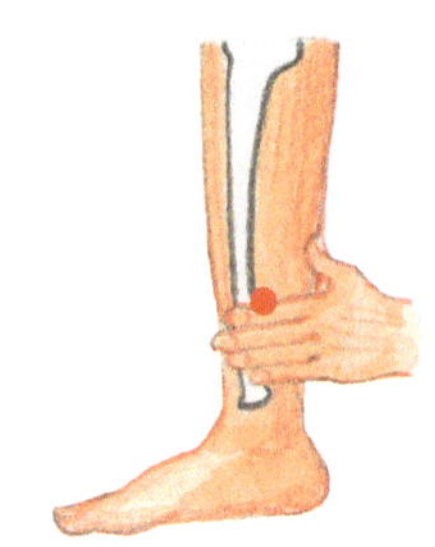

Taixi-Punkt

Den Taixi findest Du in der Vertiefung hinter dem Knöchel an der Innenseite des Fußes. An dieser Stelle ist das Pulsieren der Arterie spürbar. Die Druckmassage an Taixi kann die Nierenfunktion verbessern. Beide Seiten täglich mehrmals für jeweils 3-5 Minuten drücken. Dabei sollte neben Druckschmerz auch etwas Taubheit entstehen. Taixi ist ein Schlüsselpunkt für die Stärkung der Nieren. Akupressur an Taixi kann nicht nur Symptome bei Nierenerkrankungen (wie Kreuzschmerzen, weiche Knie, Schwindelgefühle usw.) lindern, sondern auch die allgemeine Körper-Fitness verbessern.

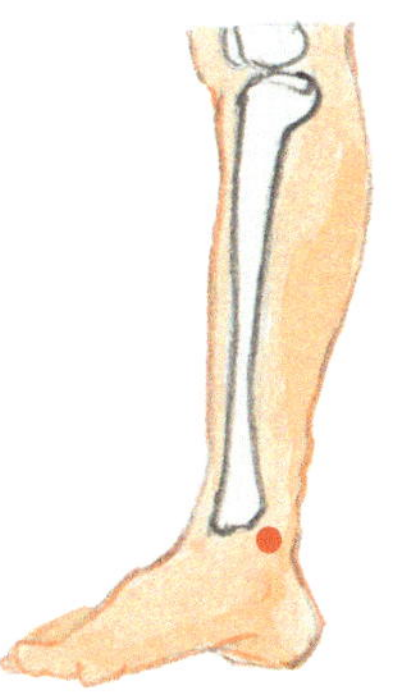

Yongquan-Punkt

Der Yongquan befindet sich zentral an der Fußsohle, auf der Höhe des oberen Drittels. Diesen Punkt oft zu reiben, stärkt die Nieren und hilft, Symptome bei Nierenerkrankungen zu lindern.

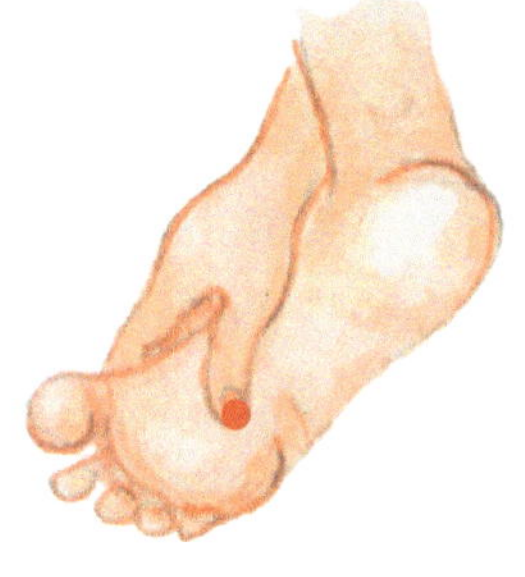

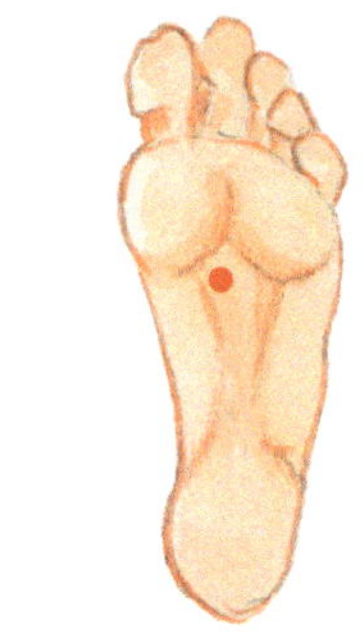

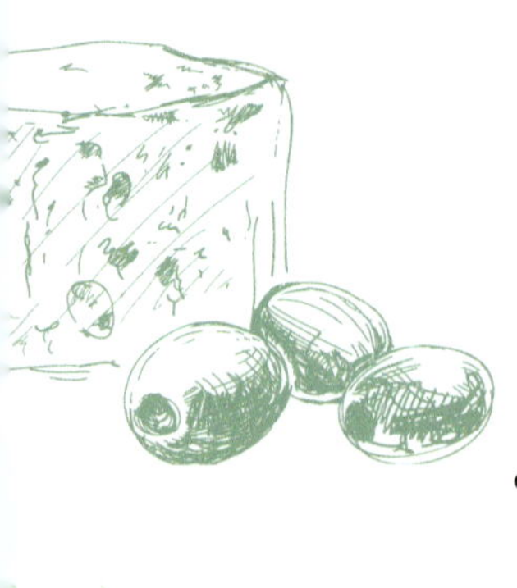

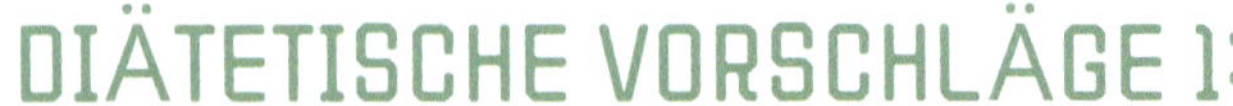

DIÄTETISCHE VORSCHLÄGE 1:

- 5 Knoblauchzehen schälen, zusammen mit 50g Mungobohnen in Wasser kochen, etwas Zucker hinzufügen, abkühlen lassen und morgens und abends auf nüchternen Magen einnehmen. Dauerhaft hilft diese Methode, die Symptome einer Nierenentzündung zu lindern.

- Wassermelonenschale fein hacken, in Wasser zum Kochen bringen und zu einer dickflüssigen Paste einkochen. 2 Mal pro Tag je 1-2 EL davon mit Wasser verdünnt einnehmen. Diese Methode unterstützt die Behandlung von akuter und chronischer Nierenentzündung langfristig.

- Je 60g Erdnüsse und Datteln nehmen, in Wasser weichkochen und abkühlen lassen. Den Tee trinken und die Erdnüsse und Datteln verzehren. Diese Methode zeigt bereits nach einer Woche positive Wirkungen bei chronischen Nieren-entzündungen.

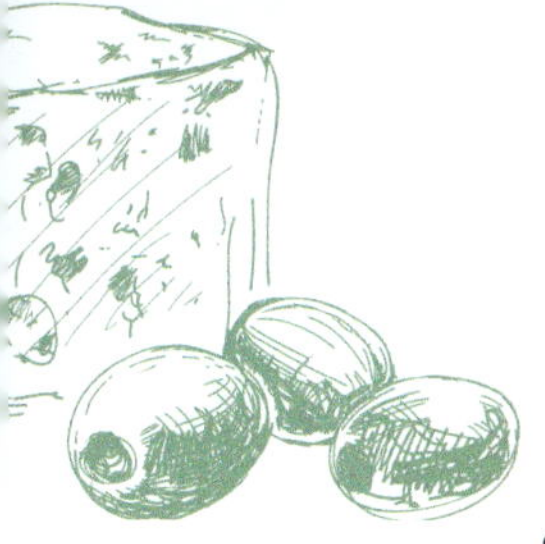

DIÄTETISCHE VORSCHLÄGE 2:

- Rote Bohnen sind reich an Vitamin B1 und B2 und wirken harntreibend. Wenn Ödeme bei Nierenerkrankungen auftreten, hilft es, rote Bohnen (gekocht, gesalzen) in großer Menge (als Hauptmahlzeiten) zu essen und zusätzlich das Kochwasser zu trinken. Diese Methode reguliert bereits nach zwei bis drei Tagen den Urin, beseitigt das Ödem und hilft auf Dauer, Nierenerkrankungen zu heilen.

- Menschen, die jjahrzehntelang an einer Nierenentzündung leiden, verlieren durch Proteinurie kontinuierlich Eiweiße. Ihr Körper kommt dann kaum nach, den Verlust einzuholen. Dagegen hilft es, täglich 50g rohe Erdnüsse (mit der roten Haut) zu verzehren. Nach etwa 40 Tagen sollte sich die Proteinurie deutlich verbessern und der Urin wieder normal werden.

- Walnüsse zermahlen, mit etwas Sesamöl vermischen und verzehren. Das löst Nierensteine auf und zeigt bei dauerhafter Anwendung eine gute Langzeitwirkung.

Weitere Tipps von Oma Ling

die bei der Prävention und Behandlung von Nierenkrankheiten helfen können:

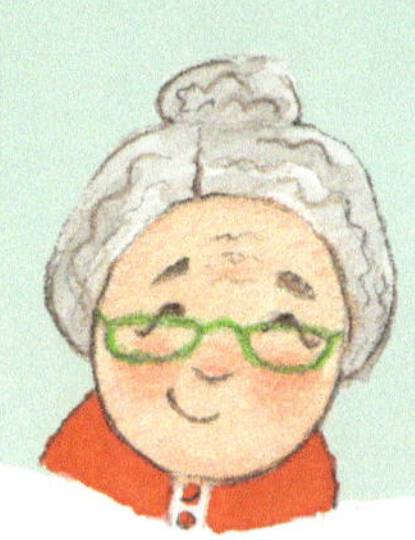

01

Achte auf Work-Life-Balance, sorge für ausreichend Erholung und Schlaf, verzichte auf Zigaretten und Alkohol, meide rohes, kaltes und scharfes Essen, kontrolliere sexuelle Aktivitäten, und meide übermäßige Nervosität.

02

Es ist wichtig Erkältungen vorzubeugen. 15-20% der Nierenerkrankungen werden durch wiederholte Erkältungen verursacht, und in etwa 20% der Fälle entwickelt sich eine Nierenerkrankung nach 10 Jahren zur Urämie.

03

Wenn bei älteren Menschen die Erkältung nicht aufhört, oder ein Ödem eintritt, sollte umgehend ein Arzt aufgesucht werden, um eine akute Nierenerkrankung auszuschließen.

Kiefergelenksfehlstellung

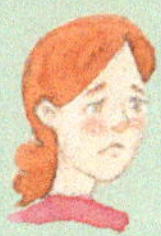

Ich bin Musiklehrerin und muss während des Unterrichts viel sprechen und singen. Seit einem Jahr leide ich unter einer Kieferfehlstellung. Ich kann meinen Mund nicht weit öffnen und traue mich nicht mehr zu lachen. Beim Sprechen und Singen habe ich Schmerzen im Gesicht und Knacken im Kiefergelenk. Da die Ursache nicht feststeht, können die Ärzte nicht viel für mich tun, außer mir entzündungshemmende Schmerzmittel zu verschreiben. Wie kann so etwas passieren?

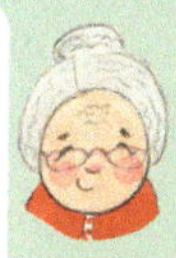

Gelenkdysfunktion (CMD) ist eine häufige orale Erkrankung, die in der Regel auf einer Seite und eher selten auf beiden Seiten auftritt. Das trifft meist junge Erwachsene, mit der höchsten Prävalenz im Alter von 20-30 Jahren. Symptome sind Schmerzen im Kiefergelenk, Knacken bei Gelenkbewegungen, Kaustörungen usw. Die Ursachen können sein: Äußere Krafteinwirkung am Kiefergelenk, zu weite Mundöffnung, unpassender Zahnersatz, angeborene Deformierung des Kiefergelenks sowie Kältereizung.

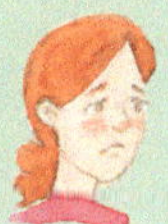

Wie lange braucht es, CMD zu heilen? Gibt es Möglichkeiten die Heilung mit TCM zu beschleunigen?

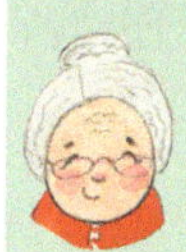

Es gibt in der Tat keine spezifischen Behandlungsmethoden gegen CMD. Oft wird mit Physiotherapie gearbeitet. Folgende Punkte zu akupressieren, kann die Behandlung unterstützen und die Heilung beschleunigen:

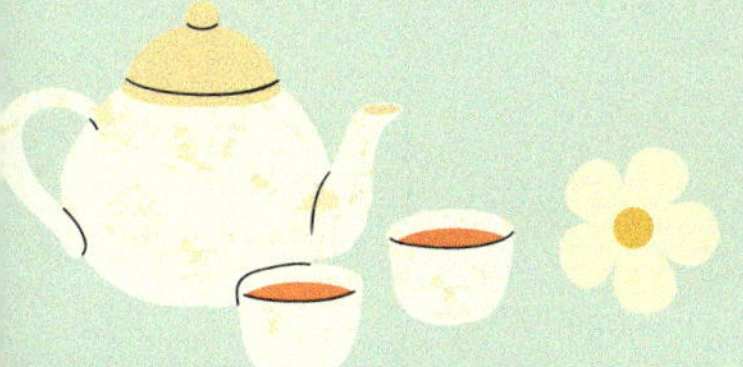

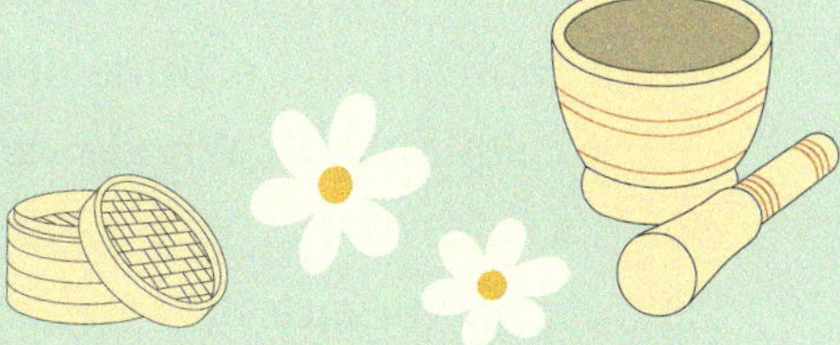

Shangguan-Punkt/Xiaguan-Punkt/Jiache-Punkt/Yifeng-Punkt

Diese vier Akupunkturpunkte sind alle im Bereich des Wangenknochens und Unterkiefers: Der Shangguan befindet sich vor dem Ohr, in der Vertiefung des oberen Randes des Wangenknochens; Der Xiaguan befindet sich vor dem Ohr, in der Vertiefung zwischen dem Wangenknochen und dem Unterkiefer (den Punkt findest Du, wenn Du den Mund schließt und die Zähne leicht zusammenbeißt); Der Jiache befindet sich etwa eine Fingerbreite vor dem Unterkieferwinkel; Der Yifeng befindet sich in der Vertiefung hinter dem Ohrläppchen.

Sitze aufrecht und drücke mit dem Zeige- oder Mittelfinger die oberen Punkte auf der betroffenen Seite, je 100 Mal. Fange sanft an und erhöhe den Druck allmählich. Wende so viel Kraft an, dass Du Schmerzen verspürst.

Massiere anschließend mit der Hand-fläche 10 Minuten lang den Bereich der Punkte, bis es sich warm anfühlt. Alternativ kannst Du auch mit einem heißen Kompressenbeutel arbeiten. Den ganzen Vorgang 1-2 Mal täglich wiederholen.
Sitze aufrecht und drücke mit dem Zeige- oder Mittelfinger die oberen Punkte auf der betroffenen Seite, je 100 Mal. Fange sanft an und erhöhe den Druck allmählich. Wende so viel Kraft an, dass Du Schmerzen verspürst.

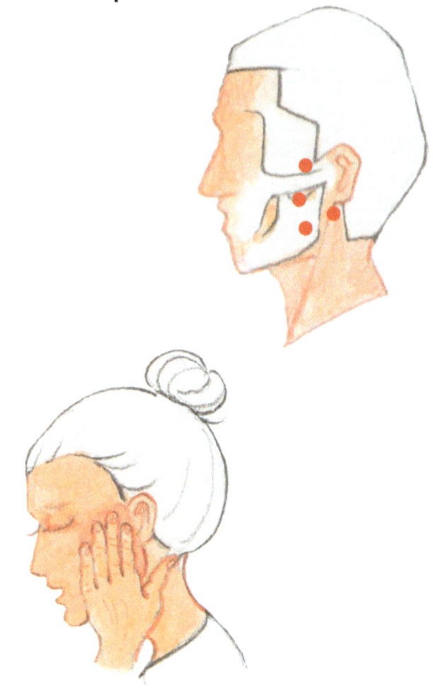

Jianjing-Punkt

Der Jianjing befindet sich etwa in der Mitte der Schulter- und Nackenlinie in einer Vertiefung. Massiere den rechten Jianjing mit der linken Hand, und den linken Jianjing mit der rechten Hand. Massiere jede Seite mehrmals täglich für etwa 1-3 Minuten.

Achtung: Diese Methode bei Schwangerschaft nicht anwenden!

Hegu-Punkt

Der Hegu befindet sich zwischen dem 1. und 2. Mittelhandknochen. Drücke den Muskel unter dem 2. Mittelhandknochen gegen den Mittelhandknochen. Behandle den Punkt an jeder Hand 1-2 Minuten lang und wiederhole dies mehrmals pro Tag.

Achtung: Bei Schwangerschaft diese Methode nicht anwenden!

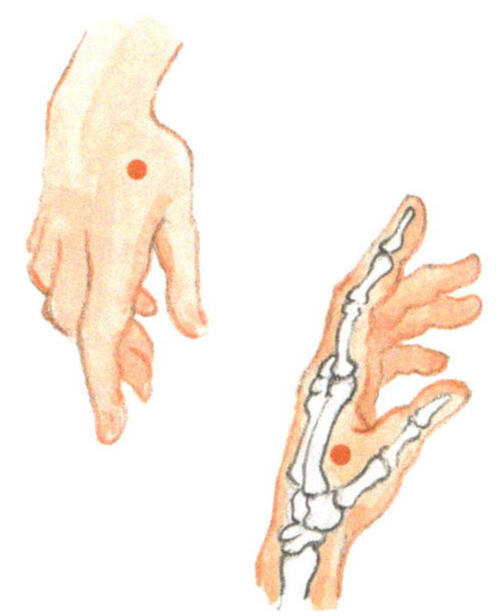

Yanglingquan-Punkt

Der Yanglingquan befindet sich auf der Außenseite der Waden, in einer Vertiefung leicht vorderhalb des Wadenbeinkopfs. Drücke den Yanglingquan auf beiden Seiten für 1-3 Minuten. Wiederhole die Übung mehrmals täglich.

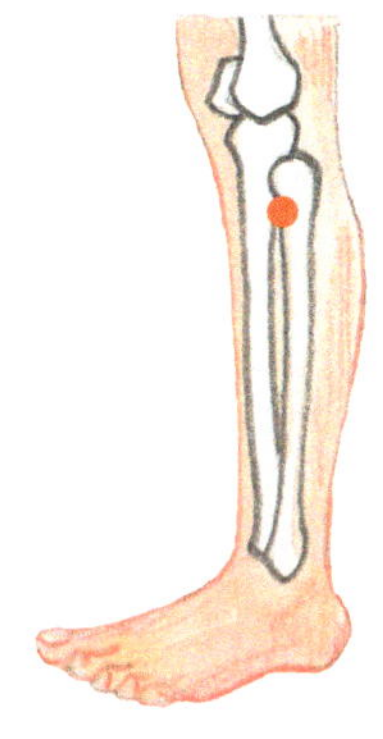

Weitere Tipps von Oma Ling

die bei einer Kiefergelenksfehlstellung helfen können:

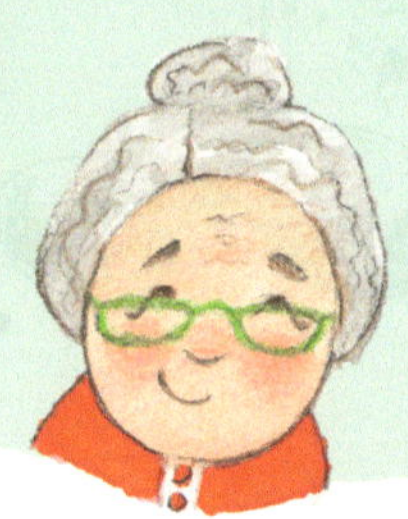

01

Beim Gähnen und Lachen drauf achten, den Mund nicht zu weit zu öffnen, um Gelenkverstauchungen zu vermeiden.

02

Es ist eine schlechte Angewohnheit, die Zähne unbewusst fest zusammenzubeißen. Wenn Du es nicht in den Griff bekommst, kannst Du Dir eine Beißschiene beim Zahnarzt anfertigen lassen, um Zahnabrieb zu vermeiden.

03

Achte drauf, nichts Hartes zu essen, nicht zu fest zu kauen, auf beiden Seiten zu kauen und nicht zu lange zu essen, da das Kiefergelenk sonst übermüdet wird.

04

Achte drauf, das Kiefergelenk warm zu halten und verwende einen Kompressenbeutel, um das Kiefergelenk zu entspannen.

05

Psychologische Faktoren sind keinesfalls zu vernachlässigen. Vermeide Stress und versuche Dich regelmäßig zu entspannen.

06

Lass die Zähne regulieren, um den Biss zu verbessern.

07

Eine Luxation oder Subluxation des Kiefergelenks sollte zuerst von einem Arzt korrigiert werden. Nach dem Eingriff zwei drei Tage lang nicht stark kauen, den Mund nicht zu weit öffnen und hartes Essen vermeiden. Danach obige Methoden verwenden, um die heilende Wirkung zu komprimieren.

Steifer Nacken

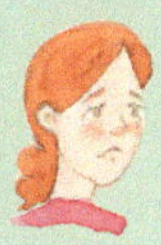

Ich bin heute Morgen mit einem steifen Hals aufgewacht. Ich kann mich nicht drehen, der Schmerz strahlt auf meine rechte Schulter und meinen rechten Arm aus, mein Hals ist nach links geneigt, ich habe Schwierigkeiten meinen rechten Arm zu heben, mich anzuziehen, Zähne zu putzen und zu essen. Es tut überall weh. Was ist mit mir los?

Du hast einen steifen Nacken, d.h. Deine Nackenmuskel-Faszien sind entzündet.

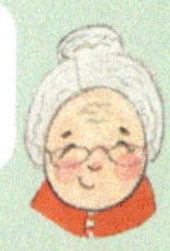

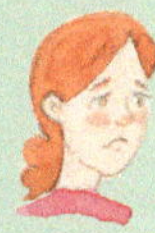

Oh... und wie entsteht so etwas?

Entweder hast Du in einer falschen Position geschlafen, oder Dein Nacken und Deine Schultern waren nicht zugedeckt und somit Kälte ausgesetzt, so dass schlechte Blutgerinnung zur Blockade in den Meridianen geführt hat.

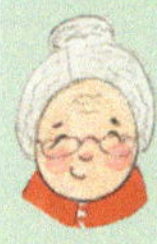

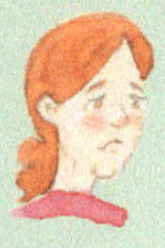

Wenn eine schlechte Schlafposition schuld war, soll ich dann einfach ein bequemeres Kissen nehmen, um das Problem zu lösen?

Ein richtiges Kopfkissen (nicht zu hoch oder zu hart) ist zwar wichtig, aber ein steifer Nacken entsteht nicht nur während des Schlafes. Blockaden in den Meridianen (durch zu dünne Kleidung, Wind, Kälte oder Regen), eine falsche Haltung im Sitzen, zu langes Sitzen oder Handy-Schauen können ebenfalls zu Krämpfen der lokalen Muskeln, Weichteile und Sehnen führen, was wiederum Nackenbeschwerden, Schmerzen und eingeschränkte Mobilität zur Folge haben kann. Das passiert meist nur auf einer Seite, manchmal sind auch beide Seiten betroffen, mit unterschiedlicher Intensität.

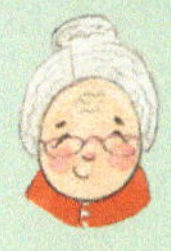

Steifer Nacken

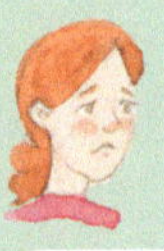

Kann ein steifer Nacken verhindert werden?

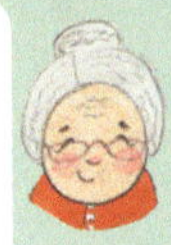

Ja, indem man mehr auf Erholung achtet, Klimaanlagen und Ventilatoren nicht über einen längeren Zeitraum verwendet, und sich vor Kälte und Feuchtigkeit schützt. Zum Schlafen sollte man sich warmhalten und die Schultern zudecken. Schwere körperliche Arbeit und das Heben von schweren Gegenständen sollten vermieden werden. Des Weiteren sollte das Kissen gut passen (weder zu weich noch zu hart, weder zu hoch noch zu niedrig), und auch die Schlafhaltung sollte korrigiert werden.

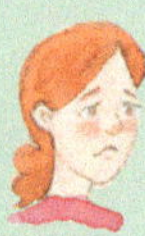

Ist ein steifer Nacken das gleiche wie das HWS-Syndrom?

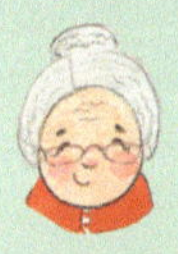

Nein, das sind zwei unterschiedliche Erkrankungen. Das HWS-Syndrom wird durch die Knochen-Alterung und Degeneration der Halswirbelsäule verursacht. Die Verengung des Wirbelkörper-Zwischenraums oder Einengung des Wirbelkanals führen zur Kompression des Knochenmarks, was eine Reihe von Nervenschäden zur Folge haben kann, wie z.B. strahlende Schmerzen in den Gliedmaßen, Muskelschwäche, Gehstörungen usw. Bei Ungewissheit ist eine genaue Untersuchung ratsam, um notwendige Behandlungen nicht zu versäumen.

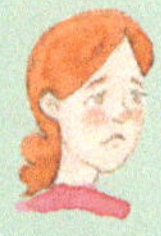

Ich bin Lehrerin. Nacken- und Armschmerzen bereiten mir beim Unterrichten große Probleme. Wie kann ich gesund werden? Kann ich mit TCM die Heilung beschleunigen?

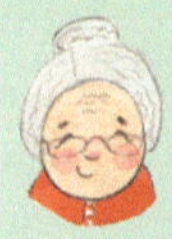

Neben Physiotherapie und medikamentöser Behandlung kannst Du das Problem mit folgenden Akupressur-Übungen schneller loswerden:

HWS-Punkt und Steifer-Nacken-Punkt

Diese zwei Akupunkturpunkte sind am Handrücken: Der HWS-Punkt befindet sich am inneren Rand des Zeigefingers (nah am Mittelfinger), zwischen dem ersten Fingerglied und dem Mittelhandknochen. Der Steife-Nacken-Punkt befindet sich zwischen dem zweiten und dem dritten Mittelhandknochen. Balle die Hand zur Halbfaust, gleite mit den Fingern der anderen Hand in den Spalt hinunter. Dort, wo eindeutige Druckschmerzen und Taubheit zu fühlen sind, findest Du den richtigen Punkt. Verwende ein Zahnstocher-Bündel, um diese beiden Punkte zu stimulieren, und drehe dabei den Kopf langsam zur Problemseite, soweit Du kannst, bleibe dort 10 Sekunden lang, und wiederhole dies 10 Mal hintereinander.

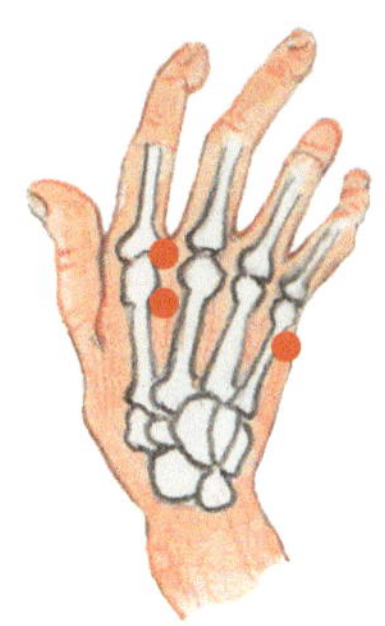

Houxi-Punkt

Der Houxi befindet sich an der Außenkante der Handfläche (des kleinen Fingers). Halte die Hand leicht zu einer Faust geballt. An der Stelle, an der sich eine Muskelwölbung bildet, findest Du den Houxi. Drücke den Punkt gegen das Kleinfingergelenk (es muss dabei ein klares Schmerzgefühl entstehen). Wenn Du an einem Tisch sitzt, kannst Du die Hände einfach auf die Tischkante legen und mit den Handgelenken die Hände um den Punkt hin- und herrollen. Drehe dabei den Kopf langsam zur Problemseite, soweit Du kannst, bleibe dort 10 Sekunden lang, und wiederhole dies 10 Mal hintereinander.

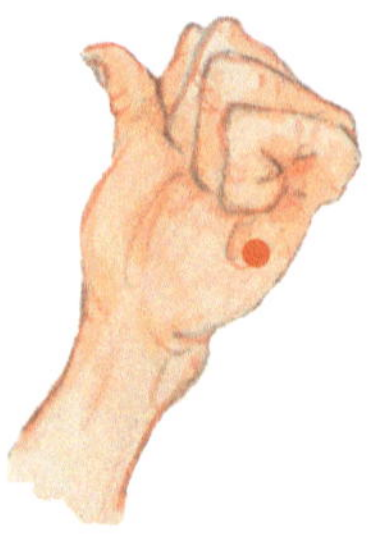

Die obigen zwei Übungen nicht mehr als 5 Mal pro Tag machen. Du wirst merken, dass Du den Kopf jedes Mal etwas weiter drehen kannst.

Fengchi-Punkt

Der Fengchi-Punkt befindet sich in den Vertiefungen parallel zu den Ohrläppchen. Sie sind auf beiden äußeren Seiten der großen Sehne am Hinterkopf zu ertasten. Massiere sie für 1-2 Minuten abwechselnd sanft und kräftig nach innen in Richtung der Nasenspitze. Wiederhole den Vorgang 3-5 Mal pro Tag.

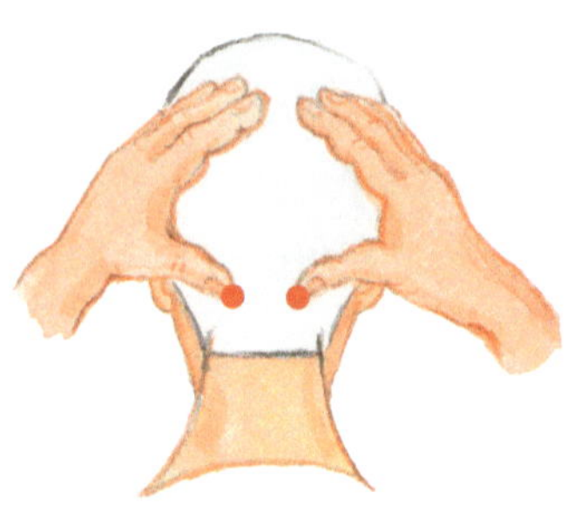

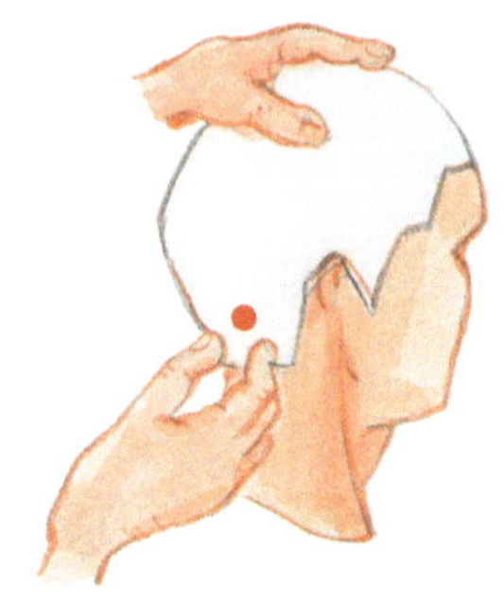

Yanglingquan-Punkt

Der Yanglingquan befindet sich auf der Außenseite der Waden, in einer Vertiefung vor dem Wadenbeinkopf. Drücke den Yanglingquan auf beiden Seiten für 1-3 Minuten. Wiederhole die Übung 3-5 Mal täglich.

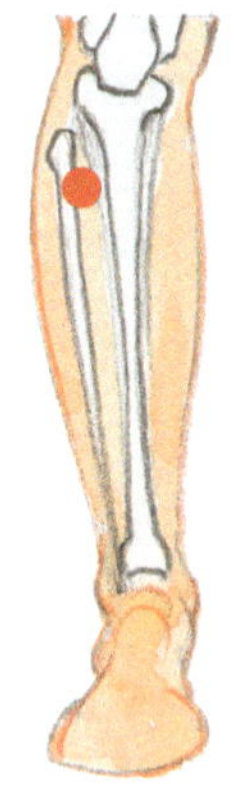

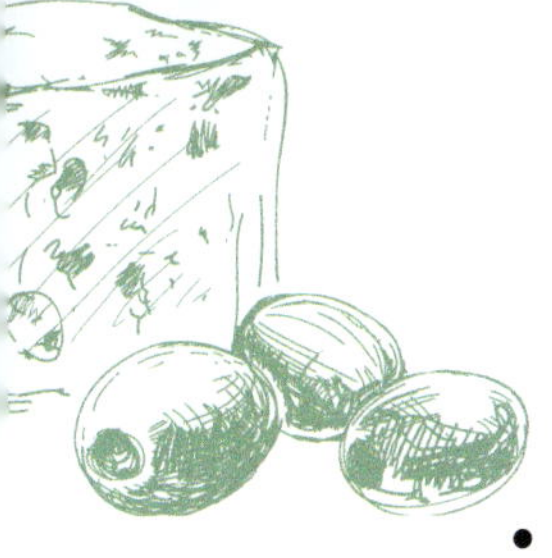

DIÄTETISCHE VORSCHLÄGE:

- Achte auf eine ausgewogene Ernährung (Kombination aus Fleisch und Gemüse), vermeide fettiges Essen. Lebensmittel, die reich an Vitaminen, Spurenelementen und Kalzium sind, wie frisches Obst und Gemüse, Milch- und Sojaprodukte, sind zu bevorzugen.

- Nimm Rücksicht auf die Verdauungskapazität von Milz, Magen und Darm, und kontrolliere die Essensmengen, die Du zu Dir nimmst.

- Handelt es sich um den durch Kälte verursachten steifen Nacken, vermeide kaltes Essen und nimm Früchte zu Dir, die den Qi-Fluss fördern, wie Orangen und Grapefruit.

- Bei wiederholt auftretendem steifen Nacken helfen Ginseng, Äpfel, Sellerie und anderes Obst und Gemüse, das Qi aufzufüllen.

- Datteln-Ingwer-Suppe: 20 Gramm Ingwer und 10 rote Datteln waschen und in einen Topf geben, braunen Zucker und etwas Wasser dazu geben, zum Kochen bringen. Die Datteln essen und die Suppe trinken. Das wärmt den Körper und löst die Verspannungen im steifen Nacken.

Weitere Tipps von Oma Ling

die bei einem steifen Nacken helfen können:

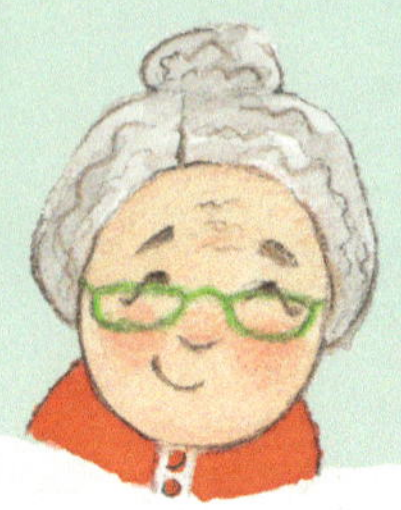

01

Den steifen Nacken nur von professionellen Masseuren oder Therapeuten behandeln lassen.

02

Ein schwerwiegender steifer Nacken könnte zur Verschiebung der Facettengelenke zwischen den Halswirbelkörpern führen, welche sehr schmerzhaft ist. In dem Fall muss zuerst durch einen Orthopäden die HWS-Stellung korrigiert werden, bevor mit Akupressur begonnen wird.

03

Bewegungstherapie: Aufrecht auf einem Stuhl sitzend zuerst den Kopf senken, bis das Kinn die Brust berührt, dann den Kopf langsam nach oben bewegen und zur Decke schauen. 3 Sekunden stillhalten, und den Kopf wieder senken. Diese Übung 20 Mal wiederholen.

04

Wenn es sich nur um einen gelegentlich steifen Nacken handelt, können die Symptome mit Akupressur gelindert werden. Wenn jedoch nach mehreren Tagen keine Besserung eintritt, oder die Symptome wiederholt auftreten, sollte zügig ein Arzt aufgesucht werden, um die HWS genau zu untersuchen.

05

Wenn eine angeborene Instabilität in der HWS vorliegt, ist es notwendig, die Nackenmuskulatur zu trainieren, auf die Haltung des Halses zu achten und die Zeitdauer zu reduzieren, in welcher der Kopf gesenkt ist, um einen steifen Nacken zu vermeiden. Darüber hinaus kann durch das Tragen einer Nackenspange, durch Massage und Physiotherapie die Nackenmuskulatur entspannt, die Muskelkraft wiederhergestellt und die Krümmung der HWS korrigiert werden.

Schultersteife

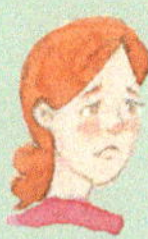

Meine rechte Schulter tut weh. Die Schmerzen sind manchmal so stark, dass ich nachts nicht schlafen kann. Ich mache alles nur noch mit dem linken Arm, weil ich den rechten Arm nicht heben kann. Die Ärzte sagen, ich habe Schultersteife. Was ist Schultersteife und warum habe ich es?

"Schultersteife", auch "gefrorene Schulter" (Frozen Shoulder), tritt häufig bei Menschen ab dem mittleren Alter auf. Sie kann durch Kälte, Fehlhaltung, langes Sitzen oder degenerative Weichteile im Schulterbereich verursacht werden.

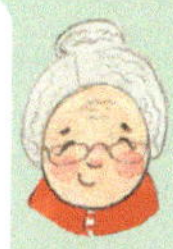

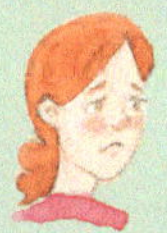

Hat TCM Möglichkeiten, gefrorene Schultern zu heilen?

Ja. Man kann gefrorene Schulter heilen, oder zumindest Symptome lindern, indem man folgende Akupunkturpunkte behandelt:

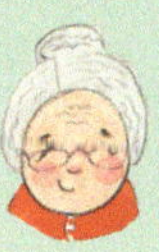

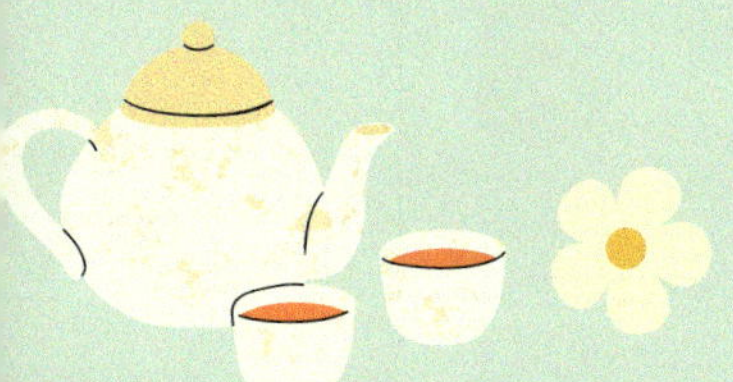

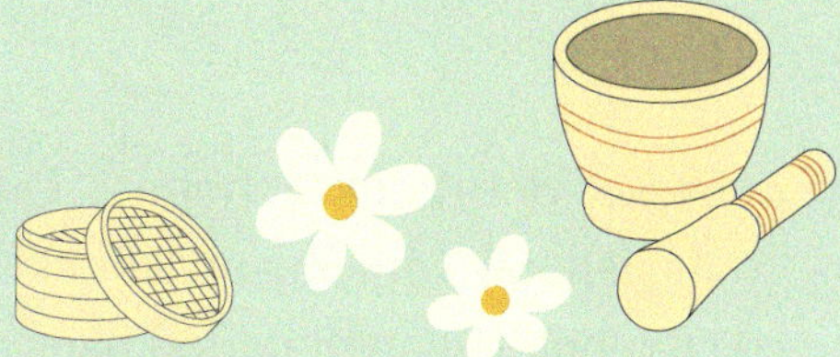

Schulterschmerzpunkt im Unterarm

Der Schulterschmerzpunkt befindet sich auf der Innenseite am Unterarm, drei Finger unterhalb des Ellenbogens, zwischen den beiden Sehnensträngen. Taste so lange, bis Du den Punkt mit Druckschmerzen gefunden hast. Bei Problemen mit der rechten Schulter nimmst Du den linken Arm, und umgekehrt. Drücke den Punkt 2 Minuten lang, und wiederhole den Vorgang 3-5 Mal am Tag.

Zhongping/Jianzhou/Jiantong/Tiaokou

Diese vier Punkte findest Du ausgehend vom Zusanli-Punkt. Zhongping, Jianzhou und Jiantong-Punkte sind jeweils 3 cm, 5cm und 7cm unter dem Zusanli zu finden. Der Tiaokou liegt genau in der Mitte von Knie und Knöchel. Die genaue Lokalisierung der einzelnen Punkte ist nicht so wichtig. Akupressiere, beginnend mit dem Zusanli entlang des Schienbeinmuskels von oben nach unten. Nimm das rechte Bein für die linke Schulter und umgekehrt. Bleib auf jedem Schmerzpunkt für etwa 2 Minuten und wiederhole den Vorgang 3-5 Mal am Tag.

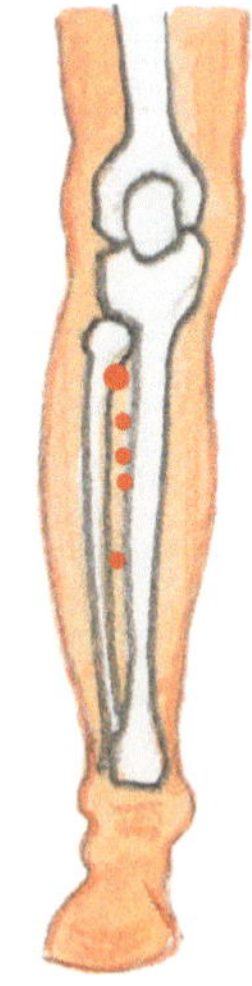

Yanglingquan-Punkt

Der Yanglingquan befindet sich auf der Außenseite der Waden, in einer Vertiefung leicht vorderhalb des Wadenbeinkopfs. Nimm das rechte Bein für die linke Schulter und umgekehrt. Drücke den Yanglingquan 2 Minuten lang und wiederhole die Übung 3-5 Mal täglich.

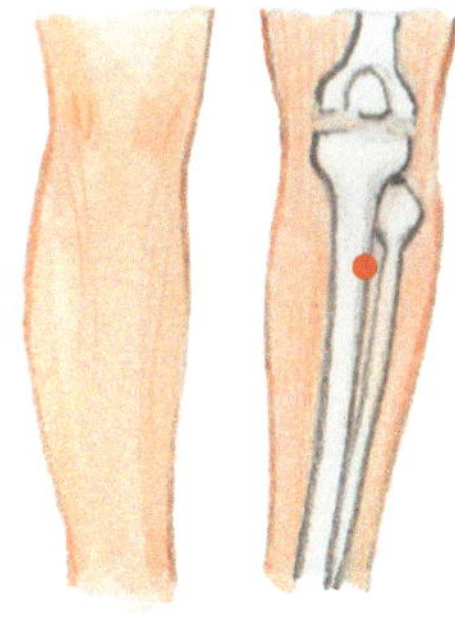

Shenguan-Punkt

Finde zuerst den Yinlingquan, der sich an der Innenseite der Wade, unterhalb des Knies in der Vertiefung neben dem Schienbein befindet. Taste zwei Querfinger unterhalb von Yinlingquan und suche nach dem Shenguan-Punkt. Nimm das rechte Bein für die linke Schulter und umgekehrt. Akupressiere den Shenguan 3-5 Mal täglich für je 2 Minuten.

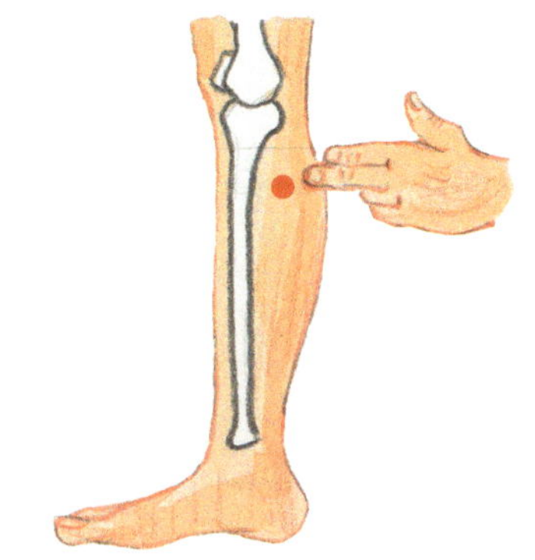

Die obigen Akupunkturpunkte mit einem Hochfrequenz-Elektrotherapiegerät zu behandeln, kann eine noch bessere Wirkung zur Schmerzlinderung und Entzündungshemmung entfalten. Die Behandlung sollte jedoch von einem erfahrenen Therapeuten oder Arzt durchgeführt werden.

Weitere Tipps von Oma Ling

die bei einer Schultersteife helfen können:

01

Fichtennadeltee (aus der Apotheke) kann Schulterschmerzen lindern.

02

Wärmebehandlung an der Schulter mit einer heißen Kompresse kann Schulterschmerzen reduzieren, die Durchblutung fördern und den Schultermuskel entspannen.

03

Bei akuten Entzündungen sollte auf körperliche Übungen und mechanische Behandlungen verzichtet werden.

04

Bei anhaltenden Schulterschmerzen (über 3 Monate) sollte unbedingt untersucht werden, um die genaue Ursache zu finden, damit auf Basis der Diagnose weitere Behandlungen durchgeführt werden können.

05

Steh mit dem Gesicht zur Wand. Wandere nun mit allen zehn Fingern die Wand entlang hoch. Bei jedem Versuch ein bisschen höher. Arbeite mit Markierungen (für Fortschritte).

06

Verwende einen Schulter-Trainer-Seilzug. Ziehe das Seil an dem Ende mit der gesunden Schulter nach unten, um die kranke Schulter auf der anderen Seite hochzuziehen.

07

In sitzender oder stehender Position, mit an der Taille verschränkten Händen, abwechselnd den Kopf einziehen und die Schultern zucken (nach oben ziehen).

08

Beuge den Körper im Stehen nach vorne, entspanne das Schultergelenk, lass die Arme natürlich durchhängen und pendle mit Deinem Oberkörper nach links und nach rechts, damit die Arme zu schwingen beginnen. Mache zunehmend größere Bewegungen.

Lumbalgie

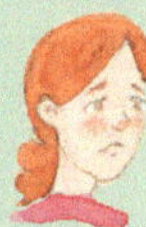

Ich arbeite viel im Sitzen. Das belastet meinen unteren Rücken schwer. Ich habe fast täglich mit Rückenschmerzen zu kämpfen, mal leichter, mal deutlich schwerer. Die Schmerzen nehmen zu, wenn ich mich körperlich anstrenge. Der Orthopäde hat bei mir Lumbalgie diagnostiziert (chronische Rückenschmerzen in LWS). Gibt es Möglichkeiten, die Schmerzen mit Methoden aus der TCM zu lindern?

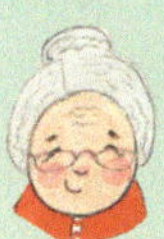

Zur Behandlung der chronischen Rückschmerzen kann an der Schmerzstelle täglich eine sogenannte elektrische Pulstherapie eingesetzt werden, um Schmerzen zu lindern. Die regelmäßige Massage folgender Akupunkturpunkte kann die Wirkung zur Vorbeugung und Behandlung chronischer Rückenschmerzen signifikant verbessern.

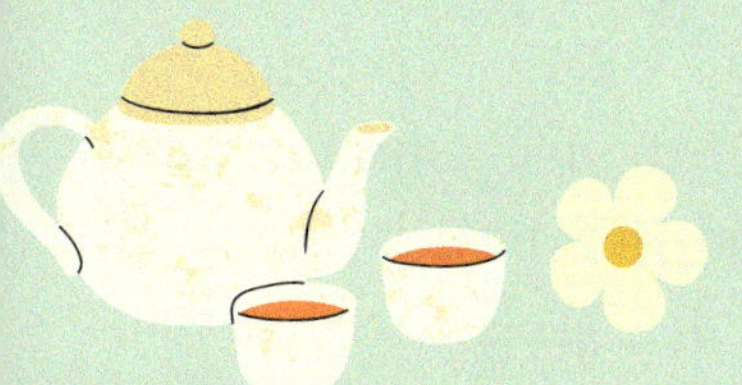

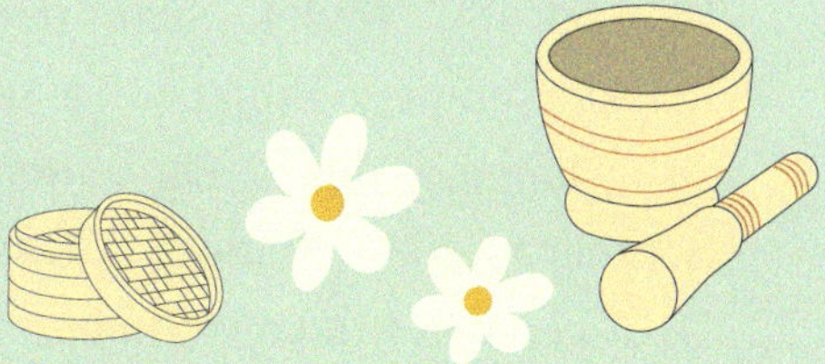

Korrespondenzpunkt am Bauch

Bei Rückenschmerzen lässt sich in den meisten Fällen auf der gegenüberliegenden Seite am Bauch ein sogenannter „Korrespondenzpunkt" finden. Dort sollten bei Druck eindeutige Schmerzen spürbar sein. Drücke mit einem beliebigen Finger auf diesen Punkt des Bauches (der nur richtig ertastet ist, wenn es schmerzhaft ist) so stark, bis Du Widerstand spürst. Massiere ihn so lange, bis die Wärme im Bauch in den betroffenen Teil des Rückens eindringt und die Rückenschmerzen nachlassen.

Rückenschmerz-Punkt an der Stirn

Schaue in den Spiegel. In der Mitte Deiner Stirn, zwischen den Augenbrauen und dem Haaransatz, findet sich der Rückenschmerz-Punkt. Taste so lange, bis Du den Schmerzpunkt findest. Das Drücken des Rückenschmerz-Punkts an der Stirn kann Rückenschmerzen lindern, die aus unterschiedlichen Gründen verursacht werden. Massiere den Punkt mit dem Daumen zunächst leicht und erhöhe allmählich die Kraft, bis Du eindeutige Schmerzen spürst. Massiere jeweils für 1 Minute im und gegen den Uhrzeigersinn, und bewege währenddessen langsam die Taille. Die Schmerzen sollten dabei erträglich bleiben. Wiederhole diese Übung 3 bis 5 Mal täglich, etwa zwei Wochen lang. Es sollte sich eine deutliche Verbesserung einstellen. Wenn Du diese Übung langfristig machst, können chronische Rückenschmerzen sogar für immer beseitigt werden.

Fengchi-Punkt

Der Fengchi-Punkt befindet sich in den Vertiefungen parallel zu den Ohrläppchen. Sie sind auf beiden äußeren Seiten der großen Sehne am Hinterkopf zu ertasten. Die richtige Stelle löst leichte Druckschmerzen aus. Massiere sie für 1-2 Minuten abwechselnd sanft und kräftig nach innen in Richtung der Nasenspitze. Wiederhole den Vorgang 3-5 mal pro Tag.

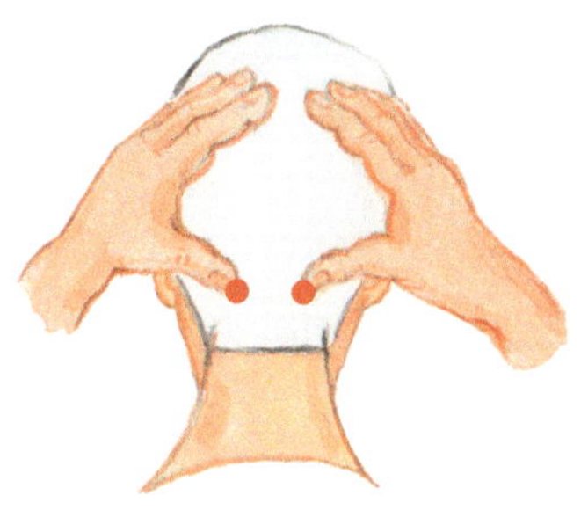

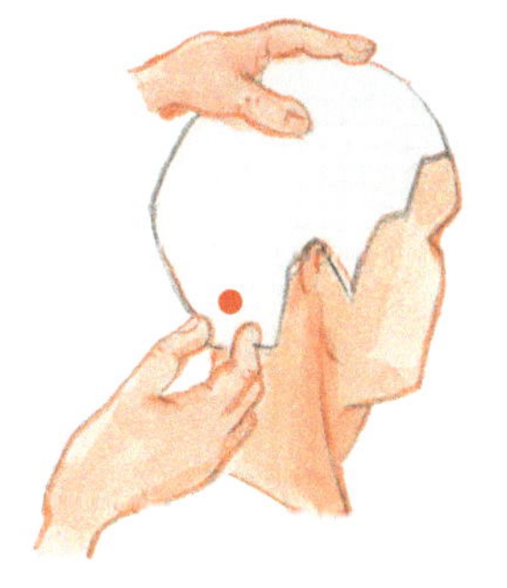

Weizhong-Punkt

Der Weizhong befindet sich in der Mitte der Vertiefung der Kniekehle. Drücke entweder mit dem Zeige- und Mittelfinger oder nur mit dem Daumen mit angemessener Kraft 10-20 Mal auf diesen Punkt, sodass es leicht schmerzt. Alternativ kannst Du mit der Faust 20-40 Mal leicht und rhythmisch auf den Punkt klopfen. Wiederhole diese Übung täglich, bis die Rückenschmerzen nachlassen.

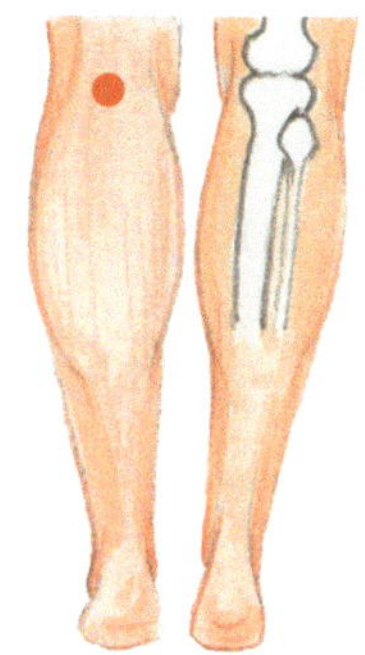

Houxi-Punkt

Der Houxi befindet sich an der Außenkante der Handfläche (des kleinen Fingers). Halte die Hand leicht zu einer Faust geballt. An der Stelle, an der sich eine Muskelwölbung bildet, findest Du den Houxi. Drücke den Punkt gegen das Kleinfingergelenk (es muss dabei ein klares Schmerzgefühl entstehen). Wenn Du an einem Tisch sitzt, kannst Du die Hände einfach auf die Tischkante legen und mit den Handgelenken die Hände um den Punkt hin- und her rollen. Nur, wenn Du dabei Schmerzen verspürst, ist eine stimulierende Wirkung gegeben. Diese Methode lindert auch Hals- und Lendenwirbelsäulenprobleme und eignet sich für die Arbeit zur Verbesserung der Sehkraft.

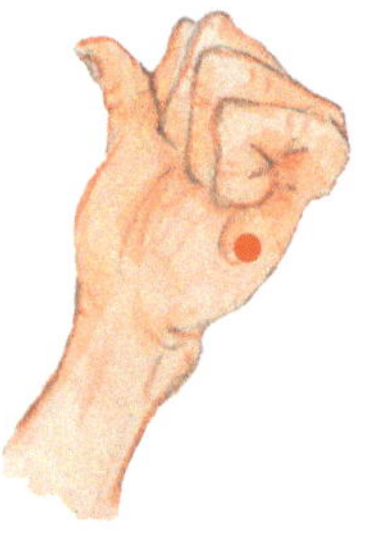

Rückenschmerz-Punkte auf dem Handrücken

Auf dem Handrücken befinden sich an jeder Hand ebenfalls zwei Akupunktur Rückenschmerz-Punkte. Zwischen dem zweiten und dritten, und dem vierten und fünften Mittelhandknochen, etwa auf der mittleren Höhe der Handfläche.Drücke die beiden Schmerzpunkte mit beliebigen Fingern 3-5 Mal täglich ca. 1 Minute lang.

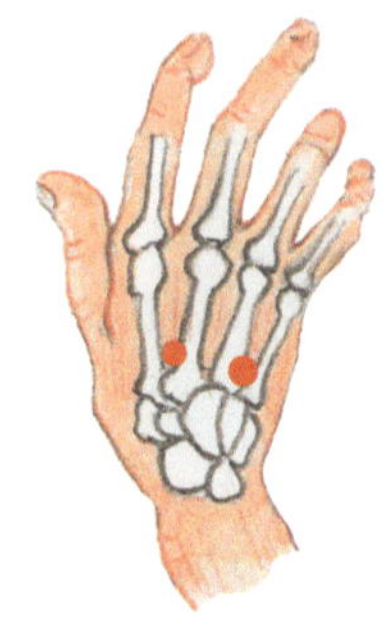

Lendenreflexzone und Kreuzbeinreflexzone in der Fußwölbung

Die Lendenreflexzone und die Kreuzbeinreflexzone befinden sich beide in der Fußwölbung. Fahre mit dem Daumen die Fußwölbung ab und suche nach Schmerzpunkten. Drücke und massiere diese Schmerzpunkte für 1-2 Minuten. Wiederhole das 3-5 Mal täglich.

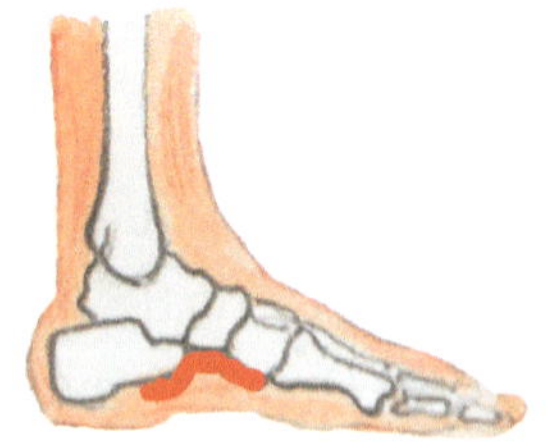

Weitere Tipps von Oma Ling

die bei Lumbalgie helfen können:

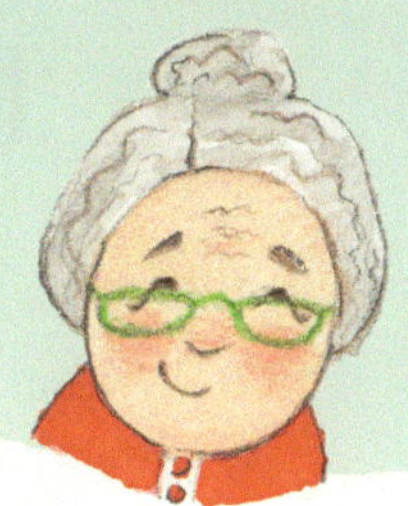

01

Taillenreibung: Reibe mit der Handfläche die Taille kräftig auf und ab. Das stimuliert die Meridiane und Akupunkturpunkte im Zusammenhang mit Rücken-schmerzen, fördert die Regeneration von geschädigtem Gewebe und verbessert die Widerstandsfähigkeit der Lendenmuskulatur.

02

Kreisende Bewegung: Halte die Beine leicht auseinander, lege die Hände auf die Taille, und drehe den Körper (mit der Taille als Achse) im Kreis nach links und nach rechts. Wenn die Rücken-schmerzen zu stark sind, mache nur kleine Bewegungen. Diese Methode ist zwar einfach, erzielt aber sehr gute Ergebnisse.

03

Wärmebehandlung der Fußreflexzone: Die Fußreflexzone mit einem Haarfön zu wärmen, kann Rückenschmerzen auf Dauer lindern.

04

Wärmebehandlung am Rücken: Die regelmäßige Verwendung eines heißen Kompressenbeutels, um den Bereich der Rückenschmerzen zu erwärmen, kann Rückenschmerzen lindern.

05

Rückwärts gehen kann die Kraft der hinteren Oberschenkelmuskulatur und der unteren Rückenmuskulatur stärken, die Elastizität der Lendenbänder und die Stabilität der Lendenwirbelsäule verbessern, sowie die Funktionen von Knochen, Muskeln und Bändern wieder-herstellen. Langfristiges Üben kann Rückenschmerzen reduzieren oder sogar ganz beseitigen. Täglich zweimal je 20-30 Minuten rückwärts gehen, kann chronische Rückenschmerzen nach zwei Monaten signifikant lindern. Beim rückwärts gehen ist darauf zu achten, dass man stabil bleibt und nicht zu schnell wird, um etwaige Stürze zu vermeiden. Darüber hinaus sollte drauf geachtet werden, dass die Knie durchgestreckt werden, denn nur so wird die Taille in Bewegung gesetzt.

Ischias-Schmerzen

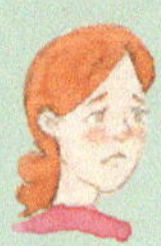

Ich bin Taxifahrer. Durch das lange Sitzen habe ich oft Rückenschmerzen. Aber in der letzten Zeit ist es schlimmer geworden. Die Schmerzen beginnen am unteren Rücken und dem Gesäß und strahlen entlang der Oberschenkel und Kniekehlen bis hin zu Waden und Fußrücken. Was ist das für ein Problem?

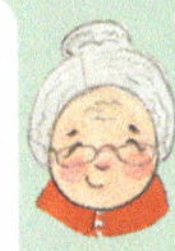

Viele Taxifahrer leiden unter Rückenschmerzen als Berufskrankheiten. Die meisten haben mit Lendenmuskelzerrungen zu kämpfen. Wenn die Schmerzen jedoch bis in die Unterschenkel und Füße ausstrahlen, handelt es sich wahrscheinlich um den Ischias, der sich von einer Lendenmuskelzerrung unterscheidet. Die Ischialgie ist eine häufige orthopädische Erkrankung, die Schmerzen entlang des Ischiasnervs an einer oder beiden unteren Extremitäten hervorruft.

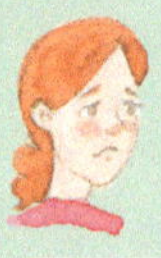

Was verursacht eine Ischialgie?

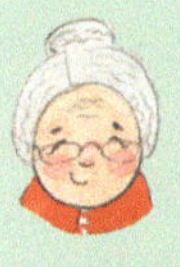

Die häufigste Ursache für Ischiasschmerzen ist ein Bandscheibenvorfall, der oft passiert, wenn beim Anheben von schweren Gewichten die falsche Haltung eingenommen wird (richtig ist in die Hocke zu gehen und sich nicht nach vorne zu beugen) und dabei der Ischiasnerv eingeklemmt wird. Häufig sind Menschen betroffen, die stundenlang sitzen, schwere körperliche Arbeit verrichten, fettleibig und übergewichtig sind. Auch ältere Menschen mit Lendendegeneration sind gefährdet. Darüber hinaus können auch Entzündung des Ischiasnervs, lumbale Spinalstenose, Piriformis-Syndrom, Schwangerschaftsgebärmutterkompression, angeborene Rückenmarksfehlbildungen usw. eine Ischialgie verursachen.

Ischias-Schmerzen

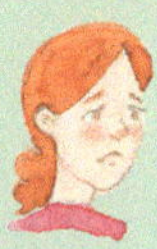

Ich hole oft Passagiere am Flughafen ab und helfe ihnen, ihr Gepäck in den Kofferraum zu legen. Es kann sein, dass ich mich neulich dabei verletzt habe. Muss ich mich untersuchen lassen?

Du solltest Dich untersuchen und entsprechend behandeln lassen. Ischiasschmerzen können mit entzündungshemmenden Tabletten und Schmerzmitteln gelindert werden. Eine Operation ist nur in seltenen Fällen erforderlich.

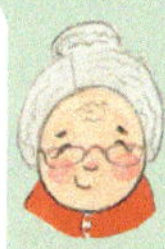

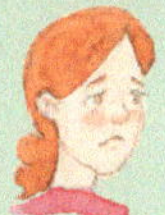

Ischialgie ist sehr schmerzhaft. Kann ich die Symptome auch mit TCM lindern?

Unterstützend zu den Behandlungen kannst Du die folgenden Akupunkturpunkte behandeln, um Ischiasschmerzen zu lindern:

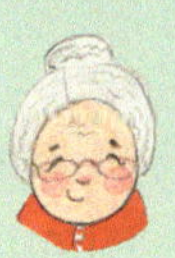

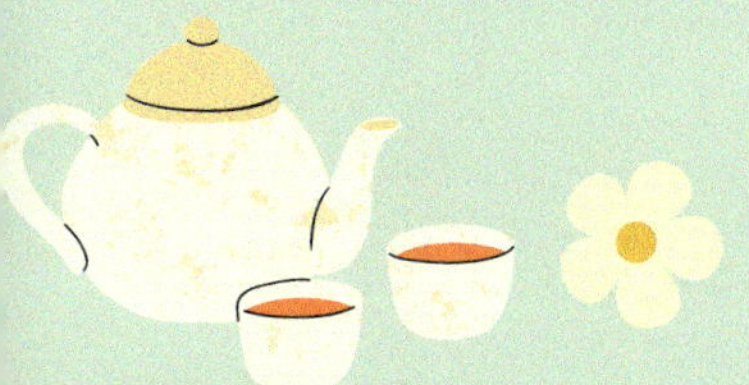

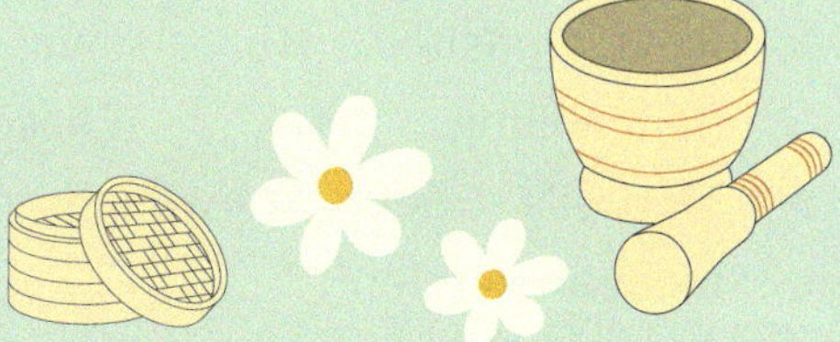

Huantiao-Punkt

Der Huantiao-Punkt befindet sich am Gesäß, ungefähr bei 1/3 auf der Verbindungslinie von der Hüfte zum Anus. Druckmassiere den Punkt mit dem Mittelfinger. Wende so viel Kraft an, dass Du Druckschmerz verspürst. Massiere mit gleichmäßigem und tiefdringendem Druck. An dieser Stelle ist die Muskelschicht recht dick. Für bessere Wirkung kannst Du auch einen Massagestab oder eine Faszienpistole verwenden. Wiederhole dies zweimal täglich, jeweils 3-5 Minuten. Alternativ kannst Du auch den Huantiao mit deinen Fäusten auf beiden Seiten 50-mal abklopfen. Huantiao zu stimulieren löst Blockaden in den Meridianen, fördert die Durchblutung, lindert Schmerzen und stärkt die Milz. All dies trägt positiv zur Ischias-Behandlung bei. (Diese Methode bei Schwangeren nicht anwenden!)

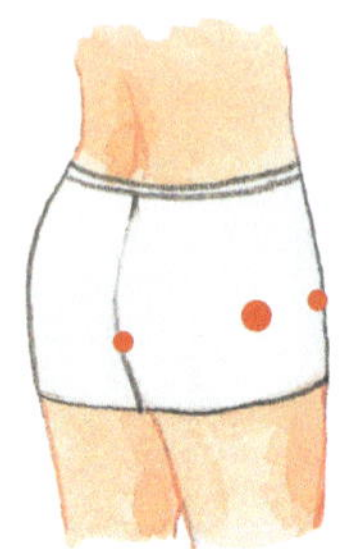

Weizhong-Punkt

Der Weizhong befindet sich in der Mitte der Vertiefung der Kniekehle. Drück mit dem Zeige- und Mittelfinger beider Hände auf den Weizhong-Punkt an beiden Beinen. Drücke so stark, dass Du leichte Schmerzen spürst. Drücke 10–20-mal pro Seite und dies mehrmals am Tag. Oder klopfe 20–40-mal mit beiden Händen und mäßiger Kraft auf den Weizhong-Punkt. Diese Methode hilft, Ischiasschmerzen zu lindern.

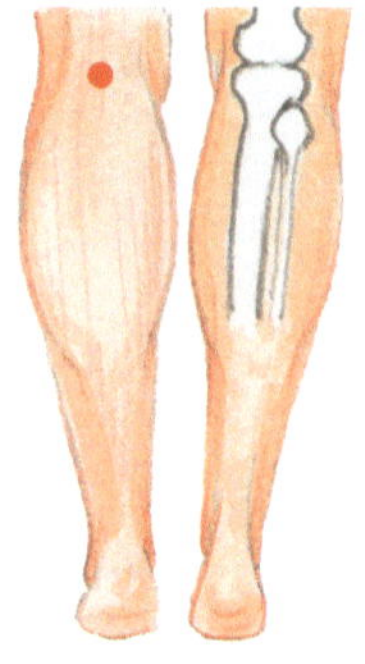

Fengchi-Punkt

Der Fengchi-Punkt befindet sich in den Vertiefungen parallel zu den Ohrläppchen. Bei Ischiasschmerzen sollte in der Nähe von Fengchi ein entsprechender Schmerzpunkt zu finden sein. Druckmassiere diesen Punkt 1-3 Minuten lang in Richtung der Nasenspitze, abwechselnd sanft und kräftig. Wiederhole den Vorgang mehrmals pro Tag. Diese Methode kann Ischiasschmerzen wirkungsvoll lindern.

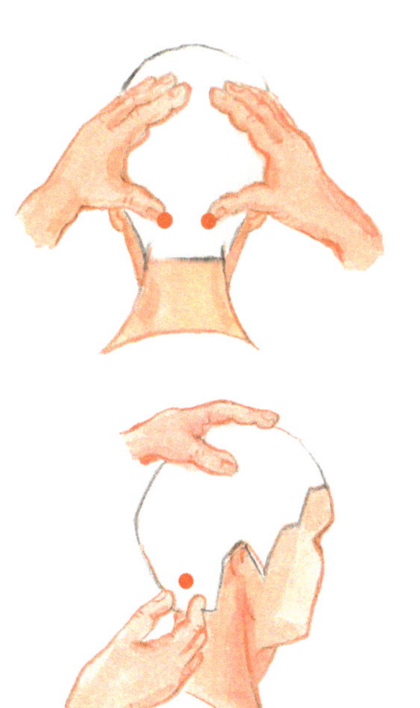

Kunlun-Punkt

Der Kunlun-Punkt befindet sich an der Außenseite des Knöchels, in einer Vertiefung zwischen dem Knöchel und der Achillessehne. Massiere den Kunlun punktuell mit dem Daumen (dabei soll ein leichtes Schmerzgefühl entstehen) 1-3 Minuten lang und wiederhole den Vorgang mehrmals am Tag. Diese Methode hilft, Ischiasschmerzen zu lindern.

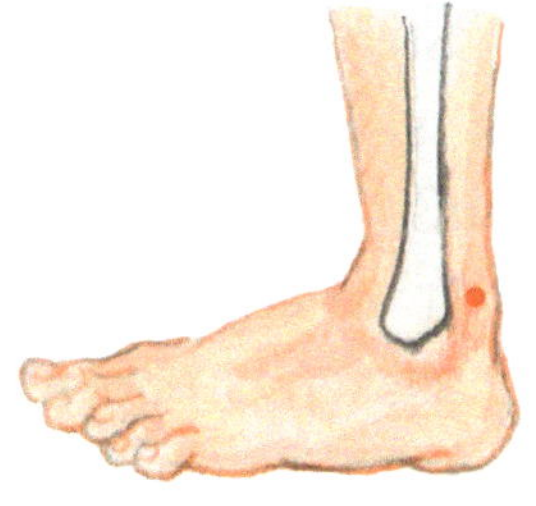

Schulter-Schmerzpunkt

Bei Ischiasschmerzen sollte es an beiden Seiten hinter den Schultern einen Punkt geben, der besonders schmerzempfindlich ist. Finde diesen Punkt und druckmassiere ihn 10-15 Minuten lang.

Weitere Tipps von Oma Ling

die bei Ischias-Schmerzen helfen können:

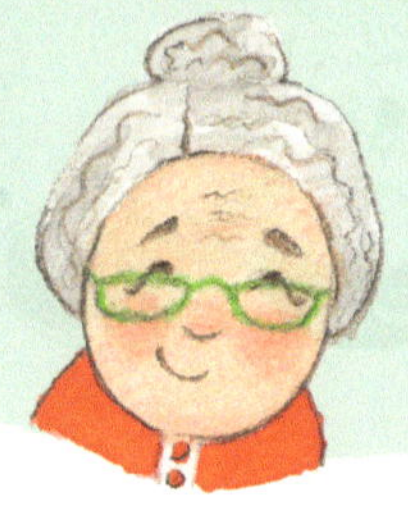

01

Moderate Sportaktivitäten wie Walken, Joggen, Schwimmen, Rückenmuskulatur-Training sind ratsam.

02

Bettübungen können die Regeneration beschleunigen. Die Bewegungen sollen sanft sein, nicht plötzlich Kraft ausüben oder intensive Bewegungen machen. Übung 1: In Rückenlage beide Knie mit den Armen umklammern und zur Brust ziehen, 10 Sekunden lang halten und loslassen. 5–10-mal wiederholen. Übung 2: In Bauchlage Kopf, Brust und Knie und Füße gleichzeitig heben (dabei Arme ausstrecken) 5-10 Sekunden lang halten und loslassen, 5–10-mal wiederholen.

03

Vermeide es, in einem zu weichen Bett zu schlafen, zu lange zu sitzen, Dich vorzubeugen und dabei Gewichte zu tragen.

04

Halte Dich warm, schütze Dich vor Wind und Nässe.

05

Ischiasschmerzen treten in der Schwangerschaft auf, weil die Gebärmutter auf die Nerven drückt. Die Beschwerden verschwinden meistens nach der Geburt von allein.

06

Bei Ischialgie sollte der Schuhabsatz weder zu hoch noch zu flach sein. Eine Absatzhöhe von ca. 3 cm ist am besten geeignet.

Knieschmerzen

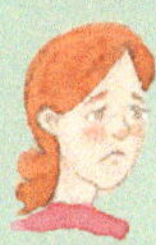

Ich liebe Outdoor-Sport und gehe oft mit Freunden laufen oder Ball spielen. In letzter Zeit kann ich jedoch wegen Knieschmerzen häufig nicht teilnehmen, was sehr deprimierend ist. Ich habe gehört, dass viele Menschen mit Knieproblemen zu kämpfen haben, von leichten Beeinträchtigungen beim Gehen, bis hin zur Diagnose des Arztes, die Kniegelenke erneuern zu lassen. Warum ist es so?

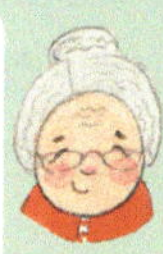

Kniegelenkschmerzen sind häufig auf Verletzungen durch übermäßige oder falsche Bewegung, Knieüberlastung durch Fettleibigkeit, Kälte, Alterung und Infektionen zurückzuführen. Anhand von Untersuchungen können verschiedene Knieerkrankungen wie Arthrose, freie Gelenkkörper im Knie, chronische Schleimbeutelentzündung und Kniescheiben-Missbildungen diagnostiziert werden.

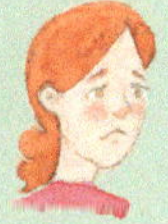

Gibt es Maßnahmen in der TCM, um Knieschmerzen zu lindern?

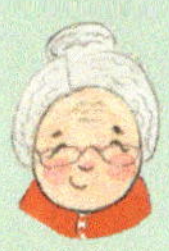

Ja! Folgende Akupunkturpunkte bei Knieschmerzen zu akupressieren, hilft langfristig Knieschmerzen zu lindern.

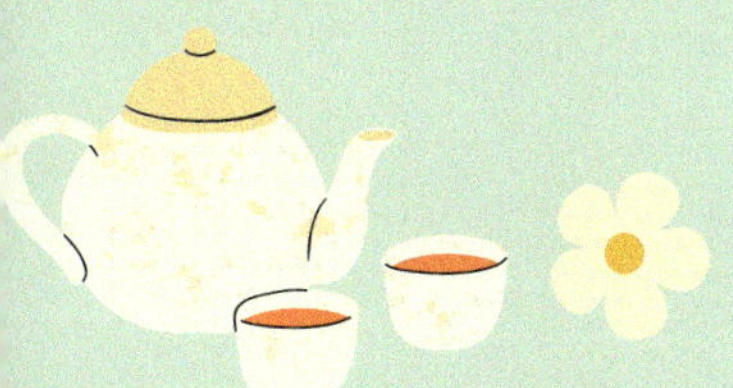

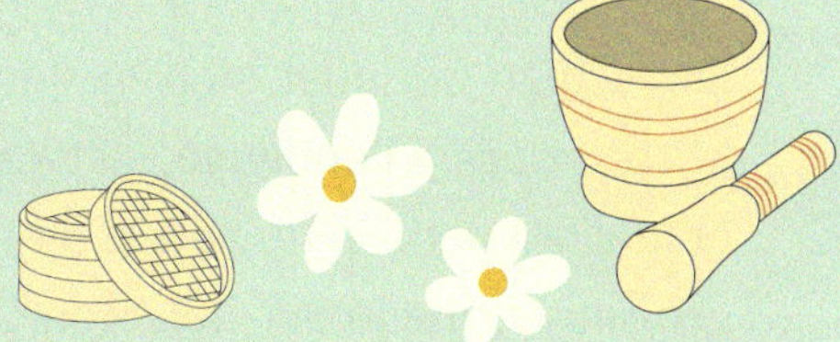

Neiguan-Punkt

Der Neiguan befindet sich auf der Handinnenseite am Handgelenk, drei Finger unterhalb der Handwurzel, zwischen den beiden Sehnensträngen. Drücke diesen Punkt an jeder Hand für jeweils 3 Minuten, und bewege dabei das schmerzende Knie. Wiederhole diese Übung 3 Mal täglich. Nach einiger Zeit sollten die Knieschmerzen nachlassen.

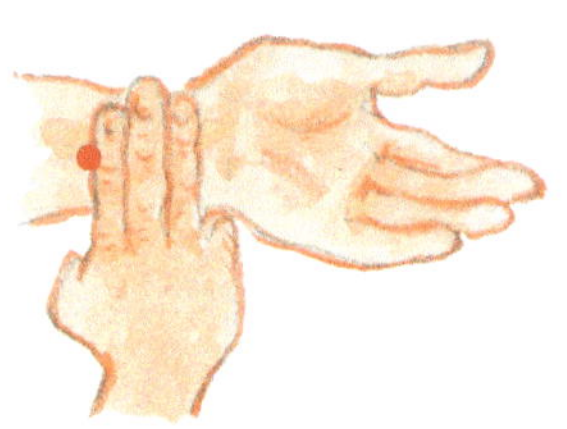

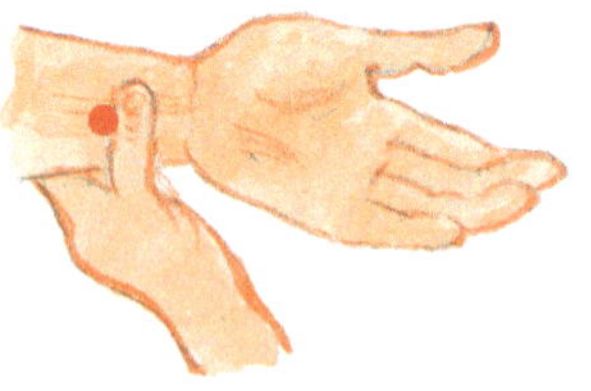

Chize-Punkt

Der Chize befindet sich in der Mitte der Ellenbeuge, etwa eine Daumenbreite neben der großen Sehne in der äußeren Vertiefung. Beuge den Ellbogen leicht, um den Punkt zu finden. Drücke mit dem Daumen auf den Chize und lege die restlichen vier Finger außen um den Ellbogen. Drücke mit dem Daumen gegen die vier Finger, so solltest Du am Chize einen deutlichen Druckschmerz empfinden. Bei Kniegelenk-schmerzen solltest Du den Chize 3 Minuten lang aku-pressieren und dabei das schmerzende Knie bewegen. Wechsle anschließend zum anderen Arm. Wiederhole diese Übung 3 Mal täglich. Nach einiger Zeit sollte sich eine deutliche Linderung der Knieschmerzen einstellen.

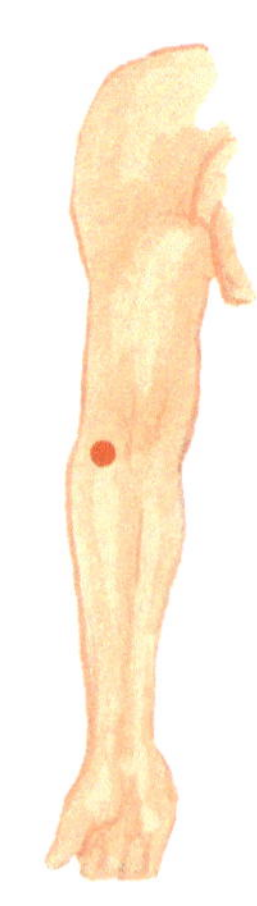

Quchi-Punkt

Sitze aufrecht und beuge den Ellenbogen, sodass ein 90 Grad Winkel entsteht. In der Vertiefung am äußeren Ende der Falte zwischen Ober- und Unterarm findest Du den Quchi. Drücke den Punkt kreisend mit Zeige- und Mittelfinger für 3 Minuten und bewege dabei das schmerzende Knie. Wechsele anschließend zum anderen Arm. Wiederhole diese Übung 3 Mal täglich. Nach einiger Zeit solltest Du eine deutliche Verbesserung der Knieschmerzen bemerken.

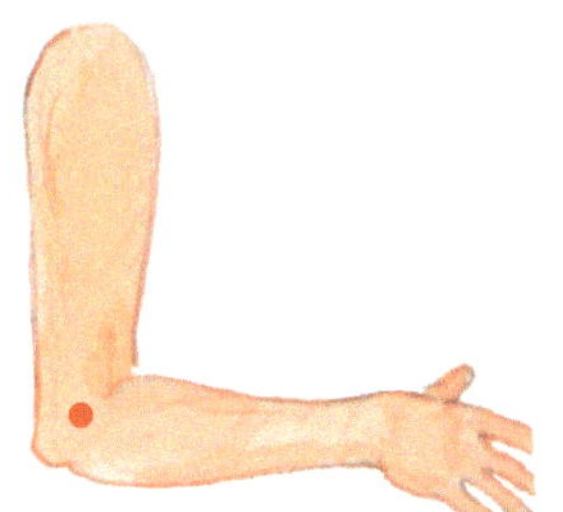

Liangqiu-, Xuehai-, Heding-, Neixi- und Waixi-Punkt

Sitze aufrecht auf einem Stuhl und strecke Deine Beine.

Oberhalb der Kniescheibe, in der Vertiefung an der Außenseite der Muskelwölbung, liegt der Liangqiu-Punkt. Auf der gegenüber liegenden Seite (Innenseite) findest Du den Xuehai-Punkt. Zwischen diesen beiden Punkten, etwas unterhalb, direkt an der Kniescheibe liegt der Heding-Punkt. Nun beuge die Knie. Unterhalb der Knie-scheibe findest Du an beiden Seiten jeweils eine Vertiefung. Genau dort sind die Neixi-(Innenseite des Knies) und Waixi-(Außenseite des Knies) Punkte. Alle 5 Stellen sollten bei der Lokalisierung am richtigen Punkt einen spürbaren Druckschmerz auslösen. Das Akupressieren dieser 5 Punkte, 3 Mal täglich für jeweils 3 Minuten pro Punkt, kann Knieschmerzen dauerhaft lindern.

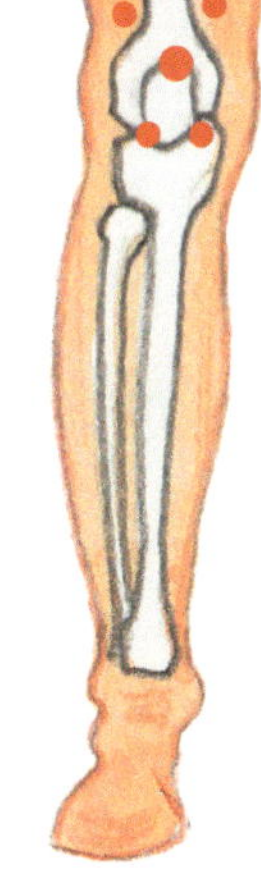

Achtung: Obige Akupressur-Methoden können auch bei älteren Menschen gegen Knieschmerzen angewendet werden, die z.B. durch rheumatische Arthritis verursacht werden. Es sollte jedoch mit viel weniger Kraft gearbeitet werden, da die Knochen älterer Menschen zerbrechlicher sind.

Darüber hinaus ist auch Schröpfen eine sehr wirksame Methode, um Knieschmerzen schnell und effektiv zu lindern. Die Schröpftherapie sollte jedoch von einem erfahrenen Akupunkteur oder TCM-Heilpraktiker durchgeführt werden. Ist kein passender Therapeut in der Nähe, oder sollte eine Nadel- und Blutphobie bestehen, sollte auf diese Methode lieber verzichtet werden.

Rückenschröpfen

Es wird links und rechts des dritten, vierten und fünften Brustwirbels, jeweils mit einem Abstand von 4 Fingerbreiten nach außen ein Schmerzpunkt ertastet. Diese Punkte werden mit einer Dreikantnadel einige Male kurz angestochen, um leichtes Bluten auszulösen. Anschließend wird für etwa 10 Minuten die Schröpfmassage durchgeführt. Diese Therapieform kann hartnäckige Knieschmerzen sofort lindern.

Weitere Tipps von Oma Ling
die bei Knieschmerzen helfen können:

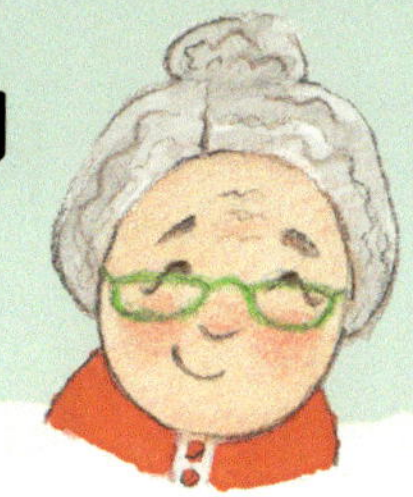

01

Menschen mit häufigen Knieschmerzen sollen ausreichend Lebensmittel zu sich nehmen, die reich an Aminosäuren sind. Dazu gehören z.B. Eier und Sojaprodukte. Darüber hinaus sollten Lebensmittel mit hohem Cholesterinwert und Tierfettgehalt gemieden werden.

02

Knieschmerzen durch langes Sitzen können gelindert werden, indem man das Handgelenk bewegt, indem man die Hand im Halbkreis dreht und das Gelenk zugleich kräftig mit dem Daumen massiert. Wenn das rechte Knie schmerzt, behandelt man das linke Handgelenk, und umgekehrt.

03

Bei Knieschmerzen sollte auf keinen Fall direkt der betroffene Schmerzpunkt am Knie gedrückt werden, um Gelenkschäden oder Verformung zu vermeiden. Auch Drehbewegungen mit halbgebeugtem Kniegelenk sind zu unterlassen, um Meniskusverletzungen zu vermeiden.

04

Bei Knieschmerzen sollen keine Kniebeuge-Übungen gemacht werden. Stattdessen kann man sich auf den Rücken legen und mit gebeugten Knien und Hüften Radfahr-Bewegungen imitieren.

05

Das schmerzende Knie sollte stets warmgehalten werden. Das Kniegelenk soll außerdem weiterhin aktiv, aber im angenehmen Rahmen (kein intensiver Sport) bewegt werden. Bei älteren Menschen ist es ratsam, die Aktivierung des Knies auf ebenem Gelände zu praktizieren, statt beispielsweise Bergsteigen zu gehen.

06

Bei einigen Kniegelenkserkrankungen führt häufig kein Weg an einer Operation vorbei. Zu den bekanntesten Chirurgischen Eingriffen am Kniegelenk zählen: Frakturreduktion, Meniskusreparatur, Bandrekonstruktion und Arthrose-Ersatz. TCM-Behandlungen sind ergänzende Maßnahmen, sollten diese Operationen aber niemals verzögern oder ersetzen.

Knöchelverletzung

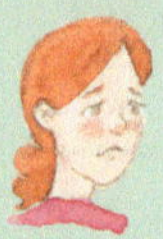

Ich habe im Job sehr viel zu tun und komme nicht dazu mich zu bewegen. Wenn ich mal Zeit habe, neige ich dazu, es mit dem Sport zu übertreiben. So ist es gestern wieder passiert: Beim Laufen und Basketballspielen habe ich mir den Knöchel verstaucht. Eine Bänder- und Achillessehnenzerrung ist diagnostiziert worden. Das ist deprimierend. Ich bin jung und gesund, warum verletze ich mich beim Sport dennoch so leicht?

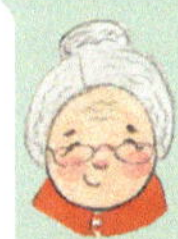

Knöchelverletzungen sind eine häufige Erkrankung in der Fußchirurgie. Plötzliches Erhöhen der Bewegungsintensität birgt die Gefahr der Verletzung, selbst wenn man jung und gesund ist. Die Achillessehne ist anfällig bei übermäßiger Bewegung und kann leicht verletzt werden, wenn in kurzer Zeit plötzlich hochintensiv, oder auf falsche Weise bzw. ohne Aufwärmen, trainiert wird.

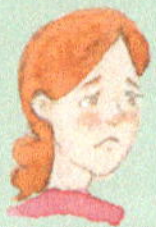

Knöchelverletzungen passieren beim Sport. Heißt das, ich soll auf Sport verzichten?

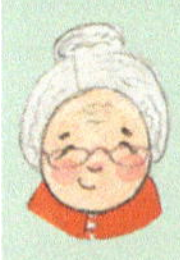

Fuß- und Knöchelerkrankungen lassen sich in zwei Hauptkategorien einteilen: Es gibt zum einen solche, die durch Gelenkverstauchungen und Bänderdehnungen verursacht werden. Hierbei handelt es sich um die sogenannten traumatischen Fußerkrankungen, die meist durch unsachgemäße Bewegung entstehen. Die zweite Kategorie sind nicht-traumatische Fußerkrankungen, wie z.B. Senkfuß, Arthrose und diabetischer Fuß, die meist bei älteren Menschen auftreten. Frauen, die über lange Zeit spitze Schuhe tragen und dadurch deformierte Zehen haben, sind ebenfalls anfällig für Knöchelverletzungen.

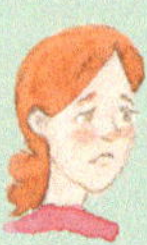

Kann ich Knöchelverletzungen selbst behandeln?

Knöchelverletzung

Wenn der Knöchel ausgekugelt ist, sollte er von einem Arzt wieder eingerenkt werden; wenn die Bänder und die Achillessehne stark verletzt sind, hilft nur eine OP. Wird keine Knochenverletzung, kein Knochenbruch, keine Fraktur oder Verrenkung festgestellt, kann man sich selbst behandeln. Aber niemals die verletzte Stelle direkt akupressieren! Stelle stattdessen den betroffenen Fuß zunächst ruhig und kühle den verletzten Bereich mit kalten Umschlägen (diese verringern Blutungen und Schwellungen innerhalb der ersten zwei Tagen nach der Verletzung; warme Umschläge nach zwei Tagen fördern die Blutzirkulation und beschleunigen die Erholung des verletzten Gewebes). Nach dieser Erstbehandlung suchst Du nach der empfindlichsten Stelle im Bereich der Verletzung, dann finde die gleiche Stelle am anderen Fuß und übe punktuellen Druck auf diese Stelle aus. Durch den Druck auf den gesunden Fuß wird die Schwellung des verletzten Fußes langsam zurückgehen. Wenn die Schwellung und Schmerzen nach drei Tagen nicht abklingen, solltest Du einen Arzt aufsuchen.

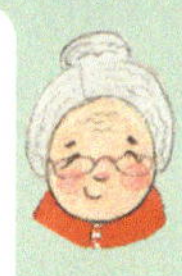

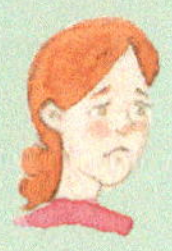

Kann ich mit TCM-Methoden die Heilung beschleunigen?

Eine akute Knöchelverstauchung kann sich zu einer chronischen Knöchelinstabilität entwickeln, wenn sie nicht richtig behandelt wird. Daher ist es ratsam, zunächst ein Krankenhaus aufzusuchen, um eine Diagnose zu stellen und gezielt zu behandeln. Mit Hilfe der TCM können Symptome jedoch gelindert und die Genesung beschleunigt werden:

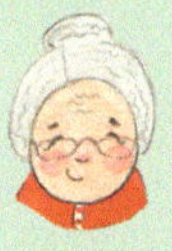

Knöchel-Punkt

Der Knöchelpunkt ist ein wirksamer Punkt zur Behandlung von Fuß- und Knöchelverletzungen. Er befindet sich an der Außenkante des Daumengrundgelenks. Bei Verletzungen des linken Knöchels wird die rechte Hand behandelt, und umgekehrt. Finde den schmerzhaftesten Punkt in dem Bereich und übe punktuell starken Druck mit dem Finger oder einem Massagestab aus (nicht reiben, um die Haut zu schützen).

Je länger Du diese Übung machst, und je mehr Schmerzen Du dabei empfindest, umso besser die Wirkung.

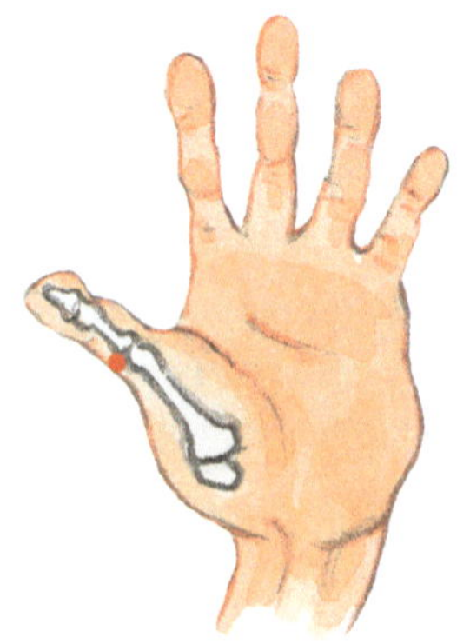

Fengchi-Punkt

Der Fengchi liegt in den Vertiefungen des Hinterkopfes auf beiden Seiten der großen Sehne parallel zum Ohrläppchen. Finde die empfindlichen Punkte in der Nähe der Fengchi-Punkte auf beiden Seiten und drücke und knete sie abwechselnd mit leichtem und starkem Druck in Richtung Nasenspitze, jeweils 1-2 Minuten lang, mehrmals am Tag. Fengchi ist für die Bewegung der unteren Gliedmaßen verantwortlich und ist ein wichtiger Punkt bei der Behandlung von Fuß- und Knöchelverletzungen.

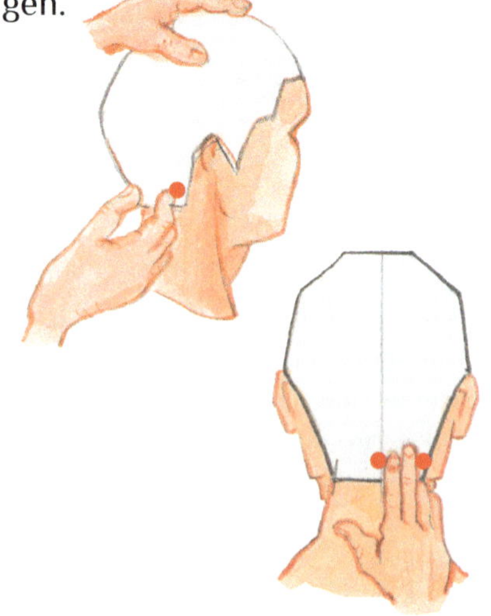

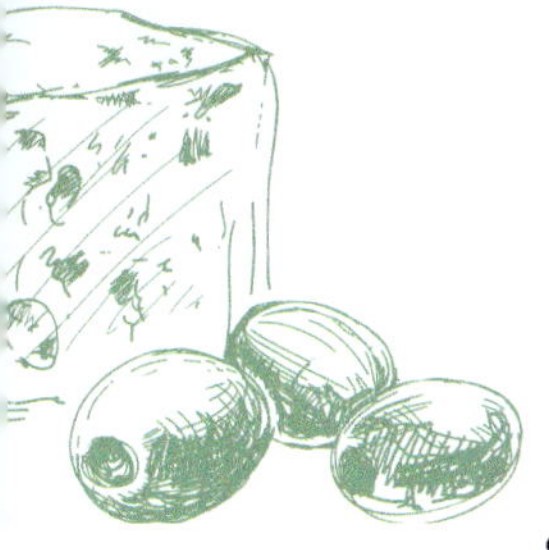

DIÄTETISCHE VORSCHLÄGE:

- Iss mehr leichte, leicht verdauliche Kost und weniger scharfes und fettiges Essen.

- Lebensmittel, die reich an tierischem und pflanzlichem Eiweiß, Kalzium, Vitamin D und Spurenelementen (wie Milchprodukte, Hülsenfrüchte, Eier und Meeresfrüchte) sind, sind zu bevorzugen.

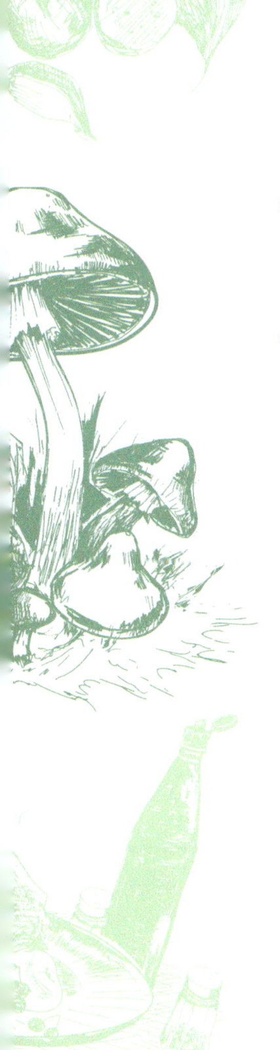

- Eisenhaltiges Gemüse und Obst (wie Spinat, Äpfel, Bananen und Birnen) sind von Vorteil.

- Sich zu sonnen, auf Nikotin und Alkohol zu verzichten, den eigenen Kaffeekonsum einzuschränken, sowie eine zucker- und salzarme Ernährungsgestaltung sind ebenfalls entscheidende Faktoren.

Weitere Tipps von Oma Ling

die bei der Vorbeugung und Behandlung von Knöchelverletzungen helfen können:

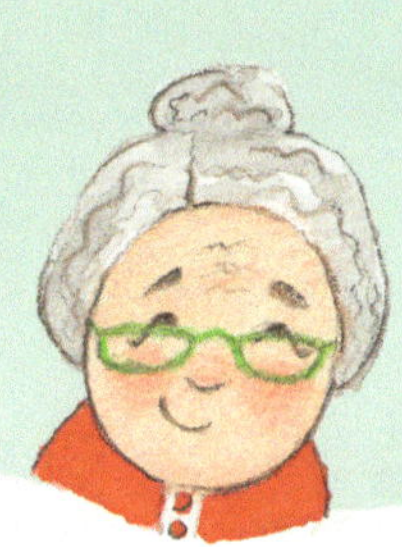

01

Um Fuß- und Knöchelverletzungen zu vermeiden, sollte man sich vor dem Training unbedingt aufwärmen. Auch auf die Intensität der Bewegung sollte geachtet werden.

02

Die Stabilität des Sprunggelenks ist eine der notwendigen Voraussetzungen, um Verletzungen vorzubeugen. Folgende Übung kann zur Stärkung des Sprunggelenks eingesetzt werden: Hebe im Stehen die Fersen beider Füße für 2-3 Sekunden langsam und kontrolliert vom Boden ab, und senke sie dann langsam wieder ab. Wiederhole dies 10-15 Mal.

03

Eine unsachgemäße Behandlung von Fuß- und Knöchelverletzungen kann sich zur chronischen Knöchelinstabilität entwickeln, was zu wiederholten Verstauchungen, Knorpelschäden und Knochennekrose im späten Stadium führen kann.

04

Wenn die Bänderzerrungen im Sprunggelenk schwerwiegend sind, lässt sich eine chirurgische Bandrekonstruktion nicht vermeiden.

Weitere Tipps von Oma Ling

die bei der Vorbeugung und Behandlung von Knöchelverletzungen helfen können:

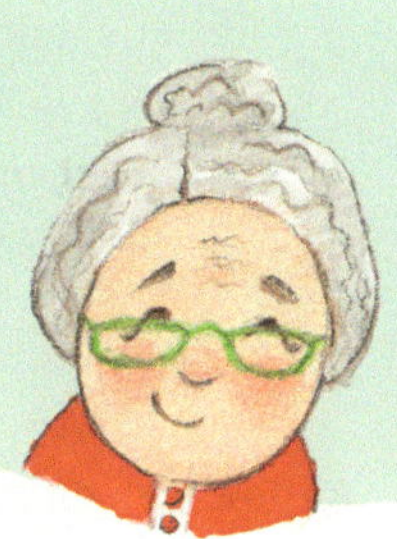

05

Während der Behandlung von Knöchelverletzungen trägt das Wärmen des Knöchels zur schnellen Genesung bei.

06

Eine Unterbrechung der sportlichen Betätigung und Ruhigstellung des verletzen Fußes während der Behandlung sind wichtig.

07

Besondere Vorsicht ist geboten bei älteren Menschen. Sie sind verletzungsanfällig, da ihre Muskeln, Knochen und Knorpel altern und ihre Bänder schlaff sind. Verletzungen führen zu Bewegungseinschränkungen, die sich wiederum auf die allgemeine Gesundheit auswirken.

08

Schlechtes Schuhwerk kann ebenfalls zu Knöchelverletzungen führen. Wähle daher unbedingt Schuhe, die bequem sind und der Form des Fußes am nächsten kommen.

Akne

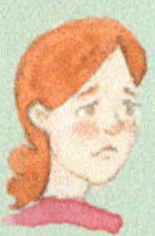

Ich bin Studentin. Seit einiger Zeit habe ich Pickel im Gesicht. Ich habe mit allen Mitteln versucht, sie wegzubekommen, und auch eine Reihe Akne-Produkte verwendet. Aber sie kommen immer wieder und die Haut wird immer schlechter. Ausgedrückte Pickel hinterlassen unschöne Narben. Ich bin verzweifelt. Das Schlimme ist, dass ich auch Pickel auf der Brust und am Rücken habe. Das ist sehr unangenehm. Was sind die Ursachen von Akne? Warum ist sie so hartnäckig?

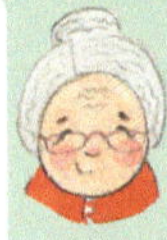

Akne ist eine chronische, entzündliche Hauterkrankung, die hauptsächlich bei jungen Männern und Frauen im Alter von 15-30 Jahren auftritt und mit Genetik, Hormonsekretion, Akne-Infektion, übermäßiger Sekretion von Talgdrüsen, endokrinen Störungen, langfristiger Verstopfung und anderen Faktoren zusammenhängen kann. Es kommt leicht zu Rückfällen und die Intensität schwankt. Es gibt viele Faktoren, die Akne beeinflussen. Es ist meist schwierig, mit einer einzigen Behandlung gute Ergebnisse zu erzielen. Oft muss eine umfassende Behandlung durchgeführt werden.

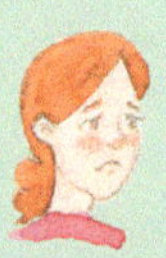

Kann TCM bei der Heilung helfen?

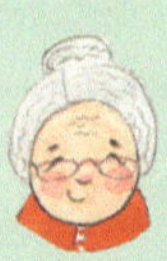

Zusätzlich zu den Behandlungen kann mithilfe von Akupressur ein besseres Ergebnis erzielt werden:

Hegu-Punkt

Der Hegu befindet sich zwischen dem 1. und 2. Mittelhandknochen. Drücke den Muskel unter dem 2. Mittelhandknochen gegen den Mittelhandknochen. Wasch Dein Gesicht mehrmals täglich und druckmassiere danach den Hegu 1-3 Minuten lang. Das hilft, Akne, ausgelöst durch chronische Verstopfung, zu verhindern.
Achtung: Bei Schwangerschaft diese Methode nicht anwenden!

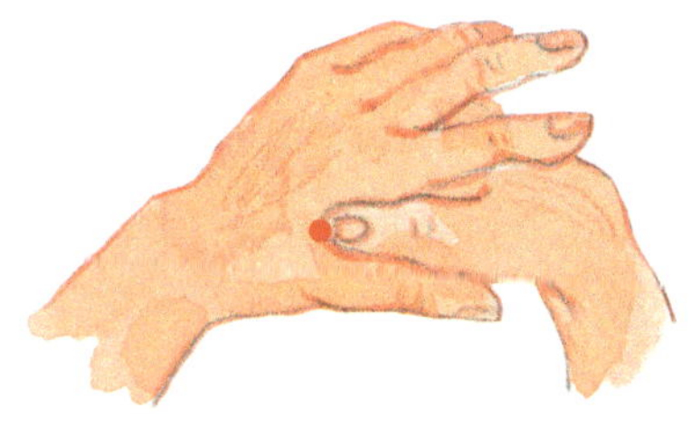

Der zweite Erjian/Daling-Punkt/Magen-, Milz und Dickdarmreflexzone

Der zweite Erjian befindet sich auf dem Handrücken an der Basis des Zeigefingers, in der Nähe des Mittelfingers. Diesen Punkt solltest Du mehrmals pro Tag an jeder Seite 1-3 Minuten lang drücken (so, dass Du Druckschmerzen verspürst). Dies wirkt gegen Akne, die durch anhaltende Verstopfung verursacht wird.
Der Daling befindet sich in der Mitte der Querlinie am Handgelenk, in der Vertiefung zwischen den beiden Sehnen. Diesen Punkt mehrmals pro Tag an jeder Seite 1-3 Minuten lang drücken (so, dass Du Druckschmerzen verspürst). Das wirkt gegen Akne, die durch Blutkreislaufstörungen verursacht wird. Die Magen-, Milz und Dickdarmreflexzone befindet sich auf der Handoberfläche, direkt bei dem vorgewölbten Muskel zwischen der Daumenwurzel und dem Mittelhandknochen. Verwende den Daumen der anderen Hand, um diesen Bereich mehrmals täglich bis zur Rötung zu reiben. Das reguliert die Verdauung und

wirkt gut gegen Akne, die durch Funktionsstörungen der inneren Organe verursacht wird.

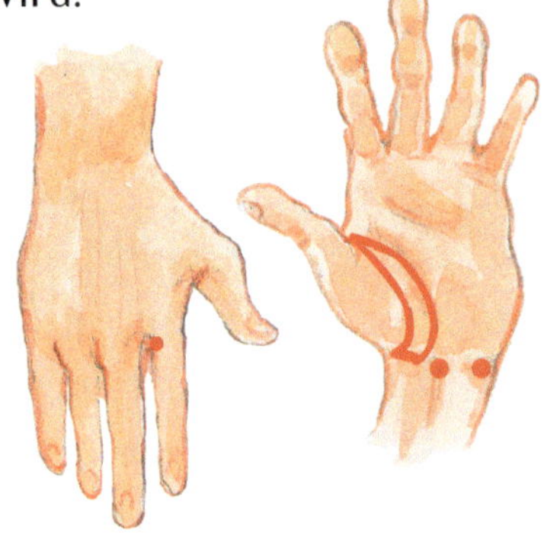

Aderlass an der Ohrenspitze (durch einen Akupunkteur!)

Der höchste Punkt des Ohres ist die Ohrenspitze. Ohrmuschel warm reiben, Ohrenspitze desinfizieren, die Muskeln an der Ohrenspitze vom Knorpel wegziehen und mit einer desinfizierten Einweg-Nadel 1-2 mm einstechen, die Nadel rasch herausziehen, die Einstichstelle sanft drücken um 3-5 Tropfen Blut auszulassen. Das Gleiche am nächsten Tag am anderen Ohr durchführen. Wiederhole diesen Vorgang zweimal in der Woche. Die Verbesserung der Akne zeigt sich nach ca. einem Monat.

(Diese Methode nicht bei Schwangeren und Personen, die zur Blutung neigen, anwenden!)

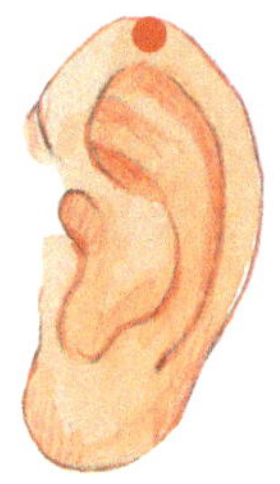

Nadeln an Reaktionspunkten (durch einen Akupunkteur!)

Der Patient setzt sich mit freiem Rücken auf einen Stuhl und lehnt sich nach vorne gegen die Rückenlehne. Der Behandler reibt den Rücken warm und sucht in der Reflexzone (von den ersten Brustwirbeln abwärts bis zum Shenshu-Punkt, in einem etwa 4 Finger breiten Streifen entlang der Wirbelsäule) nach den Reaktionspunkten. Diese sind meist Papel ähnlich, grauweiß, braun, dunkelrot oder hellrot und verblassen nicht, wenn man draufdrückt. Die Nadel desinfizieren, die Punkte mit den Fingern fixieren, mit der Nadel vorsichtig aufstechen, das fibröse Gewebe etwas abheben, eine kleine Menge Blut herauspressen und anschließend ein Pflaster draufkleben. Behandle jedes Mal 1-2 Reaktionspunkte, und wiederhole dies alle 5-7 Tage. Nach etwa 10 Behandlungen sollte die Akne beseitigt sein. Achte darauf, dass Hautentzündungsstellen und Pigmentflecken nicht mit Reaktionspunkten verwechselt werden.

(Diese Methode nicht bei Schwangeren und Personen, die zur Blutung neigen anwenden!)

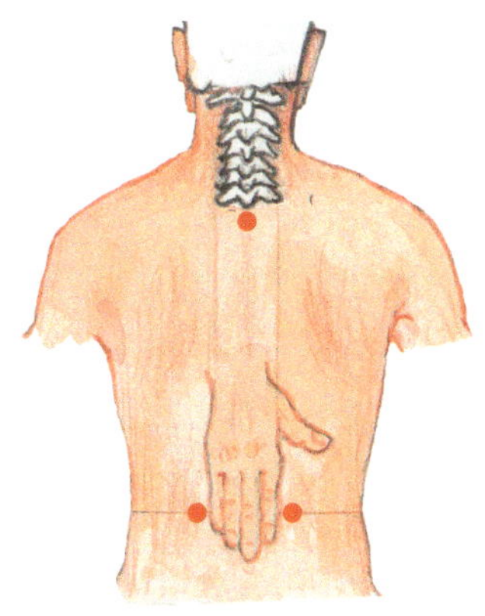

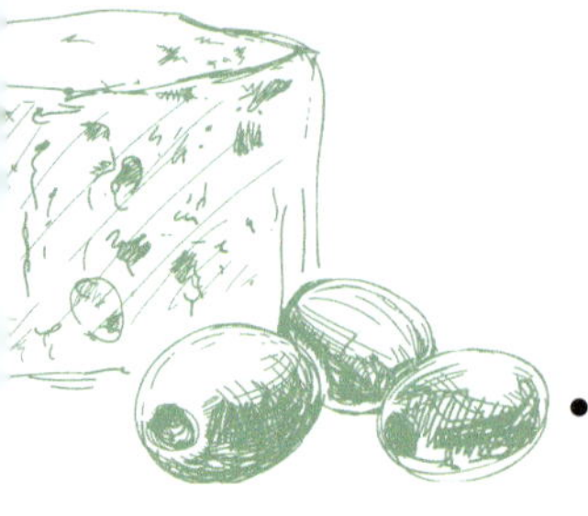

DIÄTETISCHE VORSCHLÄGE:

- Vermeide Alkohol, scharfes, kalorien- und fettreiches Essen sowie Süßigkeiten.

- Viel Obst und Gemüse essen und Wasser trinken. Sellerie, Paprika, Apfel, Gurke, bittere Melone, Zitronen entsaften, den Saft mit etwas Honig mischen und trinken. Dies kann Entzündungen und Juckreiz reduzieren.

- 1 Rettich, 150g Sellerie, 1 Zwiebel entsaften und einmal am Tag zu trinken, hilft, Symptome von Akne zu lindern.

- 1 Birne, 100g Sellerie, 1 Tomate, eine halbe Zitrone entsaften und zweimal täglich trinken, hilft, Symptome von Akne zu lindern.

- Frische Aloe Vera abends nach dem Gesichtwaschen auf das Gesicht auftragen, nach 20 Minuten abwaschen. Das hilft, Akne zu entfernen und Entzündung zu hemmen.

- 25g Mungbohnen, Coixsamen, 10g Weißdorn waschen, Wasser hinzufügen und 30 Minuten kochen, zugedeckt weitere 15 Minuten köcheln lassen. Den Tee 3–5-mal täglich trinken. Diese Methode ist besonders für fettige Haut geeignet.

Weitere Tipps von Oma Ling

die bei Akne helfen können:

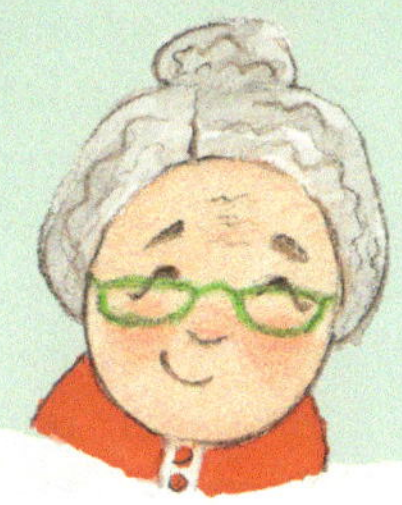

01

Gute Lebensgewohnheiten, ausgeglichene Ernährung, regulierter Stuhlgang, ausreichende Erholung, angemessene Bewegung sowie Verzicht auf Zigaretten und Alkohol tragen zur Verbesserung der Akne bei.

02

Pickel mit der Hand auszudrücken und die Naben wund zu kratzen verursacht leicht Hautentzündung.

03

Bewahre eine optimistische Stimmung, vermeide psychischen Stress, Depressionen und Angstzustände.

04

Akne kann als leicht, mittelschwer und schwer eingestuft werden. Bei leichter Akne kann eine Verbesserung einfach durch das Auftragen von Vitaminsalben und hormonellen Salben erreicht werden. Bei mittelschwererund schwerer Akne ist jedoch eine umfangreiche Behandlung notwendig.

05

Achte darauf, das Gesicht sauber zu halten. Verwende milde Reinigungsprodukte. Verzichte auf ölige Kosmetika und gehe vorsichtig mit Sonnencreme, Abdeckcreme und Foundation um. Verwende feuchtigkeitsspendende Produkte, um die Ölsekretion der Haut auszugleichen.

Juckende Haut

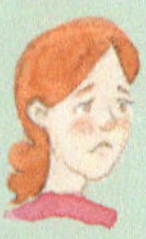

Meine Haut juckt jederzeit und überall, völlig situationsunabhängig. Es fühlt sich an, als würden Ameisen auf meiner Haut krabbeln . Ich kann mich nicht immer sofort kratzen, und werde oft nervös. Je nervöser ich werde, desto stärker juckt es. Das stört sehr bei der Arbeit und im Alltag. Was kann die Ursache sein?

Hast Du Hautkrankheiten wie Schuppenflechte, Ekzeme oder Dermatitis? All diese Krankheiten können juckende Haut verursachen.

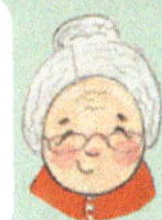

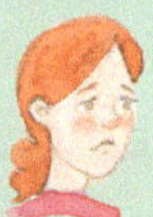

Der Arzt hat mir bestätigt, dass bei mir keine Hautkrankheiten vorliegen, weshalb es nicht symptomatisch behandelt werden kann.

Die häufigste Ursache für Juckreiz ohne Hautschäden ist trockene und dehydrierte Haut. Besonders bei älteren Menschen ist die Haut atrophiert, trocken und neigt dazu zu jucken. Auch im Winter ist unsere Haut trocken und kann jucken. Wenn es sich also nur um einfachen Juckreiz handelt, kann man es beseitigen, indem man die Haut richtig hydratisiert. Darüber hinaus kann Juckreiz aufgrund von emotionalem Stress, Allergien, gynäkologischen Entzündungen, Urämie, hepatobiliären Erkrankungen, Diabetes, Schilddrüsenfunktionsstörungen, bösartigen Tumoren usw. auftreten. Wenn die Symptome nicht verschwinden, ist es notwendig, sich rechtzeitig untersuchen zu lassen, um die Ursache festzustellen und entsprechend zu behandeln.

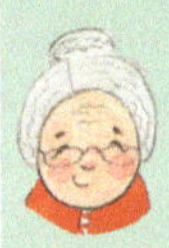

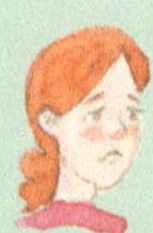

Gibt es eine Möglichkeit in der TCM, Juckreiz zu stoppen?

Folgende Akupunkturpunkte können stimuliert werden, um Juckreiz zu lindern:

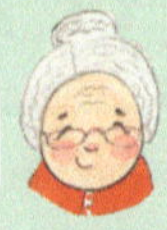

Hegu-Punkt

Der Hegu befindet sich zwischen dem 1. und 2. Mittelhandknochen. Drücke den Muskel unter dem 2. Mittelhandknochen gegen den Mittelhandknochen. Behandle den Punkt an jeder Hand 1-3 Minuten lang und wiederhole die Übung immer dann, wenn sich der Juckreiz meldet.

Achtung: Bei Schwangerschaft diese Methode nicht anwenden!

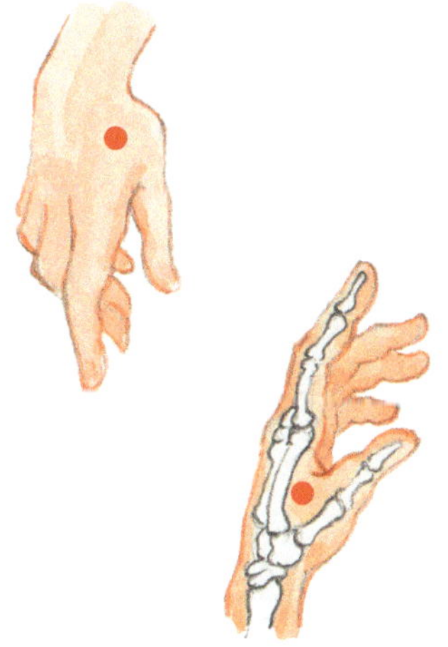

Quchi-Punkt

Sitze aufrecht und beuge den Ellenbogen, sodass ein 90 Grad Winkel entsteht. In der Vertiefung am äußeren Ende der Falte zwischen Ober- und Unterarm findest Du den Quchi. Drücke den Punkt kreisend mit Zeige- und Mittelfinger bzw. punktuell mit dem Daumen 1-3 Minuten lang, wiederhole die Übung immer dann, wenn der Juckreiz kommt.

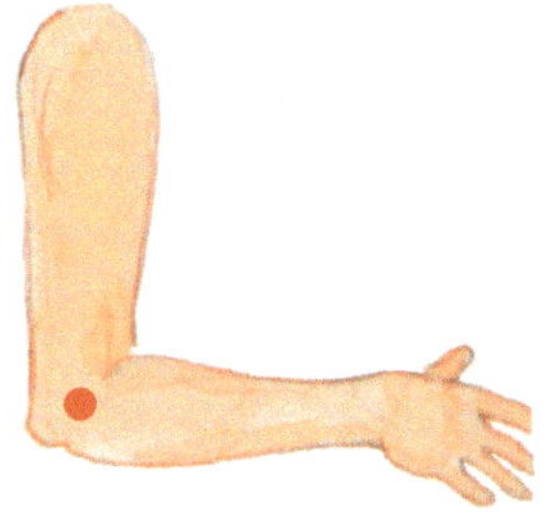

Fengshi-Punkt

Steh aufrecht und lass die Arme runter hängen. An der Außenseite des Oberschenkels, wo der Mittelfinger ist, ist der Fengshi-Punkt.

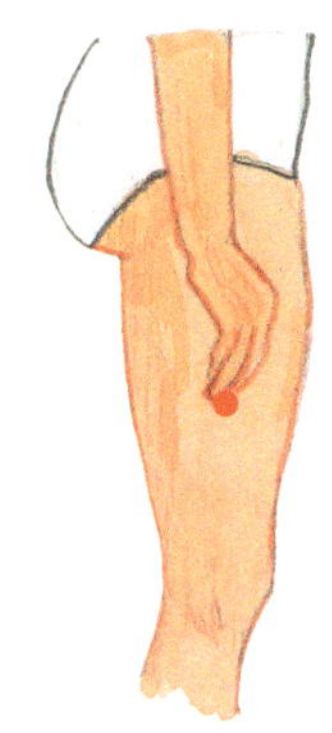

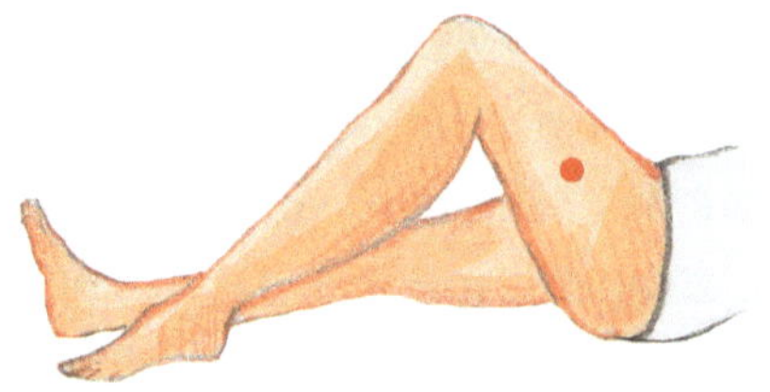

Um Juckreiz zu stillen, kannst Du den Fengshi 1-3 Minuten lang drücken oder klopfen. Wiederholen, sobald der Juckreiz kommt.

Xuehai-Punkt

Sitze aufrecht auf einem Stuhl und strecke Deine Beine. Oberhalb der Kniescheibe, in der Vertiefung an der Innenseite der Muskelwölbung, liegt der Xuehai-Punkt. Ertaste die genaue Stelle, wo Du Druckschmerz empfindest und drücke 1-3 Minuten lang. Wiederhole immer, wenn der Juckreiz kommt.

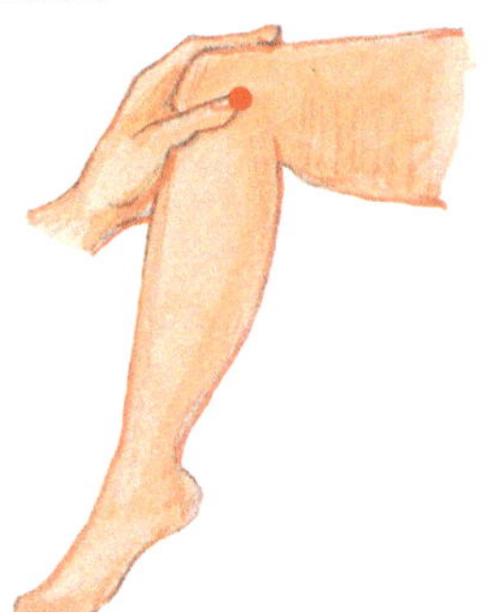

Sanyinjiao-Punkt

Auf der Innenseite der Wade, vier Querfinger oberhalb des inneren Knöchels, hinter dem Schienbein, findest Du den Sanyinjiao. Drücke diesen Punkt 1-3 Minuten lang. Wiederhole immer, wenn der Juckreiz kommt.

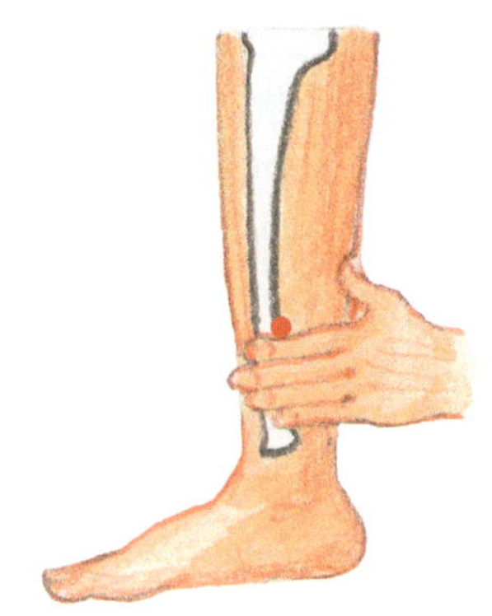

Zhubin-Punkt

Vom Sanyinjiao-Punkt aus, gehst Du 2 Querfinger nach oben, und eine Daumenbreite nach hinten. Dort findest Du den Zhubin-Punkt. Nachdem Du den Schmerzpunkt ertastet hast, drücke den Punkt 1-3 Minuten lang. Wiederhole immer, wenn der Juckreiz kommt.

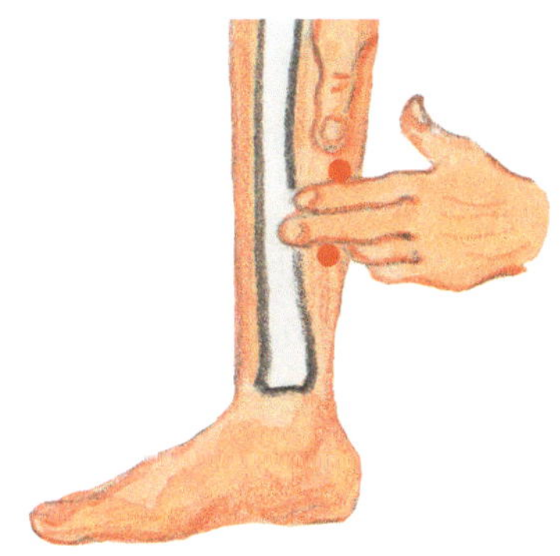

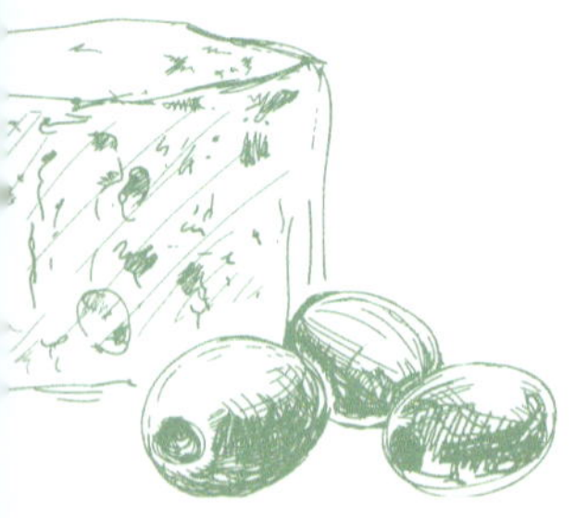

ERNÄHRUNGSTIPPS: VITAMINE UND SPURENELEMENTE

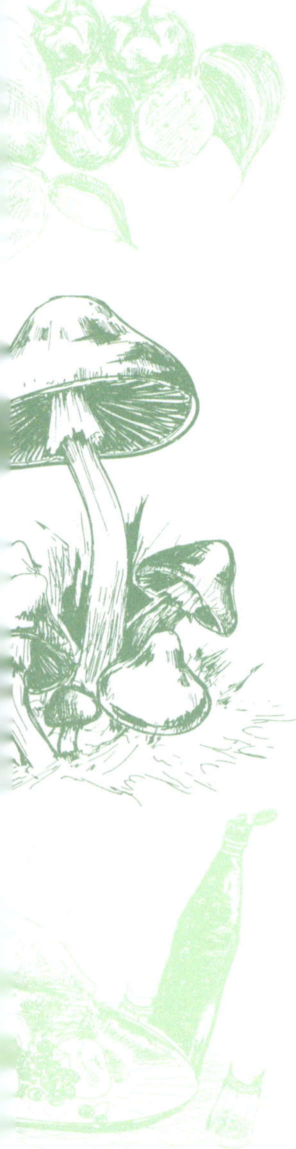

- <u>Vitamin-A-Mangel</u> kann leicht Juckreiz, Hautpellen und raue Trockenheit verursachen. Lebertran, Tierleber, Eigelb, mageres Fleisch, Karotten, Datteln sind reich an Vitamin A. Insbesondere Hühnerleber hat einen sehr hohen Vitamin A-Gehalt.
- <u>Eisenmangel</u> kann juckende, blasse Haut verursachen und tritt häufiger bei Frauen im Alter von 40-50 Jahren auf. Eisenreiche Lebensmittel wie Hirse, Tierleber, Fisch, Fleisch, Seetang, Garnelenschale, Walnüsse können dagegenwirken.
- <u>Manganmangel:</u> Etwa die Hälfte der Menschen mit juckender Haut weisen einen Manganmangel auf. Lebensmittel, die viel Mangan enthalten, sind grobe Körner, Bohnen, Sesam, Pilze, usw.
- <u>Zinkmangel:</u> Mehr als 100 Arten von Enzymen im menschlichen Stoffwechsel enthalten Zink. Zinkmangel kann leicht zu Hautjucken führen. Zinkergänzung ist daher wichtig für unsere Haut. Meeresfrüchte, mageres Fleisch, Bohnen, usw. sind reich an Zink.
- Gegen juckende Haut hilft es außerdem, viel Wasser zu trinken, sowie viel frisches Gemüse, Obst und Sojaprodukte zu essen. Birnen, Lilien, Datteln, Lotuskerne und Silberohr wirken effektiv gegen Juckreiz. Scharfes Essen, Zigaretten und Alkohol sollten gemieden werden.

Weitere Tipps von Oma Ling

die bei juckender Haut helfen können:

01

Gegen trockene und juckende Haut hilft es, einen Luftbefeuchter in Innenräumen zu verwenden, ein feuchtes Handtuch aufzuhängen oder eine feuchtigkeitsspendende Gesichtsmaske zu verwenden. Regelmäßig Wasser zu trinken (häufig, langsam und in kleinen Schlücken) sollte zur Gewohnheit werden.

02

Kratzen, Waschen mit heißem Wasser und Seife sind Tabus bei juckender Haut.

03

Juckreiz um den Anus wird oft durch Madenwürmer verursacht. Juckreiz im Intimbereich bei Frauen könnte möglicherweise durch vaginale Trichomonas oder Pilzinfektionen verursacht werden. Gegen beides hilft es, die betroffene Stelle mit Essig (erwärmen, leicht salzen) zu waschen.

04

Bei einem Moskitostich hilft es, die betroffene Stelle sofort mit Zahnpasta einzuschmieren. Das stillt den Juckreiz, lindert die Schwellung und hinterlässt keine Spuren auf der Haut.

05

Bei Ganzkörper Juckreiz, der nicht gestillt werden kann, sollte man sich auf Urämie, Leber- und Gallenerkrankungen, Diabetes, Schilddrüsenfunktionsstörungen, oder bösartige Tumore untersuchen lassen.

Wadenkrämpfe

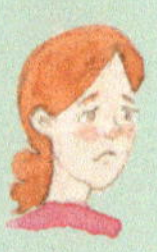

Ich habe oft Krämpfe in meinen Waden. Ganz besonders, während ich Sport treibe, aber manchmal auch nachts im Schlaf. Woran liegt das?

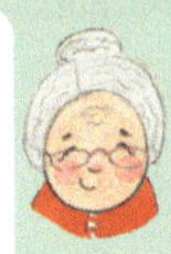

Muskelkrämpfe treten häufig in den Waden und Zehen auf. Die Hauptursachen sind Kälte, übermäßige Bewegung, zu viel Schwitzen, körperliche Anstrengung und auch Kalziummangel. Beim Sport werden Wadenkrämpfe häufig durch übermäßiges Schwitzen und kalte Beine, oder durch Dehydrierung aufgrund mangelnder Flüssigkeitszufuhr verursacht. Krämpfe beim Schlafen in der Nacht lassen eher auf kalte nicht gut zugedeckte Beine oder auf körperliche Überanstrengung während des Tages schließen.

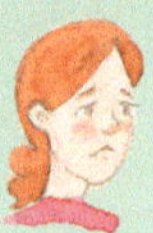

Welche TCM-Methoden kann ich anwenden, um Krämpfe zu stoppen?

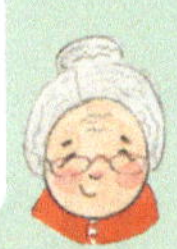

Bei Wadenkrämpfen hilft es meistens, den entsprechenden Bereich sofort zu dehnen. Wenn das nicht hilft, kannst Du durch Drücken folgender Punkte Krämpfe häufig schnell stoppen:

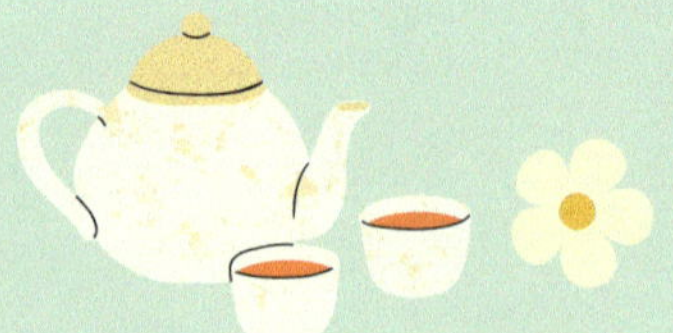

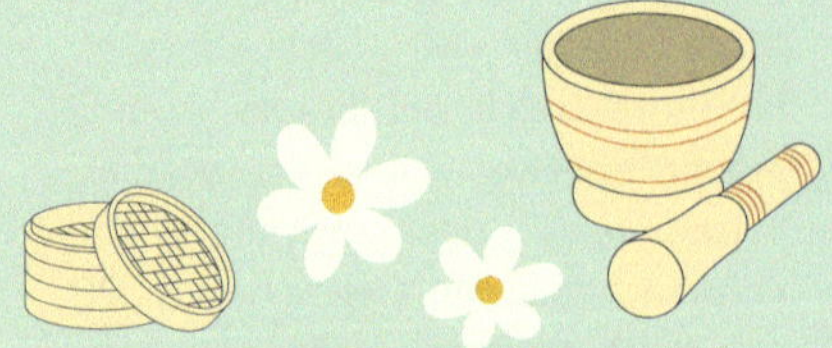

Die Punkte Weizhong, Chengjin und Chengshan

Der Weizhong befindet sich in der Mitte der Vertiefung hinter dem Knie. Der Chengjin ist am höchsten Punkt des Wadenmuskels zu finden und der Chengshan an der Gabelung des Wadenmuskels (den findest Du leicht, indem Du die Fersen anhebst und die Waden anspannst). Die drei Akupunkturpunkte liegen sehr nah beieinander. Du kannst sie daher gut gemeinsam behandeln. Drücke stark genug, um den Druckschmerz zu spüren, nur dann ist sicher, dass Du die richtigen Punkte gefunden hast. Drücke jeden Punkt nacheinander ca. eine Minute bis die Krämpfe nachlassen.

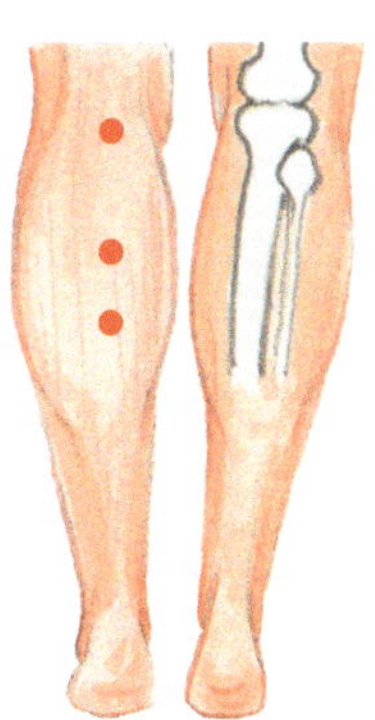

Hegu Höhle

Der Hegu befindet sich zwischen dem 1. und 2. Mittelhandknochen. Drücke den Muskel unter dem 2. Mittelhandknochen gegen den Mittelhandknochen. Drücke an jeder Hand 1-2 Minuten lang, und wiederhole dies mehrmals pro Tag. Achtung: Bei Schwangerschaft diese Methode nicht anwenden!

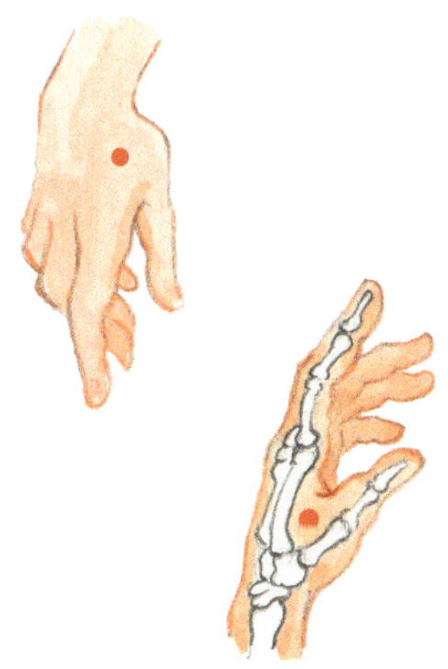

Renzhong-Punkt

Der Renzhong befindet sich in der Mitte über der Oberlippe knapp unter dem Anfang Deiner Nase. Drücke den Punkt eine halbe Minute lang fest, dann sollten die Krämpfe nachlassen.

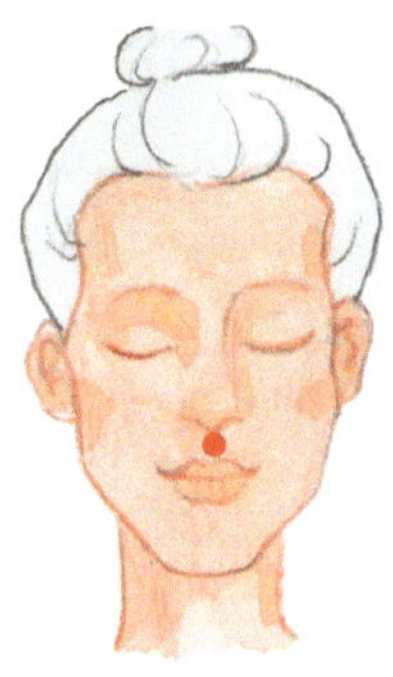

Wadenkrämpfe

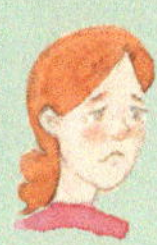

Oma Ling, was soll ich tun, wenn ich bei den Krämpfen selbst zu schwach bin, um zu massieren, und auch gerade niemand da ist, um mir zu helfen? Kennst Du eine einfache Methode?

Ja! Wenn der linke Fuß verkrampft, hebe Deinen rechten Arm und schüttele ihn kräftig. Wenn der rechte Fuß verkrampft, hebe Deinen linken Arm und schüttele kräftig. So sollten die Krämpfe ebenfalls schnell nachlassen.

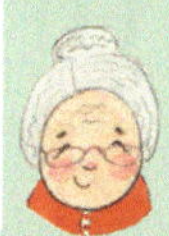

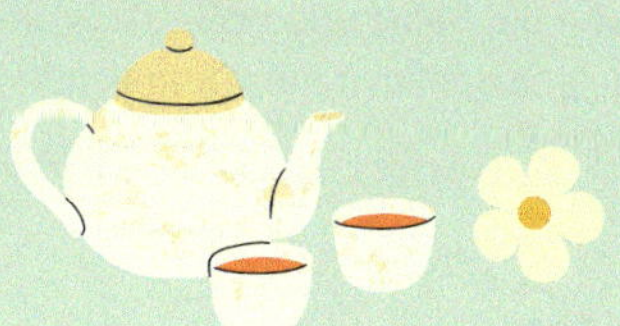

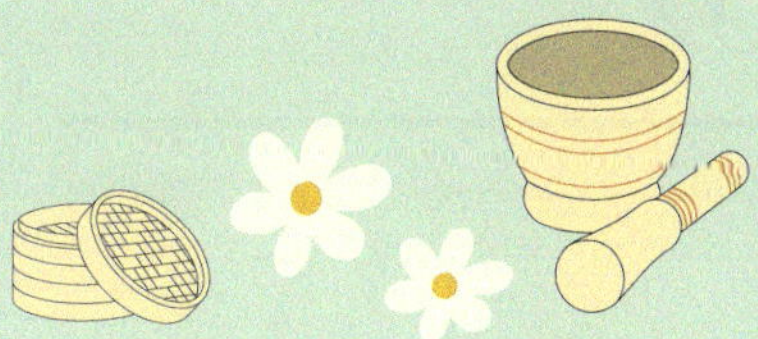

Weitere Tipps von Oma Ling

um Wadenkrämpfen vorzubeugen:

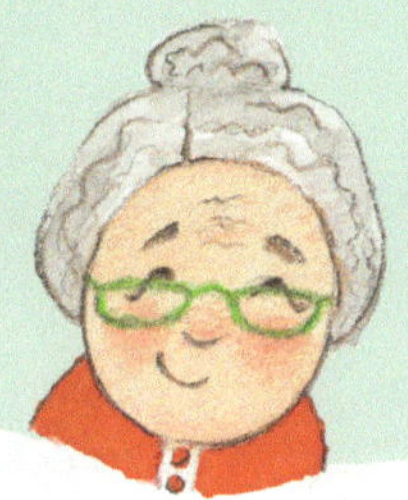

01

Achte auf Deine Ernährung. Iss vermehrt Kalzium- und Vitamin D-haltige Lebensmittel. Das kann Krämpfe verhindern.

02

Meide Lebensmittel mit hohem Zucker- und Koffeingehalt.

03

Wärme Dich vor dem Sport unbedingt auf und vermeide, während des Sports zu viel zu schwitzen.

04

Achte bei körperlicher Arbeit oder Sport auf ausreichend Flüssigkeitszufuhr, um zu verhindern, dass der Körper dehydriert.

05

Halte die Beine und Füße stets warm, auch im Schlaf, denn Kälte begünstigt Krämpfe.

06

Ein warmes Fußbad vor dem Zubettgehen kann die periphere Durchblutung fördern, die Muskeln entspannen und Krämpfen vorbeugen. Das Wasser sollte ca. 40 Grad warm sein. Stelle die Füße anschließend 15-20 Minuten bis zu den Knöcheln in das Fußbad.

Hat Ihnen das Buch geholfen?

Wir, die Autorin OMA LING und ihre fleißigen Mitstreiterinnen, sowie der KLHE-Verlag, die über viele Jahre an der Perfektionierung dieses Buches mitgewirkt haben, hoffen inständig, dass Sie mithilfe der Anleitungen und Tipps in diesem Buch eine nachhaltige Verbesserung Ihrer Gesundheit und Ihrer Lebensqualität erreichen.

Bitte bewerten Sie dieses Buch

Damit kommen wir zu dem Teil des Buches, in dem wir Sie um einen kleinen Gefallen bitten. Rezensionen sind ein extrem wichtiger Bestandteil von Produkten, auch bei Büchern. Kunden können sich besser entscheiden, ob sie ein Buch kaufen möchten oder nicht. Und Rezensionen helfen, Bücher innerhalb des vielfältigen Angebotes von Amazon sichtbarer zu machen. Wenn Ihnen dieses Buch gefallen hat, würden wir uns sehr über eine Rezension freuen. Schreiben Sie, wie Ihnen dieses Buch weiterhelfen konnte, was Ihnen gefallen hat, ob man es gut lesen konnte und natürlich auch, was Ihnen womöglich gefehlt oder nicht so gut gefallen hat.

Wir lesen jede Bewertung und jedes persönliche Feedback (info@klhe.de). Ihr wertvolles Feedback hilft uns schließlich dabei, unsere Bücher stetig zu verbessern.

Wir freuen mich auf Ihre offene und ehrliche Bewertung und bedanken uns herzlich für Ihre Unterstützung.

Mehr von Oma Ling?

Psychische Probleme, chronische nervliche Beschwerden, Depression, Diabetes & Co. treten immer häufiger auf und schränken die Lebensqualität vieler Menschen erheblich ein. Damit ist jetzt Schluss!

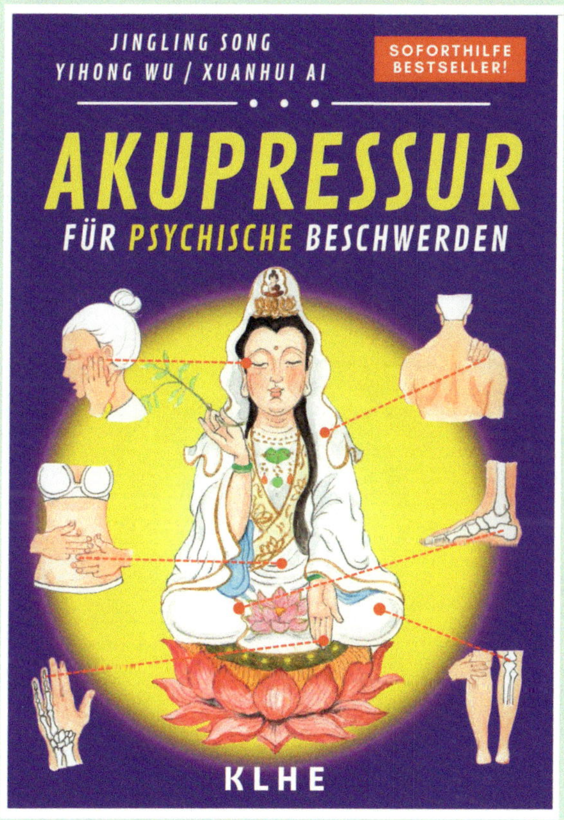

Akupressur: Soforthilfe-Behandlung für Nerven- und psychische Beschwerden, Allergien, Blutdruck- und hormonellen Problemen, sowie Diabetes
erschienen im KLHE-Verlag
ISBN: 978-3-98538-109-8

KLHE *helper*